吕海江眼科证治心悟

主编　吕海江　周尚昆

支持单位：吕海江全国名老中医药专家传承工作室

全国百佳图书出版单位
中国中医药出版社
·北　京·

图书在版编目（CIP）数据

吕海江眼科证治心悟 / 吕海江，周尚昆主编 . —北京：中国中医药
出版社，2024.1

ISBN 978 – 7 – 5132 – 8577 – 3

Ⅰ . ①吕… Ⅱ . ①吕… ②周… Ⅲ . ①中医五官科学—眼科学—
中医临床—经验—中国—现代 Ⅳ . ① R276.7

中国国家版本馆 CIP 数据核字（2023）第 223385 号

中国中医药出版社出版

北京经济技术开发区科创十三街 31 号院二区 8 号楼
邮政编码 100176
传真 010-64405721
廊坊市佳艺印务有限公司印刷
各地新华书店经销

开本 710×1000 1/16 印张 24.25 彩插 0.5 字数 349 千字
2024 年 1 月第 1 版 2024 年 1 月第 1 次印刷
书号 ISBN 978 – 7 – 5132 – 8577 – 3

定价 110.00 元
网址 www.cptcm.com

服 务 热 线 010-64405510
购 书 热 线 010-89535836
维 权 打 假 010-64405753

微信服务号 zgzyycbs
微商城网址 https://kdt.im/LIdUGr
官 方 微 博 http://e.weibo.com/cptcm
天猫旗舰店网址 https://zgzyycbs.tmall.com

如有印装质量问题请与本社出版部联系（010-64405510）

《吕海江眼科证治心悟》
编委会

主　　编　吕海江　周尚昆

编　　委（按姓氏笔画排序）

马宏杰　王　珍　毛海燕　冯　磊

吕海江　吴文杰　吴改平　汪　琳

周尚昆　孟文明　郭　浩　崔红培

裴玉喜

支持单位　吕海江全国名老中医药专家传承工作室

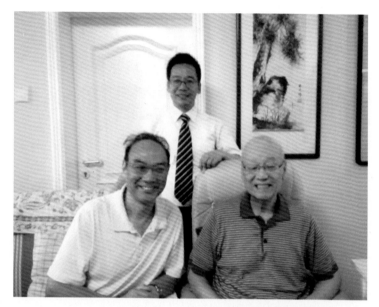

◆ 吕海江教授与首届国医大师唐由之研究员合影

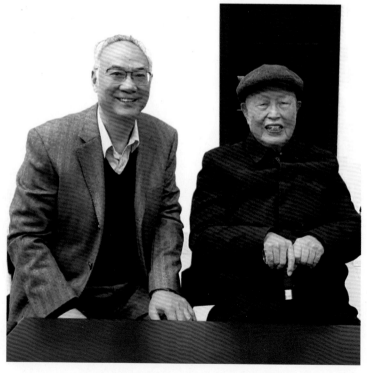

◆ 吕海江教授与国医大师张磊教授合影

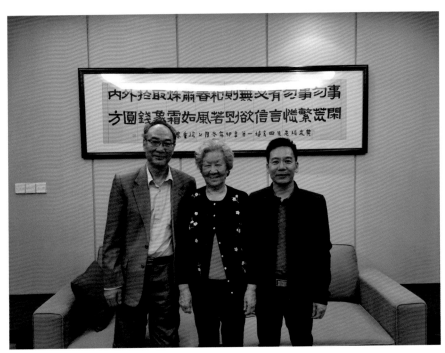

◆ 吕海江教授与廖品正国医大师合影

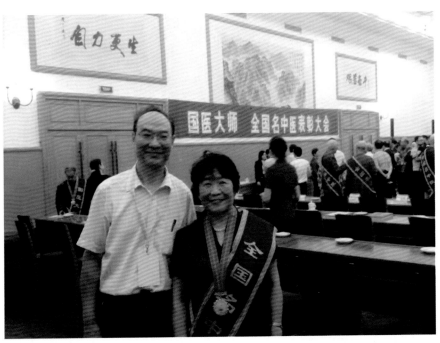

◆ 吕海江教授与夫人第四届国医大师丁樱教授合影

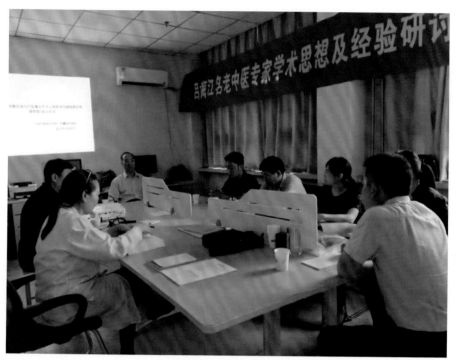

◆ 吕海江教授与工作室成员共同学习讨论

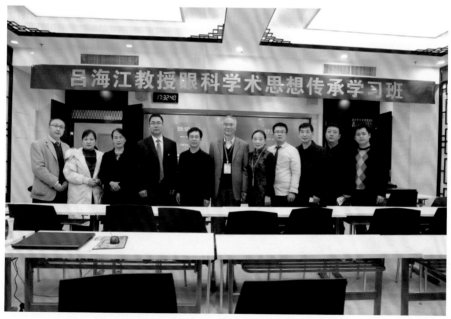

◆ 吕海江教授与工作室成员在研讨班会上的合影

张 序

中医药学源远流长，上溯先秦，下逮新世，群贤辈出，代有传人。尤其是中华人民共和国成立以来，中医药无论是理论研究，还是临床研究，都取得了极大发展。正如习近平总书记所指："中医药学凝聚着深邃的哲学智慧和中华民族几千年的健康养生理念及其实践经验，是中国古代科学的瑰宝，也是打开中华文明宝库的钥匙。"

河南是中华民族的发祥地，有着鲜明的地域特色及深厚的中医文化底蕴，也是医圣张仲景的故乡，历代名医辈出，正是在这片沃土中造就了许多全国名老中医，吕海江教授即是其中一位眼科医家。他在河南中医学院（现河南中医药大学）毕业后，师从著名的眼科大家张望之先生，帮助其师整理出版了《眼科探骊》，于 1982 年出版，2019 年修订再版，深受医者和患者的欢迎。他秉承了张先生"重视内科为基础"，"眼病多郁"，慎用滋补之法的学术思想，又兼收历代眼科医家之长，师古而不泥古，创新而不离经，广采众家之学，兼收并蓄，融会贯通，采用中医药、中西医结合的方法治疗眼科疑难疾病，不断求索，心悟独到，在全国中医眼科界有较大影响。

吕海江教授是河南中医药大学硕士研究生导师，指导培养了数十名眼科医师。2012 年被评为第五批全国老中医药专家学术经验继承工作指导老师，并被国家中医药管理局批准为全国名老中医药专家传承工作室专家。2021 年工作室顺利通过国家中医药管理局验收。多年来，吕海江教授和他的学生们把积累的临证经验汇编成《吕海江眼科证治心悟》一书。

吕海江教授在学术上继承了张望之先生的开郁导滞、通络明目的学术思想，勤求古训，博采众方，以中为体，以西为用，善于运用中医基础理论和伤寒六经辨证思维指导临床，体现了中医的整体观与辨证论治特色，突出了天人合一的思想。

本书为吕海江教授五十余年从医过程中所积累的临床经验，反复实践升华而成，今将付梓，为启通后学而为序。

特奉俚诗一首：

江海滔滔无际涯，稳操航舵映云霞。

任凭风浪时时起，缚住苍龙始返家。

张磊

2023 年

（注：张磊，国医大师、教授、主任中医师，河南省中医事业终身成就奖获得者）

许　序

中医眼科学是中医宝库中一颗璀璨的明珠。早在甲骨文中即有关于"疾目（即眼病）"的记载，千百年来，在中医古籍中关于眼科的著述可谓琳琅满目。比如，现存第一部论述病因和症候的书、隋代巢元方著的《诸病源候论》中，曾列目病 38 候；唐初孙思邈著的《备急千金要方》与《千金翼方》，首次把眼科病因归纳为 19 因，列内外处方 80 首；现存最早的眼科专著《秘传眼科龙木论》（又名《葆光道人眼科龙木集》），是宋元时期医家集前人著述而成，论述眼病 72 症。拜读历代中医眼科的著作，有一个突出的感受，治疗眼科疾病不能局限于眼部，必须有统一整体观。如明代傅仁宇所著的眼科专著《审视瑶函》倡导"眼病多郁"论，论症 108 种；清代顾锡所著的《银海指南》（又名《眼科大成》），详细而精辟地论述了眼病的病因病机，效法《内经》的整体观思想，系统提出"目病本于脏腑"之说。惯用内科杂病之方，治疗眼目之疾，全书收集眼科医案 180 余则。被誉为"眼科之指南，医林之圭臬"。总之，中医眼科自宋代独自成科以来，历经千年的传承与升华，早已形成了一套系统完整的理论体系和丰富多彩的临床实践经验，值得后人去深入整理研究并传扬光大之。

在现当代缤纷多彩的中医眼科流派中，中原医家张望之教授独树一帜。张望之教授（1905—1985）是河南中医学院（现为河南中医药大学）建院元老之一，既是中医眼科专家，又精通伤寒之学。在河南中医学院建院之初即讲授《伤寒论》，曾担任学院第一任伤寒温病教研室主任，后又担任中医眼科教研室主任直至退休。张老先生是当代中原中医眼科的泰斗，为河南省中医眼科学会首届主任委员。他医术精湛，谙熟《内经》的整体观思想，推崇金元名医朱震亨和明代中医眼科大家傅仁宇的"眼病多郁"论，提倡开郁导滞，疏通气机，慎用滋补之法；创制眼科五轮主方，按病化裁，统治五轮病症；用药精练，针刺内上迎香穴之手法，推陈出新，疗效显著。先生有《眼科探骊》一书存世，在中医眼科独具一格，且桃李满天，在中原大地颇有影响。

《吕海江眼科证治心悟》一书的作者吕海江教授就是张望之先生的亲传弟子，是河南中医药大学教授、主任医师，第五批全国老中医药专家学术经验继承工作指导老师，河南省中医眼科学会名誉主任委员。曾任河南中医药大学第一附属医院眼科主任、河南中医药大学第三附属医院副院长等职。吕海江大学毕业之后曾跟随张望之教授侍诊多年，协助张老先生将毕生临证经验整理成《眼科探骊》一书，于1982年由河南科技出版社出版，2019年又修订再版。他本人主编有《热病证治》《眼科疾病诊疗要点手册》等多部著作，1991年被《河南日报》誉为"光明使者"。

本书涵盖了吕海江教授五十余年来临床、教学、科研的主要经历和经验。介绍了他的行医生涯、学术特色、专病论治、典型病例、常用方剂、常用中药及药对、常用针刺穴位及处方、医论医话等八个方面的内容，后又附有"追忆先师张望之先生"和"吕海江教授学术传承谱系"两节。在"追忆先师张望之先生"一节，吕海江教授对张望之教授学术经验进行了梳理，体现对老师学术的一脉相承，薪火相传；本节中的《眼科探骊》节选，摘录了《眼科探骊》中最能体现张教授学术思想以及诊疗特色的文字，以缅怀先师张望之教授。此书以五轮疾病中的常见病诊治为主，层次分明，条分缕析，切合实际，颇便于读者参考。

我沉浸在书稿之中，深感吕海江教授在继承张望之先生"眼病从郁论治"的基础上，将这一理论进一步发扬。他认为：七情之中，以肝为代表，肝喜条达，失其条达之性而为郁，郁则气血不和，升降失序，五脏之精不能上奉于目；肝失疏泄，脾主运化功能失调，则水湿内蕴，聚而生痰，痰气郁结，上扰清窍；或郁而化火，风火上攻于目；或因郁生痰，因郁生湿，阻塞脉道，阴精无以上承而诸症变生。郁有气、火、痰、血、湿、食诸种，根据《内经》"木郁达之，火郁发之，土郁夺之，金郁泄之，水郁折之"理论，临床中应结合病因将发散、开结、疏泄、渗利、通经、活络、导滞等治法灵活运用。外眼病多以实证为主，重在解除眼部邪气郁滞；内障病多虚，据此大多数人认为内障眼病应以补为主，重用滋补之品，殊不知内障病其多虚亦多郁，"倘正气虚而邪气有余，必先开郁祛邪，而后气血双补，或攻补兼施，始无助邪害正之弊"，若单补其虚，不疏其邪，不导其滞，则愈补愈滞塞，病无宁日。内障眼病证情复杂，有虚有实或虚实夹杂，或兼郁滞或兼血瘀或夹痰阻，不一而足。临证须辨虚实，治疗需分主次，宜先开郁导滞，而后言补，或攻补兼施，常能收到较好效果。这正是海江教授治疗眼科疾病的成功之处。纵观全书，我还有一个深切的感受，字里行间处处显示了作者缜密的逻辑思辨力。而这些能力除了来自对生活中实际病例的细致观察以外，更重要的是来自平时勤奋的阅读。我一向敬重那些静心读书的人，因为在这个浮躁的时代，只有那些静心读书且有情怀的人，才能承载一方净土。海江教授的就是这样一位爱读书的人。

本书的第二作者周尚昆博士，现为主任医师、中国中医科学院北京望京医院眼科主任、中医五官教研室主任、唐由之名老中医工作室望京医院分站负责人。他曾是吕海江教授招收的第一个硕士研究生，其学术成就斐然。可以说这本书融入了三代中医眼科专家的学术精华，必将给读者以深刻的启示。

掩卷沉思，回首往事，感触良多。早在 20 世纪 70 年代中期，我参与创办《河南中医学院学报》（今已发展为《中医学报》《河南中医》等多种学刊）期间，曾与张望之教授多有交往。他那渊博的学识和众口皆碑的疗效，他那高尚的人品和崇高的学术威望，给我留下了极深的印象。至今想起，每每都充满敬意。至于同吕海江教授的相识和交往，已将近半个世纪。记得在 1973 年，我曾经给他们讲授过医古文，后来他毕业留校，我们又共同执教于一个单位，交往颇多。我曾经给他介绍过多位患者，我本人及家人也多次找他看过病，均取得了满意的疗效。他那勤奋好学的精神和认真负责的态度给我留下了深刻印象；他在学术上取得的诸多成就，至今历历在目，令我深深为之赞叹。数十年的真情交往使我们成为好友。如今他已过了古稀之年，我更是垂垂老矣，每念及此不免产生人生短暂之叹。

面对着海江教授的这部新书稿，我不由得想起著名的古希腊思想家、哲学家苏格拉底曾说过的一句话："当许多人在一条路上徘徊不前时，他们不得不让开一条大路，让那珍惜时间的人赶到他们的前面去。"海江教授就是一位在人生途中珍惜时间、勤奋不已而勇往直前的人，所以他取得了骄人的成就。

清初著名的学者和医家傅山先生，在对其子孙的家训中说："人无百年不死之人，所留在天地间可以增光岳之气，表五行之灵者，只此文章耳。"我觉得傅山先生的这段话值得我们深思，人的自然生命是有限的，但作为一个真正的学者，特别是悬壶济世的名医，应当在天地间留些"真文章"，以增光岳之气。我想这大概也是张望之、吕海江、周尚昆等诸位医家的意愿吧。这也正是《吕海江眼科临证心悟》一书的价值。

正值季春时节，万木繁秀，欣欣向荣。《吕海江眼科证治心悟》一书的付梓，必将为万紫千红的中医百花园壮色。承蒙海江教授之嘱，特写下这篇文字，聊作为序。望同道正之！

许敬生

2023 年 4 月 20 日于河南中医药大学金水河畔问学斋

前　言

中医眼科学是中医宝库中的瑰宝，也是一门相对独立的学科，自宋代独自成科以来，历经千年的传承与升华，形成了其他医学不可替代的理论体系和独立的方药，尤其是在眼底疾病的治疗方面有着很好的疗效。

20世纪60年代，我先是参加了教育战线工作，五年后我进入了河南中医学院（现河南中医药大学）中医系学习，成为困难时期的一名大学生。今天有幸成为大学里的教授、主任中医师、硕士研究生导师以及全国老中医药专家学术经验继承工作指导老师，感慨良多……留校工作后经过多次培训和进修学习，担任学院的眼科教学和临床、科研工作，更有幸的是学校把我分在眼科教研室主任兼附属医院眼科主任张望之教授门下，随他临证诊病，整理经验，四年之后汇编成《眼科探骊》一书，由河南科技出版社于1982年出版，深受社会好评。

周尚昆博士是我20年前的第一个硕士研究生，在读研期间，他学习勤奋、求知欲强、博采多家，深受老师们的喜欢。研究生毕业后先在西医院临床上工作了三年，重点学习现代眼科知识包括手术诸方面，继而又求学于首届国医大师唐由之先生门下读博三年，深得其传。现任中国中医科学院望京医院眼科主任、主任医师等。

为了中医眼科事业的薪火相传，继承和发扬张望之教授的学术思想传承，完成时代赋予的使命，我偕尚昆及众弟子对我近50年的临床实践进行了整理，编纂成书。

本书分为医家小传，学术思想和特色，专病论治，典型病例临床思辨，常用方剂、药对及中药，常用针刺穴位及处方，医论医话，学术传承等八个方面，后附有"追忆先师张望之先生"等。涵盖了我临床、教学、科研的主要经历和经验。此书以五轮疾病中的常见病为主，力求层次分明，条理清晰，切合实际，特别是"典型病例临床思辨"部分，选取了能体现我中医眼科思辨过程的典型病案进行剖析，从学术思想、辨证思路、专病论治经验等方面进行了讲述，以便于医者和患者参考。

　　本书承蒙国医大师张磊教授题写书名并作序，中华中医药学会医古文研究分会原主任委员、河南儒医文化研究会会长许敬生教授写序并提出宝贵意见，在此表示敬意！同时，感谢我工作室的全体工作人员，他们勤奋学习，认真工作，薪火相传，后继有人！尤其对40多年来一直支持我工作的太太丁樱教授表示感谢！

　　本书从2018年名中医工作室成立以来即开始筹划，至今已5年了，经师徒合力，最终成篇。然医道无穷，个人管见所限，错谬难免，祈请同道与方家不吝指正！

吕海江

2023 年秋于郑州

目 录

第一章　医家小传

　　吕海江，男，汉族，河南省登封市人，1949 年 8 月 28 日出生，中共党员，河南中医药大学教授，主任医师，硕士生导师，河南省名中医，张仲景国医大学兼职教授。2012 年 6 月经国家人事部、卫生部、国家中医药管理局批准为第五批全国老中医药专家学术经验继承工作指导老师。2005 年被世界卫生组织西太区办公室认可为中医眼科专家，2007 年被 WHO 亚太区《中医循证临床实践指南》聘为眼科指南咨询专家。

　　吕海江教授于 1968 年毕业于登封第一高级中学，回乡后在农村担任民办中学教师，1973 年起就读于河南中医学院（现河南中医药大学）中医系，毕业后留校被分配到眼耳鼻喉教研室从事教学、临床和科研工作。适逢学校为了抢救和继承老中医的学术思想和经验，统一为全校 8 名著名的名老中医配备助手，使之跟师学习，整理名老中医经验，为各位名师出版个人专著或发表论文。吕海江教授拜张望之先生为师，每天随诊学习。张望之教授既是河南中医学院建院元老之一，既是伤寒大家，又是中医眼科专家，在河南中医学院建院之初即讲授《伤寒论》，是第一任伤寒温病教研室主任，后来又担任了中医眼科的教学任务并任教研室主任至退休。张望之为河南省中医眼科学会首届主任委员。他医术精湛，治学严谨，谙熟中医四大经典，推崇朱震亨、傅仁宇的"眼病多郁"论，提倡对于水轮病首要是开郁导滞，疏通气机，慎用滋补之法；临证时善抓主证，用药精炼，效果卓著，在眼科创制五轮主方，按病化裁，统治五轮病证；针刺内上迎香穴之手法，推陈出新，在中医眼科独具一格。吕海江教授跟张老学习期间遵照先生要求，重点学习了《伤寒论》《金匮要略》及《中医内科学》等书目，之后又学习《秘传眼科龙木论》《原机启微》《审视瑶函》《医宗金鉴·眼科心法要诀》《银海精微》《目经大成》《银海指南》《证治准绳》等眼科专著。在张老的悉心指导下，吕海江教授协助先生历经五载余，终将其学术思想和平生医疗有效之经验汇集成《眼科探骊》一书，由河南科技出版社出版发行，之后于2019年修订再版。

吕海江教授于1977年至1978年参加河南中医学院"青年教师学习班"，主要学习《黄帝内经》《难经》《伤寒论》《金匮要略》《温病条辨》等经典著作。结业后经学校统一考核，获得助教资格。1979年至1980年参加河南省卫生厅组织的全省"中医专业技能提高班"，跟随后来的国医大师李振华、张磊及全国名老中医石冠卿、吕靖中、李修伍，伤寒学家秦进修，温病学家周文川，眼科学家张望之等教授学习。学习结业后，顺利通过考评，获得中医师资格。1981年3月至7月，参加成都中医学院（现成都中医药大学）举办的"全国中医眼科师资培训班"，师从国医大师眼科名家廖品正及临床学家王明芳、曾犀良等多位教授学习实践。1984年至1985年到中国人民解放军第四十四医院进修，较系统地学习西医眼科诊疗技术，回到医院后立即开展了青光眼、白内障、眼外伤等多种眼科手术。1992年9月至1993年7月参加"全国中医内科骨干教师学习班"，同年晋升为副教授、副主任中医师。1998晋升为主任中医师、教授。2001年被河南中医学院聘为硕士生导师。1986年至1992年历任河南省中医学院一附院（现河南中医药大学第一临床医学院）眼科代主任、主任。1992年至2010年任河南中医学院第三附属医院（现河南中医药大学第三临床医学院）副院长，2010年退休后除了继续在医院从事临床工作外，先后兼任河南中医药大学第三临床医学院教学督导组组长及河南中医药大学教学督导团副团长，为学校的教育事业尽职尽责，发挥余热。

吕海江教授系中华中医药学会眼科学会委员、常务委员，中国中西医结合学会委员。现任世界中医药联合会眼科专业委员会常务理事、河南省中医眼科学会名誉主任委员、河南省中医药学会常务理事、河南省医院管理协会理事、河南省医学会眼科委员、河南省食品药品评审专家、河南省医学会及郑州市医学会医疗纠纷鉴定委员会专家，《中国中医眼科杂志》和《中国中医眼耳鼻喉杂志》编委，河南省中医疑难病会诊中心特约专家。

吕海江教授主编或参编的眼科专著有《眼科探骊》（河南科技出版社，1982）、《热病证治》（中国中医药出版社，1992）、《眼科疾病诊疗要点手册》（人民军医出版社，2008）、《中医眼科学》（光明日报出版社，1989）、《中国医学诊治大全》（山东科学技术出版社，1989）、《中国医学疗法大全》（山东科学技术出版社，1990）、《疑难病证名验方辑要》（华龄出版社，1990）、《现代中医临证全书》（北京出版社，1992）、《中医痛症诊疗大全》（中国中医药出版社，1992）、《高等中医自学应试指南》（天津科技翻译出版社，1994）《国际针灸交流手册》（山东科学技术出版社，1992）、《实用药源性疾病诊断治疗学》（中国医药科技出版社，1994）、《近视远视斜视弱视210问》（人民卫生出版社，1996）、《高等教育自学考试应试指南》（河南人民出版社，1997）、普通高等教育"十一五"国家级规划教材《中西医结合眼科学》（中国中医药出版社，2005）、新世纪全国高等医药院校规划教材《中西医结合眼科学》（中国中医药出版社，2005）。参加《中医循证临床实践指南·专科专病》眼科专病咨询审定（中国中医药出版社，2011），主编科普著作《糖尿病人吃什么怎么吃》（人民军医出版社，2012）等。其中《中国医学诊法大全》和《疑难病症名验方辑要》获河南省自然科学奖。从医30多年来，在国家级和省级学术刊物发表"从郁论治眼病的经验介绍""宁血益明丸治疗糖尿病性眼底出血的临床及实验研究""健脾益气活血法治疗年龄相关性黄斑变性临床分析""中西医结合治疗急性虹膜睫状体炎的临床观察""真武汤治疗疑难眼病验案举隅"等学术论文36篇；主持的"中医药治疗青少年近视的临床研究"获河南省科技进步三等奖（1995），"宁血益明丸治疗糖尿病性眼底出血的临床与实践研究"获省科技进步三等奖（2003）。主持的"耳尖穴点刺放血对青光眼患者及房水流畅系数影响的研究"等五项科研项目获厅级科学技术进步一、二等奖，目前正在进行的是河南省科技攻关项目"益气复明汤治疗年龄相关性黄斑变性的临床与实验研究"。曾先后指导培养硕士研究生和学术继承人20余名，目前有6人已晋升为主任医师或副主任医师。

　　数年来，吕老师多次被获得河南中医药大学"教书育人先进个人"和"模范教师"等称号，1991 年被河南日报誉为"光明使者"。

第二章　学术思想和特色

吕海江教授是中医眼科名家张望之先生的关门弟子，侍诊五年余，亲聆宏论，全面地继承了张老的学术思想和临证经验，并在此基础上将中医眼科进行了发扬，逐渐形成了自己的诊疗经验和学术思想。

一、眼病多有郁，治疗先疏导

"郁者，滞而不通之意"，多由情志不畅，气机郁滞引起。吕海江教授在跟随张望之教授学习期间发现张老从郁论治眼病，临床疗效颇著。张老认为，凡邪气稽留于肌腠皮肤、脏腑经络而不散，而各种原因导致气血不和，均为之郁。目为肝窍，肝主疏泄，性升发，喜条达，恶抑郁，故目病兼郁者居多。目郁有二，一为郁而致病，一为病而致郁。故治疗上多用辛凉宣通之品开郁。

吕海江教授在继承张老"眼病从郁论治"的基础上，将这一理论进一步发扬。他认为：七情之中，以肝为代表，肝喜条达，失其条达之性而为郁，郁则气血不和，升降失序，五脏之精不能上奉于目；肝失疏泄，脾主运化功能失调，则水湿内蕴，聚而生痰，痰气郁结，上扰清窍；或郁而化火，风火上攻于目；或因郁生痰，因郁生湿，阻塞脉道，阴精无以上承而诸症变生。郁有气、火、痰、血、湿、食诸种，根据《黄帝内经》"木郁达之，火郁发之，土郁夺之，金郁泄之，水郁折之"理论，临床中应结合病因将发散、开结、疏泄、渗利、通经、活络、导滞等治法灵活运用。外眼病多以实证为主，重在解除眼部邪气郁滞；内障病多虚，据此大多数人认为内障眼病应以补为主，重用滋补之品，殊不知内障病其多虚亦多郁，"倘正气虚而邪气有余，必先开郁祛邪，而后气血双补，或攻补兼施，始无助邪害正之弊"，若单补其虚，不疏其邪，不导其滞，则愈补愈滞塞，病无宁日。内障眼病证情复杂，有虚有实或虚实夹杂，或兼郁滞或兼血瘀或夹痰阻，不一而足，临证须辨虚实，治疗需分主次，宜先开郁导滞，而后言补，或攻补兼施，常能收到较好效果。

二、审证分内外，治疗有分别

古代眼科医家依据发病部位的不同，将眼病分为外障和内障两部分。将发生于瞳神、睛珠、神膏、视衣、目系等眼内组织的病变称之为内障，将发生于胞睑、两眦、白睛、黑睛的眼病称之为谓外障。外障眼病多因六淫之邪外袭或外伤所引起，也可由脏腑功能失调所致。其特点为：病位较浅，多有形症可察，多兼表证，有余者多，治疗较易。内障眼病多因内伤七情、脏腑耗伤、气血双亏、气滞血瘀以及外邪、眼外伤等因素引起。其特点为：有实有虚，多为内伤虚证，病位较深，其治难速。因此，眼病的诊治首先要分清内外。辨证上，外障多着眼于局部，辨证细察五轮，五轮辨证为主；内障则侧重于整体，局部表现和全身症状相结合，全身辨证和局部辨证相结合。治疗上，外障多内外兼治，内服中药以去除"六淫"等外邪，在内服中药的同时不能忽视外治法的应用。他常采用内服药渣根据外障的特点再次水煎，或外洗或熏眼或湿热敷或冷敷等，使药物直达病所；内障病则以调整脏腑、经络、气血、阴阳为要，以内服药物为主。但不论内障与外障，均当在中医理论指导下辨证与辨病相结合，以溯本求源去进行治疗，以伐其有余，培其不足。

三、病证要结合，中西医应互参

中医眼科是以中医内科为基础，自隋唐以后逐渐分化，至宋代才独立成科的，因此无论从理论基础还是临证治疗，都不能脱离中医理论而单独存在。眼病是全身脏腑疾病的外在表现，"有诸内而形诸外"，五轮辨证，八廓辨证皆是以此为据，临证只有在中医理论指导下通过诊查眼部的异常变化，局部与全身证候相结合，才能做出准确诊断、辨证与治疗。

吕海江教授认为，随着科学技术的发展，西医眼科的诊疗手段有了较大的发展，西医以其直观性、易于理解而被广泛接受。因此，中医眼科医生应当与时俱进，借鉴现代的研究成果，弥补在发病机理、病理分析，疾病微观、定量等方面研究的不足，才有利于准确辨病。此处所指的"病"，主要是针对现代眼科的病名而言，和古代的病名有所差别。古人由于历史条件所限，病名多以眼部症状命名，较为笼统，如"视直为曲"，凡是能引起视物变形的所有眼底疾病均可归纳其中，因此不利于把握疾病的病因病机，而通过现代的检查手段可以准确地看到眼底，通过视野、荧光造影检查、光学相干断层扫描等检查手段，多能进行诊断，确定为现代眼科的"病"，一旦病名明确了，借鉴现代医学研究的成果，从宏观上把握该病的发生、发展、转归等发展规律，从而做到有的放矢。但是，在治疗上要时刻牢记中医眼科姓"中"，中医眼科有其自身的特点，临床中辨证论治的精髓不能丢，在准确地辨病后，要根据中医五轮辨证、八纲辨证、气血辨证、脏腑辨证等，准确地辨证，审证求因才能抓住病机，灵活应用。如"干眼症"，根据眼部干涩、异物感等不适古人称之为"白涩症"，如果按照西医的治疗手段不外乎眼局部抗炎、补充人工泪液，更严重的给予泪点栓子等。但作为中医眼科医生在用裂隙灯、吸墨试验、泪膜破裂实验、干眼仪等检查手段准确辨病，确诊为干眼症后，需要详查病因，通过望、闻、问、切四诊将收集的信息进行分析辨证。若患者嗜食辛辣，胸胁痞满，大便黏滞，舌苔黄厚腻，脉滑者，则不能根据西医泪液缺乏需补水，给予滋阴生津之品的观点，而应根据全身辨证的结果，将患者辨为湿热内蕴，以三仁汤加减，淡渗利湿，宣通三焦进行治疗。

吕海江教授认为疾病是错综复杂的，中医和西医诊疗疾病各有所长，也各有所短，只有把二者相结合起来，求同存异，融会贯通，相互参照，才可以更加全面地了解病情，提高诊断的准确度、深度和广度。只是中医和西医是两套不同的体系，诊断的思路和方法不尽相同，临床医生不应抱有门户之见，要充分利用中西医的优势，辨病和辨证相结合，病中有证，证中有病，从而才能提高诊断、治疗疾病的准确性。

四、调理重气血

气和血是人体生命活动的物质基础，又有脏腑功能活动产生。脏腑功能活动紊乱可引起气血功能失调；而气血功能失调也可导致眼病的发生。目得血而能视，气脱者目不明，神光赖其真气、真血、真精的滋养，方能明视万物，气血对于眼目至关重要。对于内障眼病，吕海江教授善于从气血进行辨证。《审视瑶函·开导之后宜补论》中云："夫目之有血，为养目之源，充和则有发生长养之功，则目不病。少有亏滞，目病生焉。"可见血液濡养眼目运行有序，是目视睛明的重要条件。《审视瑶函·目为至宝论》中说"血养水，水养膏，膏护瞳神"，眼中神水源于目之血液，神水透明而又富含营养，以濡养神膏、晶珠等，从而保证眼产生正常的视觉功能。《景岳全书·杂证谟》指出"血生化于脾，总统于心"，《血证论》中云"运血者，即是气"，说明血液在心气的推动下，通过血脉源源不断地输送至目，以供养眼目。《古今医统大全·眼科》进一步指出："目得血而能视，故血为目之主，血病则目病，血凝则目胀，血少则目涩，血热则目肿。"说明血之功能失常可引起多种眼病。

气的病理变化主要有气虚、气滞、气逆、气陷等。如气机衰微，不能输布精微以充养五脏，目失濡养，可出现上胞下垂，冷泪长流，不耐久视，晶珠混浊，云雾移睛，黑睛翳陷久不平复，视衣水肿甚至脱落；气虚不能摄血，还可致眼内出血。气行不畅，血脉瘀阻，滞塞不通，可致头目疼痛；气逆于上，升降适度，血随气逆，可致血溢脉外、青风内障、绿风内障、络损暴盲等。血的病理变化主要有血虚、血热、血瘀等。如血受热，迫而妄行，可致血溢脉外，引起白睛溢血及眼内出血病变；血虚不能上荣于目，可致头晕眼花、目珠干涩、视瞻昏渺、青盲等病证；血虚生风，上扰于目可见胞轮振跳等病；血瘀于视衣，可见视衣脉络阻塞，形成缺血或出血，视力骤降；瘀血阻塞渗水流出之通道，可致眼压升高，头目疼痛，视力剧降。"气为血之帅，血为气之母"，《景岳全书·血证》中云："人有阴阳，即为血气。阳主气故气全则神旺；阴主血，故血盛则形强。"说明气和血都是由人身之精所化，相对而言，气属阳，血属阴，具有互根互用的作用。调理气血，亦即调整阴阳。《难经·二十二难》说："气主煦之，血主濡之。"气是血液生成和运行的动力，血是气的化生基础和载体，气有推动、激发、固摄等作用，血有营养、滋润等作用。基于以上认识，吕海江教授认为眼科疾病的治疗要注重调理气血，重在分清病在气分血分，属实属虚；或从气论治，或从血论治，或气血同治；在气者或补气或行气，在血者或补血或行血；气血同病之时当根据病变的轻重主次，决定治法的主从而治之；气病为主者补气行气之时佐以活血，血病为主者活血化瘀之时辅以补气行气。临床用药应遵循气血的关系，或补肾填精，或益气养血，或疏肝理气行血，或清热凉血或活血化瘀等诸多方法以调气活血，气血调和，则诸病不生。

对于一些眼科疑难杂症，如年龄相关性黄斑变性、视神经萎缩、视网膜静脉阻塞、缺血性视神经病变、动眼神经麻痹等，吕海江教授结合现代化的检查手段，对眼底表现的出血、水肿、渗出、血管阻塞、新生血管、变性、机化等病变进行辨证施治，或益气养血，或凉血化瘀，或行气化痰、明目通络，均取得了较好的疗效。例如，在处理眼内出血时，他指出，需结合眼部出血的特点，眼内出血无窍道直接排出，吸收消散难而易留瘀，瘀留则变证丛生。瘀停血阻，破坏邻近组织；瘀停水蓄，导致视网膜水肿发生；瘀血不去，新血不得归经，且眼部组织脆弱而脉络丰富，易于再出血。故应注意止血与化瘀的关系，避免因止血而留瘀，因化瘀而再度出血。故常于止血方中配伍活血化瘀之品，或可选用兼有活血作用的止血药物。

五、用药宜循经

眼与经络有着密切的联系，眼与脏腑之间的联系，主要依靠经络位置连接贯通，使眼不断得到经络输送的血、津、液的濡养，才能维持正常的视觉功能。清代顾锡在《银海指南》中运用循经用药法治疗眼科疾病，在当时可谓独树一帜。他认为治伤寒兼目疾，"太阳宜汗，阳明宜清，少阳宜和，无异法也"。中风"若兼目疾，治法亦不外此"。眼科明贤陈达夫教授在"循经辨证"的基础上，经过长期潜心研究与实践探索，将伤寒六经分证理论与眼病具体特点结合起来，提出了六经辨证的理论和方法，对增强眼科辨证论治的整体性和灵活性非常有价值。吕海江教授也认为眼与经络关系极为密切，在治疗眼科疾病的过程中，如能循经用药，则常能引导药物直达病所，收到满意的效果。如慢性单纯性青光眼的治疗，患者常有偏侧头疼，吕海江教授认为目为肝之窍，足厥阴肝经、手少阴心脉与目系相连而通于瞳孔，足少阴肾经虽不与瞳孔直接相通，但附于足太阳膀胱经，而连于目系。同时，视神经与督脉相附而行，督脉上额交颠络脑，又与肝脉相并，合于颠顶而达目系。所以，心、肝、肾三经与本病关系最为密切。凡情志内伤，疲劳太过，精神不良刺激等，均可诱因急性发作。以七情内伤，最易伤气，气伤及血，气血同病、上犯清窍、壅遏气机，经络受阻则发病。治宜逍遥散加夏枯草以清肝火，焦栀子以清心火。或知柏地黄汤加枸杞子、楮实子、菊花、钩藤等，以滋肾阴，泻虚火治之。另外，在治疗疑难病时，多结合相应经络上的穴位辨证施治。

六、方药善变通

一座高楼的崛起，需要坚实牢固的根基，吕海江教授认为学习中医眼科也是同样的道理，只有将根基扎牢，才能走得稳，行得远，而中医的根基在于对古籍的研读，他认为作为中医眼科医生，要做到通读经典，如《秘传眼科龙木论》《审视瑶函》《医宗金鉴·眼科心法要诀》《目经大成》《中医眼科六经法要》《眼科探骊》等，这些经典著作最好能够背诵，理解后方可在临证中灵活运用。他常告诫我们："临证如临阵，用药如用兵。"对于全身症状不明显的眼病患者，主要是根据疾病的主要病机，以专方为主，根据疾病所处的不同时期以及不同的症状表现，灵活运用。临床上药物之间的配伍要仔细品味，因药味的增减，用量的多寡以及剂型的更换等均可产生新的处方，这时就应该根据疾病的发展变化，患者体质、年龄、性别、生活习惯的不同以及季节、气候的差异，灵活化裁，方可收到较好的效果。如吕教授治疗眼科出血类疾病的处方，依证选择张望之先生的"眼内出血方"进行加减：如为新鲜出血期，则止血药茜草、旱莲草等的量应较大，而活血化瘀药蒲黄、石菖蒲等的量应较小；若出血已止而无再出血的趋势，则应加大活血化瘀药的用量，而减小止血药的用量，以促进瘀血的吸收。吕海江教授所用的活血化瘀之品，如桃仁配生红花，可活血化瘀，若桃仁配炒红花，则活血养血，并且红花可随药量的增减也可变生不同的作用，药量小则养血，药量大则活血。

处方的精专立足于正确的辨证，如"方从法出""法随证立"，吕海江教授认为只有明辨证候，才能灵活用药，不知医理，即难辨证，辨证不明则无从立法，致堆砌药味，杂乱无章。

第三章　专病论治

一、细菌性结膜炎

细菌性结膜炎是临床上的常见病、多发病。按发病快慢可分为超急性（24小时内）、急性或亚急性（几小时至几天）、慢性（数天至数周）。急性结膜炎通常有自限性，病程在两周左右，局部有效治疗可以减轻炎症程度和缩短疾病持续时间，慢性结膜炎无自限性。急性结膜炎若治疗不当，或不够彻底，亦可转变为慢性结膜炎。该病属于中医"暴风客热"等范畴。

【诊疗思路】

结膜炎发病在结膜，五轮辨证部位在白睛，属手太阴肺经气轮疾病，发病原因主要由外感六淫与脏腑积热上攻所致。其中，六淫之中又以风、火害目者为多。故治疗本病应当祛风清热，泻火解毒，内服加外熏，不可偏废。

吕海江教授认为：风为阳邪，其性浮越，"伤于风者，上先受之"，而眼为风木肝窍，居高位，最易受风。结膜暴露于外。因此，细菌性结膜炎多首责于风，且风性善行而数变，和细菌性结膜炎发病急、病情多变的特点相似。风为六淫之首，百病之长，一年四季皆可犯目，为外感眼病之主因。风邪多兼夹其他时邪而发病，如夹寒则流泪，夹火则赤痒，夹湿则多眵。其中，夹火邪发病者最多见。火为热之极，火为阳邪，发病急骤，变化多端，表现为热证、实证。因此，在临证时常以疏风清热为主要治则，选用桑叶、菊花、金银花、连翘、薄荷等疏风清热的药物。若患者伴有其他症状，则随症加减泻火解毒药物。火邪，包括外感的六淫之火和脏腑内热之火。结膜炎的发病部位在白睛，白睛属肺，肺为娇脏，主清肃而恶燥，肺有积热，宣降功能减退，则白睛红赤甚者水肿；肺与大肠相表里，大肠积热亦易上攻于目。若患者嗜食辛辣或肥甘厚味，阳明燥热偏盛，致使肺有积热，郁而不宣则发病。张从正有"白轮变赤，火乘肺也"之说，故临证除了运用疏风清热宣肺之品如桑白皮、地骨皮、桔梗等外，对于有大便秘结或者久治不愈的患者适当运用泄腑通便的药物如大黄、芒硝、番泻叶等也能收到较好的效果。

结膜炎属于外障眼病，外治法必不可少，吕海江教授在内服治疗的同时常配合中药熏洗疗法。该方法可以使药物通过蒸汽直接作用于病变局部，热气产生的温热效应一方面能加速眼部的血液循环，达到疏通经络增强眼部抵抗力的目的，另一方面能刺激泪液分泌，泪液的冲刷作用有利于眼部毒素的排出，缩短病程。

【常见证型】

1. 肺经风热型

眼睛涩磨疼痛，球结膜充血、水肿、结膜囊有少量分泌物，角膜透明。全身伴咽干，口渴，舌苔薄黄，脉浮数。

2. 火毒炽盛型

眼睛红痛较甚，晨起时黄色黏稠分泌物增多，眼睑红肿，球结膜充血水肿较甚，结膜囊内有大量黏稠分泌物。全身伴大便秘结，小便黄赤，舌苔黄腻，脉数。

【治疗大法】

1. 辨证论治

（1）肺经风热证

治法：疏风清热，宣肺解毒。

方药：气轮病主方。生石膏 30g，滑石 12g，桑白皮 12g，山栀子 10g，茺蔚子 12g，牡丹皮 24g，桑叶 30g。

加减：若白睛红赤较甚加生地黄、牡丹皮、赤芍等凉血清热之品；咽干，口渴加桑白皮、地骨皮、知母、桔梗等宣肺之品；眼痒等加栀子、连翘、荆芥、防风、薄荷等疏风清热之品。

（2）火毒炽盛证

治法：清热解毒，通腑泄热。

方药：五味消毒饮加减。野菊花 15g，蒲公英 15g，栀子 10g，地丁 10g，紫背天葵 10g，桑白皮 10g，黄芩 9g，桔梗 12g，甘草 6g。

加减：若大便干增加大黄、芒硝、全瓜蒌等泻火通便或润肠通便；小便短赤加车前子、泽泻清热利湿；分泌物多增加藿香、败酱草、鱼腥草清热解毒、排脓之品。

2. 专方治疗

气轮病主方：该方是中医眼科名家张望之教授的经验方。该方主要治疗白睛（结膜）疾患，适用于风湿热并重者。

方药组成：生石膏、滑石、荆芥、桑白皮、茺蔚子、栀子、桑叶、牡丹皮。

3. 针灸治疗

常用穴位：眼局部选攒竹、太阳、四白、丝竹空、阳白；全身选曲池、合谷、少商等。

3. 熏洗疗法

吕氏桑菊熏洗方：桑叶 15g，菊花 15g，金银花 15g，连翘 15g，薄荷 6g。每日 2 次，熏患眼。

4. 西医疗法

根据结膜炎的类型，如果分泌物黏稠脓性，细菌感染选用抗生素滴眼液如左氧氟沙星滴眼液、妥布霉素滴眼液等。

【典型病例】

张某，男，32 岁。初诊时间 2010 年 6 月 23 日。

主诉：双眼红赤伴大量分泌物不舒 1 天。

现病史：1 个月来，因工作原因在外吃饭较多，平素喜食辛辣刺激性食物，嗜烟酒，发病前一天晚饭吃火锅后发病。近来饮食、睡眠可，小便量正常，色黄，大便干，2 天一次。发病后未用药。

既往史：无特殊。

眼科检查：双眼视力 1.0，球结膜混合性充血（+++），水肿（+），上下睑结膜充血（+++），见滤泡增生，上睑较重。角膜透明，荧光素染色（-），前房深浅正常，房水透明，虹膜纹理清，瞳孔圆，对光反射灵敏，晶状体及玻璃体透明，眼底正常。舌质红，苔黄微腻，脉数。

西医诊断：双眼急性细菌性结膜炎。

中医诊断：双眼暴风客热（风热上扰证）。

治法：清热疏风。

方药：桑白皮 15g，野菊花 18g，薄荷 10g，栀子 12g，金银花 30g，升麻 10g，透骨草 20g，秦皮 15g，白蒺藜 15g，黄柏 10g，大黄 6g（后下），芒硝 30g（外用）。3 剂。

除芒硝、大黄外其余的药物放入砂锅浸泡煎煮，起锅前 5 分钟加入大黄，滤出药汁口服，所剩药渣再加热水煎煮 20 分钟后滤出药汁，加入芒硝，熏洗双眼约 20 分钟，早晚各一次。每日 1 剂。嘱患者注意大便情况，若大便一日超过 3 次，则减少服药量。双眼局部左氧氟沙星滴眼液每日 4 次。

二诊：2010 年 6 月 26 日。患者眼睛涩磨、流泪症状减轻，眼痒消失，眼眵量减少，小便微黄，大便稍稀，每日 2 次。眼科检查：双眼球结膜充血减轻（＋），水肿消失，上下睑结膜滤泡数量减少且体积变小，舌尖红、苔薄黄，脉数。原方不变，续服 3 剂。

三诊：2010 年 6 月 29 日。自诉各种症状均消失，查球结膜无充血，上下睑结膜滤泡消失，舌质淡红，苔薄白，脉稍数。小便色正常，大便稀，日每 2 次。嘱患者停用中药，滴用左氧氟沙星眼药水，每日 4 次。

四诊：2010 年 7 月 4 日。眼部完全恢复正常。

按语：随着生活水平的提高，因嗜食辛热厚味，或过食肥甘厚味以致脏腑积热而上攻于眼者时时可见。此患者嗜食辛辣刺激食物，且嗜烟酒，此都为诱因，加之大便干，更加速本病的发生。本方以清热疏风，泻火通便为主，以泄脏腑积热，兼以疏风，疗效甚佳。此病为急证，所以用药量应稍重，但时间不可过长，以防清热通便太过而伤阴。另外此治则亦可用于慢性细菌性结膜炎，只是偏于疏风清热还是偏于泻火解毒，要根据患者症状及体征而定，且用药量要稍减，以防伤正。

二、睑腺炎

睑腺炎是化脓性细菌侵入眼睑腺体而引起的一种急性、痛性、化脓性、结节性炎症病变。又称麦粒肿。临床上根据发病部位不同分为两种类型，如果是睫毛毛囊或其附属的皮脂腺或变态汗腺感染，称为外睑腺炎，其肿胀范围小而表浅，又称外麦粒肿。如果是睑板感染时形成较大的脓肿区，称为内睑腺炎，又称内麦粒肿。睑腺炎中医称之为"针眼""偷针""土疳""土疡"等。

【诊疗思路】

睑腺炎是眼科常见的眼睑疾病。根据西医学研究该病多由葡萄球菌特别是金黄色葡萄球菌感染所引起。发病早期红肿范围比较弥散，疼痛剧烈，可以触及硬结；数日后局部可以出现脓点，自行溃破。但是，如果细菌毒性较强或患者机体抵抗能力低下者，炎症可以向眼睑周围扩散，形成眼睑蜂窝织炎，严重的还可以引起败血症或海绵脓血栓，甚至危害生命。因此，医者要掌握疾病的规律，早发现，早治疗。睑腺炎属胞睑疾病，五轮辨证属脾，和脾胃关系最为密切。我国古代医家对该病论述较多，如《秘传眼科龙木论》中言"凡眼内头忽结成，三五日间便生脓汁，世呼为偷针。此由热气客在间，热搏津液所成"。文中指出本病多因外感风热而起。清代《目经大成》认为本病"始生微痒为虚邪，肿痛赤热为实邪"。"土疡俗号包珍珠，血瘀生痰火剥肤……此症世又呼偷针眼，生外睑弦上，初得但痒而肿，次则结一小核，乃作痛……一日罢，一日又起。"《明目至宝》指出本病乃"脾积热，贼风攻"而成。

吕海江教授认为：该病的中医病机是外感热毒上壅，内嗜肥甘厚味辛辣之品，胃中积热内生，导致火毒浸淫眼睑，红肿疼痛，甚则肌腐化脓。外感热毒是标，脾胃积热为本。治疗上应当采用清热解毒，散结消肿的治法，选用先师张望之先生经验方"肉轮病主方"加减进行治疗。《黄帝内经》中云"脾苦湿，急食苦以燥之"，"脾欲缓，急使甘以缓之，以苦泻之，甘补之"。方中用甘淡之云苓补脾渗湿，苦寒之黄芩、黄连清热泻火解毒；再配以具有活血行气，载药上行之川芎，凉血活血散瘀之牡丹皮，利六腑之水的滑石，轻清上扬、祛风消肿的薄荷。共同起到健脾和胃、清热燥湿的目的。该病初期可以增加清热解毒消肿之力，选用蒲公英、地丁、金银花、连翘、野菊花之类；若溃后不敛则增加生黄芪补气，脱毒生肌；若大便不通则增加大黄、番泻叶、火麻仁等。临床上，患者的情况千差万别，除了选用"肉轮病主方"

加减专方治疗外，也可以根据发病时的全身及眼局部情况进行辨证治疗。如初发期，眼睑红肿疼症状不甚剧烈，伴有咽干、发热，脉浮等表证者，可以辨证为风热上扰型，选用银翘散加减；发病中期，眼睑红肿热痛剧烈，硬结肿大疼痛拒按，伴有口干、口苦或便干脉数者可以辨证为火毒炽盛或壅盛证，选用仙方活命饮、五味消毒饮等；若反复发作，或溃后难敛者辨证为脾虚邪留选用六君子汤或托里消毒散等。

在睑板腺炎治疗过程中，中医外治法不可忽视，常常可以起到事半功倍效果。针刺放血在治疗该病过程中，效果独特，具有清热泻火解毒、疏通经络、止痛作用，快者一两日即可痊愈。针刺部位可以选择耳尖或耳背静脉。耳尖在耳郭微经络中为肝经所主，耳尖或耳背静脉穴放血可以外泄内蕴之热毒，能起到泻火、解毒、活血、散瘀之功效，既能消除眼睑红肿，还能减轻疼痛。

【常见证型】

1. 风热客睑型

初起胞睑局限性肿胀，痒甚，微红，可触及硬结，疼痛拒按；舌红苔薄黄，脉浮数。

2. 热毒壅盛型

胞睑局部红肿灼热，硬结变大，疼痛拒按，或白睛红赤肿胀甚，或伴口渴喜饮，便秘溲赤，舌红苔黄，脉数。

3. 脾虚夹邪型

针眼反复发作，或针眼不明显，红肿不甚，经久难消；或见面色无华，小儿偏食厌食，纳呆便结，舌淡，苔薄白，脉细数。

【治疗大法】

1. 辨证论治

（1）风热客睑证

治法：疏风清热，消肿散结。

方药：银翘散加减。金银花 30g，连翘 15g，桔梗 10g，荆芥穗 12g，牛蒡子 12g，薄荷 6g，竹叶 6g，生甘草 6g。

加减：上睑红肿者加生地黄、牡丹皮、赤芍凉血化瘀；疼痛较为明显者加蒲黄、五灵脂化瘀止痛；喜食辛辣，舌苔薄黄者加黄连、黄芩清热解毒；大便干者加大黄，通腑泄热。

（2）热毒壅盛证

治法：清热解毒，消肿止痛。

方药：仙方活命饮加减。

金银花 30g，蒲公英 15g，赤芍 15g，贝母 12g，防风 12g，白芷 10g，皂角刺 12g（炒），穿山甲 6g（炙），天花粉 12g，乳香 6g，没药 6g，甘草 6g。

加减：肿块红肿坚硬加黄连、黄芩、野菊花、地丁、白芷等；口干、口渴者加天花粉、生石膏；小便赤者加车前子、泽泻、淡竹叶、川牛膝等。

（3）脾虚夹邪证

治法：健脾益气，散结消滞。

方药：托里消毒散加减。人参 15g，黄芪 12g，当归 10g，川芎 6g，芍药 6g（炒），白术 6g，茯苓 6g，金银花 12g，白芷 6g，甘草 6g。

加减：若反复发作，肿块久不消退者加川贝母、全瓜蒌以清热散结化痰；纳差，食欲不振者加炒山楂、鸡内金、炒麦芽等。

2. 肉轮病主方

适应证：胞睑属脾胃，所有肉轮病相关疾病如睑腺炎、睑缘炎、睑皮炎均可在该方的基础上加减治疗。

方药：云苓 30g，黄连 10g，黄芩 10g，川芎 10g，牡丹皮 24g，滑石 24g，薄荷 10g。

加减：红肿疼痛较甚增加清热解毒之力酌情选用野菊花、金银花、连翘、蒲公英、地丁、生地黄、牡丹皮等；红肿未溃者加天花粉、皂角刺、穿山甲、山楂、鸡内金软坚散结，消肿排脓；反复发作，食欲欠佳者加鸡内金、炒麦芽；溃后不敛者加黄芪、人参。

3. 外治法

耳尖放血法：患者正坐位或侧伏坐位，取单侧耳轮顶端的耳尖穴或耳背静脉.用手指按摩耳郭使其充血。用棉球蘸取 3% 碘酊仔细擦拭，再用 75% 酒精棉球擦拭以严格消毒。医师左手固定耳郭，右手持三棱针对准耳尖穴快速准确地刺入 1～2mm 深，随即出针。出针后先轻轻挤压针孔周围的耳郭，使其自然出血，每日 1 次。出血量一般根据患儿病情、体质而定。每次放血 15～20 滴。1 天 1 次，3 天为 1 个疗程。

【西医治疗】

1. 早期局部热敷，促进浸润、硬结吸收或者促进化脓。

2. 局部滴抗生素眼药水和眼药膏。

3. 局部炎症较重或者伴有淋巴结肿大全身口服抗生素，必要时静脉滴注。

4. 反复发作的可以做脓液培养，结合药敏结果选用敏感的抗生素。

5. 如果出现脓头，在皮肤消毒后切开排脓，切口和睑缘平行，如果脓腔较大，不能排净的，放入引流条，每日换药，直到无脓液时取出。

6. 睑腺炎未成熟或者已经破溃出脓，切不可挤压，以免引起感染扩散，引起眶蜂窝织炎或者海绵窦脓栓等并发症。

【典型病例】

病例 1：李某，女，8 岁。初诊时间 2017 年 8 月 7 日。

主诉：右眼上眼睑红、肿、热、痛3天。

现病史：3天前，无明显诱因出现右眼上眼睑发红，可触到一个硬结，用红霉素眼膏后不缓解，遂来诊。

既往史：无特殊。

检查：双眼视力1.0，右眼上眼睑皮肤红肿，按压有一硬结，疼痛拒按，水肿，结膜充血（++），角膜透明，余（－），舌红苔薄黄，脉浮数。

西医诊断：右眼睑腺炎。

中医诊断：针眼（风热客睑证）。

治法：疏风清热，消肿散结。

方药：银翘散加味。

金银花20g，连翘10g，荆芥穗12g，牛蒡子12g，牡丹皮10g，薄荷6g，竹叶12g，穿山甲6g，皂角刺10g，生甘草6g。

3剂，每日1剂，分两次温服。配合耳尖放血，每日1次。3天为1个疗程。

二诊：2017年8月11日。右眼上睑疼痛消失，眼红，皮肤水肿减轻，硬结减小，守方治疗，3天后复查。

三诊：2017年8月14日。患者右眼上睑红肿疼痛消失，硬结消退。

按语：患者为小儿，无明显诱因发病，全身外感症状不明显，仅存在舌红苔薄白，脉浮数。眼科辨证不同于内科，许多患者全身症状不明显。因此，只需抓住主症或脉证或舌象或眼局部表现就可以辨证分型，不必面面俱到。从该患儿舌脉的表现可以辨证为风热客睑，外风夹热上攻，客于胞睑，则眼睑局部红肿疼痛，热盛则肉腐，气血凝滞则硬结产生，舌苔薄黄。故辨证为风热客睑证，采用疏风清热，消肿散结的治法，选用银翘散。方中重用金银花、连翘清热解毒，透邪外出，穿山甲、皂角刺散结消肿，未溃者有利于消散，溃破者有利于排脓；在此基础上牡丹皮凉血化瘀，荆芥穗、薄荷、牛蒡子、竹叶清热疏风，甘草调和诸药，配合耳尖放血疗法共同收到了较好的效果。本例患者为睑腺炎辨证分型提供一个思路和方法。

病例 2： 王某，男，23 岁。初诊时间 2016 年 2 月 10 日。

主诉：左眼上睑疼痛 1 天。

既往史：1 天前，患者和朋友聚餐，饮酒吃烤串后次日左眼睑红肿疼痛，急来诊。

检查：左眼上睑红肿，有硬结，疼痛拒按，余（－），全身伴患病侧头痛、口干，大便干，舌脉正常。

西医诊断：左眼睑腺炎。

中医诊断：左眼针眼（火热炽盛证）。

治法：清热解毒，消肿散结。

方药：肉轮病主方联合五味消毒饮加减治疗。

茯苓 20g，黄连 10g，黄芩 10g，野菊花 15g，玄参 12g，蒲公英 15g，地丁 12g，石膏 15g，陈皮 12g，牡丹皮 15g，天花粉 15g，皂角刺 12g，防风 12g，荆芥 12g，大黄 6g。

每日 1 剂，分两次温服。用后药渣用纱布包裹后湿敷患眼，每日 1 次。配合妥布霉素地塞米松眼药膏涂患处，每日 2 次。

二诊：2016 年 2 月 13 日。患者眼部红肿明显缓解，硬结基本消退，口干，大便干症状消失。用上方，再服 3 剂而愈。

按语：本例为专方治疗的案例。问病史知患者在饮酒后发病，考虑病机为脾胃积热，复感火毒在白酒辛散走窜之品的引动下上窜头目，故患侧头目疼痛，火热灼伤胃中津液，则口干、便秘。治疗上应当直折炎上之火毒，清脾胃之郁热，散胞睑之瘀结。方用肉轮病主方联合五味消毒饮加减，则火毒消，胃火祛，5 剂而愈。

病例 3： 田某，女，42 岁。初诊时间 2015 年 3 月 7 日。

主诉：左眼上睑红，按压疼痛 7 天。

现病史：1 个月前，左眼上睑肿胀，疼痛，在当地医院诊断为"左眼睑腺炎"，进行手术切开治疗。7 日前，公司加班劳累后，左眼上睑又有肿物，伴皮肤发红，按压疼痛，用抗生素眼药膏后效果不佳，遂来诊。

既往史：嗜辛辣，其余无特殊。

检查：左眼上睑轻度肿胀，可触及两个米粒大小硬结，按压疼痛，余（–），全身咽喉疼痛、乏力，纳差，脉细。

西医诊断：左眼睑腺炎。

中医诊断：左眼麦粒肿（脾虚痰热上扰）。

治法：健脾化痰，清热散结。

方药：二陈汤加减。

金银花 12g，连翘 15g，神曲 12g，麦芽 12g，焦山楂 12g，半夏 12g，陈皮 12g，茯苓 15g，黄芪 20g，桔梗 15g，皂角刺 12g，板蓝根 15g，生地黄 12g，当归 12g，牡丹皮 15g，四季青 10g。

7 剂，每日 1 剂，分两次温服。用后药渣用纱布包裹敷患眼，每日 1 次。

二诊：2015 年 3 月 21 日。患者眼睑皮肤红肿减轻，硬结局限，变小，纳差、乏力改善，咽喉疼痛消失。上方去板蓝根、黄芪加川贝母 12g，7 剂，继续治疗。

三诊：2015 年 3 月 29 日。患者眼部皮肤正常，硬结基本消失。

按语：本例为患者手术后，眼睑其他部位反复发作的患者。患者嗜食辛辣，素有脾胃积热，1 个月前发病后治病心切，进行了切开排脓治疗，未曾口服药物，病灶虽然解除，但是脾经伏火仍在，劳累后复发，火气上炎，则咽喉、胞睑疼痛；脾主运化，为生痰之源，痰火互结则聚而成为硬结肿块，按压疼痛；纳差、乏力，失眠等均为脾经伏热，脾运化水谷功能受损所致。因此，本例患者采用健脾化痰，清热散结的方法进行治疗。方中，黄芪、陈皮、茯苓、半夏补气健脾化痰，焦三仙（焦神曲、焦麦芽、焦山楂）助脾胃运化，恢复脾胃功能；金银花、连翘、四季青三药，清脾胃伏火，生地黄、当归、牡丹皮凉血化瘀促红肿硬结消散，皂角刺软坚散结促肿块消散，桔梗、板蓝根则是针对咽喉肿痛而设，清肺经郁热，给火邪以出路，收到了较好的效果。

病例 4：巩某，女，11 岁。初诊时间 2014 年 4 月 1 日。

主诉：右眼上眼睑红肿硬结 3 周。

现病史：3 周前患者右眼上睑红肿疼痛拒按，热敷，口服抗生素后于 1 周后破溃，破溃后疼痛消失，局部皮肤发红，硬结仍在，按压轻度疼痛，久不消散，遂求助于中医治疗。

检查：双眼视力 0.8，右眼上眼睑局限性红肿硬结，按压轻度疼痛，结膜充血（++），角膜透明，余（-）；全身无特殊症状，舌脉正常。

西医诊断：右眼睑腺炎。

中医诊断：右眼针眼（脾经伏火，正虚邪留证）。

治法：清脾散热，消肿散结。

方药：金银花 15g，连翘 10g，生地黄 15g，牡丹皮 15g，赤芍 12g，川芎 15g，石膏 15g，川贝母 12g，陈皮 12g，升麻 6g，僵蚕 10g，炒山楂 15g，防风 9g。

5 剂，每日 1 剂，分两次温服。药渣再煎煮后，用毛巾蘸汁热敷，每日 2 次。

二诊：2014 年 4 月 7 日。右眼上睑肿物有所减小，疼痛消失，守方治疗，14 剂，其余治疗同前。

三诊：2014 年 4 月 23 日。右眼上睑硬结处皮肤如常，硬结明显减小，用手仔细触摸方能触及一小米粒大小硬结。患者满意而归。

按语：患者为 11 岁儿童，属于稚阳之体，容易受风热毒邪侵袭，客于胞睑发为红肿包块，该患儿是肿物破溃后肿物久不消退。属于正虚邪留，肿物破溃后火毒未清，脾胃伏火郁于皮肉之间，影响气血运行。故选用清脾散（石膏、陈皮、藿香、黄芩、栀子、赤芍、枳壳、升麻、防风、甘草）加减进行治疗。清脾散为《审视瑶函》中治疗针眼的方剂，主要治疗脾经伏热，风热乘袭，致土疳眼而设，与本例睑腺炎破溃后，余邪未清，伏火犹在之病机基本相同。方中选用石膏、金银花、连翘、清脾胃之热为主药，防风、升麻发散脾胃郁伏之火，陈皮、山楂醒脾和中，重振脾胃气机，生地黄、牡丹皮、赤芍、川芎活血、凉血、散瘀，清血分郁热，川贝母、僵蚕清热散结化痰，共同促进肿物消散。治疗3周而愈，避免了再次手术的风险。

三、睑缘炎

睑缘炎是指睑缘表面、睫毛毛囊及其腺体组织的亚急性或慢性炎症，是以睑缘干痒、刺痛和异物感为特征的疾病。该病病因复杂，一般与细菌感染、化学刺激、屈光不正、慢性结膜炎、不良卫生习惯和机体抵抗力下降有关，是临床上常见的眼病之一。临床上可以分为鳞屑性、溃疡性和眦部睑缘炎三型。本病常双眼发病，病程长，病情顽固、缠绵且难愈。属于中医"睑弦赤烂""风弦赤烂"等。2012年吕海江教授负责中华中医药学会《中医眼科常见病诊疗指南》中《睑缘炎》的起草和编写。

【诊疗思路】

睑缘炎的描述最早见于《银海精微·胎风赤烂》，指的是睑弦红赤、溃烂、刺痒为特征的眼病。《审视瑶函》曰："风木克乎脾络，故迎风即作赤烂，血虚……故无风常作烂赤。"《眼科纂要》中言"烂弦风，脾胃湿热冲……"隋·巢元方《诸病源候论·目病诸候》对此病病因、症状有详细描述："目眦烂眦候，此由冒触风日，风热之气伤于目，而眦睑皆赤烂。"巢元方指出本病乃"风热之气伤于目"而成，表现为"眦睑皆赤烂"，与现代认识基本一致。

吕海江教授认为：该病病位在眼睑，属于肉轮，在脏腑属于脾胃。他将该病病机归纳为风、湿、热、虚四个方面。外感风邪，风胜则痒；湿邪黏滞，污垢，病患处糜烂、结痂；火邪上炎，易夹风、夹湿或风湿热上犯，或致疮疡病患处溃疡，糜烂。治疗上，应以局部辨证为主，全身辨证为辅。将患者分为风热外袭、湿热壅盛、心火上炎、血虚风燥四型。分别采用疏风清热、清热利湿、清心泻火、养血润燥法进行治疗。在选用方药方面，疏风药贯穿始终，吕老师常选用荆芥、防风、白蒺藜、蝉蜕等疏风清热的中药，以及除湿止痒的药物苦参、蛇床子、蛇蜕等。

睑缘炎作为外障眼病可以通过热敷、雾化、熏洗等外治法使药物直达病所，收到较好的效果。

【常见证型】

1.风热外袭型

睑弦赤痒，灼热刺痛，睫毛根部有糠皮样鳞屑；舌质红，苔薄黄，脉浮数。

2.湿热壅盛型

患眼痒疼并作，睑缘红赤，糜烂，睫毛根部结痂，除去痂皮后可见出血，溃疡，黏液与睫毛胶结成束；舌质红，苔黄腻，脉滑数。

3.心火上炎型

眦部睑缘红赤，灼热刺痒，甚至睑缘赤烂，化脓出血；舌尖红，苔黄腻，脉数。

4.血虚风燥型

睑缘红赤反复发作，皮肤燥裂或脱屑，痒涩不适；舌淡，苔薄黄，脉细。

【治疗大法】

治疗本病以祛风止痒为原则。

1.辨证论治

（1）风热外袭证

治法：祛风清热止痒。

方药：银翘散加减。

金银花15g，连翘10g，牛蒡子10g，荆芥穗10g，竹叶9g，薄荷9g，淡豆豉 12g，芦根 10g 等。

加减：若眼睑红赤加赤芍以清热凉血，痒甚加蝉蜕、乌梢蛇等以祛风止痒。

（2）湿热壅盛证

治法：清热除湿，祛风止痒。

方药：除湿汤加减。

连翘 15g，黄连 10g，黄芩 12g，滑石 30g，车前子 15g，枳壳 10g，荆芥 10g，防风 10g，陈皮 12g，茯苓 15g，甘草 6g 等。

加减：如睫毛根部有糠皮样脱屑可加天花粉，养阴生津；痒甚加蝉蜕，僵蚕，薄荷祛风止痒；如睫毛根部溃疡有脓痂加黑山栀、石膏。

（3）心火上炎证

治法：清心泻火。

方药：导赤散合黄连解毒汤。

生地黄 8g，通草 9g，淡竹叶 9g，甘草 6g，黄连 10g，黄芩 10g，黄柏 10g，栀子 12g 等。

加减：若皮肤红赤加赤芍、牡丹皮；水肿加地肤子、苍术；痒极难忍，酌加地肤子、白鲜皮、防风、川芎以祛风止痒。

（4）血虚风燥证

治法：养血润燥祛风。

方药：四物汤加减。

熟地黄 18g，当归 12g，白芍 12g，川芎 15g，生地黄 15g，牡丹皮 12g，天麦冬 12g，白鲜皮 6g，蝉蜕 9g 等。

加减：痒甚加防风、荆芥、白蒺藜祛风止痒。

2. 外治法

清代吴师机云："外治之理，即内治之理；外治之药，即内治之药。"据此观点，吕海江教授在治疗本病时多采用内治法结合中药熏洗法，湿敷法取得了较好的效果。

（1）熏洗法

中药熏洗法是在中医理论的指导下，借助药力和热力，通过皮肤、黏膜作用于肌体，促使腠理疏通、脉络调和、气血流畅，从而达到预防和治疗疾病的目的。与内治法相比，中药熏洗具有用药无须经由体内代谢、安全无损、简便易行的特点。熏洗药物可以采用内服药物，每日1剂，头汁、二汁混匀分，早晚2次温服。三汁趁热熏洗眼部。（熏洗方法：将第三汁药液经过滤后，趁热根据其耐受程度调节距离，对患眼蒸气熏蒸）。也可以采用千里光、白鲜皮、苦参、野菊花、蒲公英、蛇床子或苦参、白鲜皮、黄柏、地肤子等水煎熏洗睑缘皮肤；对于鳞屑性睑缘炎可以加荆芥、防风、白蒺藜疏风止痒；溃疡性加金银花、连翘、公英等以清热解毒。

（2）湿敷法

用内服中药的药渣，用消毒纱布浸渍内服或外洗药液后湿热敷。

（3）超声雾化法

根据病情选用菊花、黄连、防风等药煎汤至超声雾化器中对患眼进行喷雾。

【西医治疗】

1. 无刺激性婴儿浴液或洗面奶将眼睑清洗干净。

2. 如病情较重，加用红霉素眼膏或四环素可的松眼膏涂于睑缘，每天两次。

3. 鳞屑性睑缘炎需用四环素眼膏涂于睑缘，如睑板腺分泌过多者可以睑板腺按摩，每日一次。

4. 溃疡性睑缘炎必须用棉签将睑缘局部的痂皮完全清洗干净，拔出环游毛囊炎的睫毛，其他治疗同上。

5. 眦角睑缘炎可以用0.5%的硫酸锌滴眼液治疗，睑缘皮肤可以涂氧化锌眼膏，口服复合维生素B_2。

【典型病例】

病例1：张某，女，14岁。初诊时间2016年3月31日。

主诉：左眼睑缘部红赤痒痛1周。

现病史：感冒1周后，无明显原因出现左眼睑缘处痒如虫行，伴睑缘部皮肤红赤，糜烂，在当地用红霉素眼药膏后效果不好，来诊。

既往史：无特殊。

眼部检查：左眼睑缘部皮肤红赤、糜烂、压痛（++），左眼结膜充血（++），其余（-），全身症见发热，微恶风寒，舌质红，苔薄黄，脉浮数。

西医诊断：左眼睑缘炎（溃疡性）。

中医诊断：左眼睑弦赤烂（风热外袭证）。

治法：祛风燥湿止痒、泻火解毒。

方药：地肤子15g，白鲜皮15g，栀子12g，板蓝根10g，茯苓10g，金银花15g，野菊花12g，荆芥10g，防风10g，秦皮15g，大青叶10g。

3剂，水煎，熏洗热敷患眼，每日2次，每次10~15分钟。

二诊：2016年4月6日。患者诉眼红赤疼痛症状明显减轻，睑缘糜烂部位基本愈合，守方治疗。

三诊：2016年4月10日。患者双眼睑皮色恢复正常。

按语：本例患者为感冒后出现左眼睑缘部位的红肿、糜烂伴刺痒难忍。诊断非常明确，属于外障眼病范畴。患者曾用红霉素眼药膏但效果不佳，结合全身发热，微恶风寒，舌质红，苔薄黄，脉浮数等风热外袭表证及感冒病史，辨证为风热外袭。风胜则痒，火盛则肌腐，故在治法上主要采用疏风清热，泻火解毒法。选用金银花、野菊花、板蓝根、栀子、大青叶清热解毒泻火，荆芥、防风散风解表、除湿止痒，秦皮、白鲜皮、地肤子清热除湿、祛风止痒。本例患者完全采用外治，外治熏洗使药达病所，取得了较好的效果。

病例2：杨某，男，42岁。初诊时间2019年3月2日。

主诉：右眼睑缘皮肤红痛痒2周。

现病史：2周来无明显原因出现右眼睑缘处皮肤发红，自己在药店买抗生素眼药水、眼药膏，疗效不佳，遂来诊。

既往史：无特殊。

眼部检查：右眼眼睑缘部皮肤红赤、睫毛根部皮肤红，有糠状痂皮及分泌附着，右眼结膜充血（+），其余（-），全身症见口唇干裂，周边皮肤有痤疮，口干，喜饮，舌脉正常。

西医诊断：右眼睑缘炎（鳞屑性）。

中医诊断：右眼睑弦赤烂（脾胃积热证）。

治法：清热泻火，疏风止痒。

方药：茯苓20g，生地黄15g，赤芍12g，黄连12g，黄芩12g，川芎12g，当归12g，牡丹皮12g，金银花12g，连翘12g，防风12g，薄荷6g。

7剂，每日1剂，分两次温服；同时用中药湿热敷，每日2次，每次10～15分钟。敷药后用红霉素眼药膏涂上睑皮肤。

二诊：2019年3月11日。患者右眼睑皮肤完全恢复正常，口角处痤疮基本消失，患者为巩固疗效守上方继续用药3剂而愈。

按语：本例患者不明原因出现右眼睑缘部位的红赤，伴刺痒难忍。患者全身症状及舌脉基本正常。根据五轮学说，眼睑属于脾经所主，脾开窍于唇，患者唇周可见痤疮，伴有唇焦，口干欲饮症状故可以辨证为脾胃积热。采用张望之先师肉轮病主方加减治疗。《黄帝内经》云："脾苦欲缓，急食甘以缓之，用苦泻之，甘补之。"故选用茯苓补脾渗湿，黄芩、黄连燥湿清热，泻火解毒；生地黄、牡丹皮、赤芍、川芎凉血补血活血；金银花、连翘清热解毒泻火，薄荷、防风疏风解表，止痒。以上药物共同作用，配合湿热敷使药直达病所，症状快速缓解。

病例3：杨某，男，76岁。初诊时间2015年3月6日。

主诉：双眼红痒1个月。

现病史：1个月来无明显原因出现双眼痒，如有虫行，伴外眦部皮肤发红，曾用抗生素眼药水、眼药膏及抗过敏类药物，疗效不佳，遂来诊。

既往史：无特殊。

眼部检查：双眼睑外眦部皮肤溃疡，发红、有糠皮状分泌物堆积于睫毛根部，对应处球结膜充血（+），其余（-）。

全身症见：乏力、易汗出，舌尖红，苔薄黄。

西医诊断：双眼睑缘炎（鳞屑性）。

中医诊断：右眼睑弦赤烂（心火上炎证）。

治法：清心泻火，疏风止痒。

方药：生地黄15g，木通6g，淡竹叶6g，黄连6g，黄柏6g，黄芩6g，栀子12g，牡丹皮15g，赤芍12g，当归12g，黄芪20g，茯苓15g，防风6g，防己9g，薄荷6g，生甘草6g。

7剂，每日1剂，分两次温服；同时用中药湿热敷，每日2次，每次10～15分钟。敷药后用红霉素眼药膏涂于病患处皮肤。

二诊：2015年3月13日。双眼痒完全消失，外眦处皮肤基本正常，乏力症状缓解。守方3剂以巩固疗效。

按语：本例患者的病灶为双眼外眦部，五轮辨证属心。舌脉见舌尖红；全身伴有乏力，易出汗之脾气虚症状，但在辨证的过程中，不可面面俱到，只要抓住病发外眦，舌尖红这一主症即可辨证为心火上炎。乏力，易汗出这一兼证则需在治疗的主证的基础上随症加减。故本病选用导赤散联合黄连解毒汤加减进行治疗。方中生地黄、木通、生甘草清心火；栀子、黄连、黄芩、黄柏清热解毒祛湿，釜底抽薪，上炎之火消退则病祛除大半；再增加凉血活血之牡丹皮、赤芍、当归促红赤脉络消退；黄芪、茯苓、防己健脾渗湿；防风、薄荷，疏风止痒引药上行，甘草调和药性，以上药物内服、外敷收到了较好的效果。

四、过敏性结膜炎

过敏性结膜炎是指结膜对外界过敏原的一种超敏性免疫反应，春季多发，为眼科常见病，其主要由 Ⅰ 型及 Ⅳ 型变态反应引起，是一类非常常见的眼表过敏性疾病，其最主要的症状是眼痒和异物感，最常见的体征是结膜充血、上睑结膜乳头和上睑结膜滤泡，多不具有特异性。临床上分为迟发型和速发型。常见的过敏原有天花粉、尘埃、接触镜、清洗液、化妆品、动物羽毛以及各种药物等。该病属于中医学"时复症""目痒"的范畴。

【诊疗思路】

结膜炎属于眼科的常见病多发病，是中医眼科的优势病种。该病的主要症状是目痒。"目痒"病名首见于《证治准绳·杂病·七窍门》。《秘传眼科龙木论》第六十二篇中指出："此眼初患之时，忽然痒极难忍，此乃肝脏有风，胆家壅热冲上所使。"《眼科精华录·时复之病》中言："类似赤热，不治自愈，及期而发，过期又愈，如花如潮，久而不治，遂成其害。"

吕海江教授认为：该类疾病如果有明显的接触外物后导致胞睑、白睛发红，肿胀疼痛的病史，则应当立即远离过敏原，再进行对症处理多能够很快缓解。在临床上，该病最多在春秋季节交替之时发病。中医认为肺主皮毛，白睛疾病在五轮和肺经对应，春秋季节，季节更替，风、湿、热邪容易侵犯肺卫，肌表，目窍，上壅胞睑、白睛，阻滞脉络，气血不畅而发病，引起目赤、痒疼、流泪、流涕等证；亦有不少患者，素体正气不足，季节交替期间气候变化，易受外感，导致风邪入里，久恋不去或日久肝血不足，虚风内动而致目痒反复迁延难愈、甚或伴有眼睑痉挛者。风为阳邪，最易犯目，风性善动，发而为痒；湿为阴邪，易伤肉轮，湿性黏腻，故病程缠绵，反复难愈；热邪壅滞眼部脉络而眼红肿甚。治疗上，应当分清主次，辨明虚实，再结合常见证型进行全身和眼局部辨证。辨为实证者或清热疏风、或利湿化浊；虚证者或滋阴养血或益气固表等。

【常见证型】

1. 外感风热型

眼痒难忍，灼热微痛，有白色丝状分泌物，胞睑内面有许多卵石样小颗粒，结膜污红或污秽灰黄，可兼见喷嚏、流鼻涕、咳喘不安等症状，舌淡红，苔微黄，脉浮数。

2. 湿热夹风型

眼内奇痒难忍、热泪眵黏、眼睑微肿沉重、睑结膜面颗粒状、卵石状隆起滤泡、结膜微黄色污浊，甚者结膜、角膜交界处呈胶粒隆起，可兼见身痒起疹、小便短黄，舌质红，苔黄腻，脉数。

3. 血虚生风型

眼痒，时作时止，白睛微红局部未见异常，面色少华或微黄，舌淡脉细。

4. 肺气不固型

眼痒难忍，多随季节变化，白睛微红，眼睑轻度水肿，易感冒，气短乏力，常伴有鼻塞、流涕，舌淡脉细弱。

【治疗大法】

1. 辨证论治

（1）外感风热证

治法：疏风止痒。

方药：祛风止痒散（经验方）。

石膏 15g，防风 12g，荆芥 12g，苍术 12g，牛蒡子 12g，当归 12g，生地黄 6g，知母 8g，蝉蜕 6g，苦参 6g，木通 6g，甘草 6g。

加减：奇痒难当者，加藁本、白蒺藜、乌梢蛇；若证候偏热，加黄芩、生地黄、苦参；若体质虚弱，加党参、黄芪。

（2）湿热夹风证

治法：清热除湿，祛风止痒。

方药：除湿汤加减。

白术 15g，白茯苓 15g，苍术 12g，藿香叶 12g，橘红 12g，厚朴 12g，半夏 12g，附子 3g，生姜 6g，甘草 6g。

加减：风邪较重者，加川芎、羌活、薄荷、蝉蜕、乌梢蛇等；胞睑内呈胶粒隆起，可加郁金、川芎以消郁滞。

（3）血虚生风证

治法：养血息风。

方药：四物汤加减。

地黄 15g，当归 15g，白芍 15g，川芎 15g，蝉蜕 9g，荆芥 9g，防风 9g等。

加减：痒甚可加蒺藜、防风以增强祛风止痒之效；血虚明显者，可加炒白术、茯苓、南沙参等健脾益气，使气血生化有源。

（4）肺气不固证

治法：益气固表，疏风止痒。

方药：玉屏风散加减。

黄芪 30g，白术 15g，防风 10g，苍耳子 10g，辛夷花 9g，白蒺藜 9g，薄荷 6g，花椒 3g。

加减：痒甚可加蒺藜、蝉蜕以增强祛风止痒之效；白睛水肿明显，可加葶苈子、茯苓、地肤子、滑石等宣肺，利水，消肿。

2. 外治法

该病发病比较急，外治法能够直接使药物直达病所，迅速止痒。具体有以下几种：

（1）冷敷法：对于双眼奇痒难忍，如虫行其中，伴胞睑发热、白睛水肿者，可以采用冷敷法。用冷毛巾敷于患眼，每次 2～3 次，每次 10～15

分钟。

（2）超声雾化法：苦参、防风、细辛、荆芥、白蒺藜，薄荷。水煎放至常温后，取药汁适量放入超声雾化仪，直接对准患眼雾化，每日2次，每次10分钟。

3. 针灸疗法

眼针选：睛明、太阳、承泣、攒竹。

体针选：曲池、合谷、风池、翳风。

每次选眼针2～3个，体针选2个。每日1次，7日为1个疗程，针刺1～2个疗程。

耳穴：常选用王不留行穴位贴敷眼、目1、目2、肺、肝、脾、神门等穴，每日按摩穴位，使耳局部微微发热，稍痛即可。

4. 西医疗法

过敏性结膜炎是对外源性过敏原的高度过敏反应。春季卡他性结膜炎过敏原通常是天花粉、柳絮以及蒿草等。该病多见于年轻人，发病季节明显，春秋季节多见，常常随着季节的变换症状逐渐缓解，到来年同一季节再次发病，可以反复发作数年，过敏原难以确定，即使查出过敏原大多数也难以避免接触，所以西医治疗主要是对症治疗为主。可以在发病季节开始前预防性用药，持续使用2～3周。选用以下药物：

（1）肥大细胞稳定剂：如0.1%吡嘧司特钾，色甘酸钠滴眼液 每日4次。

（2）抗组胺药物：0.1%奥洛他定，如帕坦洛，0.05%依美斯汀滴眼液，每日2次。

（3）肥大细胞稳定剂和抗组胺药：如0.05%氮卓斯汀滴眼液，每日4次。

（4）类固醇药物：0.05%氯替泼诺滴眼液，或1%醋酸波尼松龙滴眼液或氟美龙点眼液等，每日 2~4 次。在用药期间要注意眼压变化。

（5）人工泪液：如聚乙烯醇滴眼液，每日 4 次。

【典型病例】

病例 1：张某，女，27 岁。初诊时间 2016 年 10 月 23 日。

主诉：双眼痒极难忍 2 个月。

现病史：2 个月来，不明原因出现双眼痒，揉眼后加重，在当地诊断为过敏性结膜炎，具体过敏原不详。点激素类眼药水及抗过敏药水后症状稍有缓解，但停药后立即复发，遂来诊。

既往史：无特殊。

检查：双眼上眼睑微肿、泪多，分泌物黏稠，上睑内颗粒状滤泡增生，若卵石状，其余（-）。非接触眼压：右眼 11mmHg，左眼 14mmHg。

症状：自觉眼睑沉重感，喜闭难睁，偶有纳差、便溏、舌红苔黄腻，脉数。

西医诊断：过敏性结膜炎。

中医诊断：目痒（湿热夹风证）。

治法：清热除湿，祛风止痒。

方药：黄芩 10g，黄连 9g，苍术 12g，白术 15g，茯苓 12g，藿香 12g，厚朴 12g，羌活 12g，川芎 15g，薄荷 6g，蝉蜕 6g，甘草 6g。

6 剂，水煎内服，每日 1 剂，配合妥布霉素地塞米松滴眼液点眼，每日 3 次。

二诊：2016 年 10 月 30 日。自诉眼痒症状明显好转，纳差、便溏症状消失。守上方药继服 6 剂，症状消失。

按语：本例患者全身症状不明显，偶有纳差、便溏。因此，以眼局部辨证为主。从患者眼睑微肿，喜闭难开，自觉沉重压迫感，分泌物黏稠，上睑内颗粒状滤泡增生，病情持续时间较长上来看，和湿性重浊，湿性黏滞的特点相符。湿气居于胞睑之间和风邪相搏则眼上睑滤泡增生，黏液分泌，痒如虫行。故辨证为湿热夹风，治疗上采用清热除湿，祛风止痒进行治疗。方中黄芩、黄连清热燥湿；苍术、白术、茯苓、藿香、厚朴健脾利湿，芳香化湿，脾胃为后天之本，主运化水湿，脾胃健则湿气除；薄荷、羌活疏风，川芎为血中气药，既能活血又能祛风止痒，配合蝉蜕清热疏风止痒，起到画龙点睛的作用。用药后患者症状缓解，说明辨证准确，守方治疗，以巩固疗效，取得了较好的效果。

病例2：姚某，女，44岁。初诊时间2019年5月17日。

主诉：双眼外眦部瘙痒，揉之更甚1周。

现病史：1周来，患者出现双眼痒，伴鼻痒喷嚏，未曾治疗，后自觉症状加重，遂来诊。

既往史：2年前，无明显诱因在5月份曾因过敏性结膜炎发病。检查：双眼睑结膜充血，外眦部有颗粒状滤泡增生，球结膜轻度充血，角膜透明，其余（－），全身症见，鼻面部皮肤瘙痒，舌质淡，脉细。

西医诊断：春季卡他性结膜炎（血虚生风证）。

中医诊断：时复证（血虚生风型）。

治法：养血疏风，止痒。

方药：地黄15g，当归12g，赤芍12g，川芎9g，荆芥10g，防风10g，苍耳子12g，辛夷10g，细辛3g，白芷12g，白蒺藜10g，蝉蜕9g，蔓荆子12g，薄荷6g。

7剂，每日1剂，温服。

二诊：2019年5月27日。患者自觉眼部症状明显缓解，诉鼻面部皮肤瘙痒消失，但伴自汗多，舌脉同前。处方调整为：

处方：地黄15g，当归12g，赤芍12g，薄荷10g，防风10g，苍耳子12g，辛夷10g，细辛3g，白芷12g，栀子12g，地肤子10g，黄芪15g，炒白术15g，浮小麦15g。

7剂，每日1剂，温服。用药后随访，患者症状消失。

按语：本例患者虽然发病于5月，但是去年曾在相近的时间内发病，故属于中医"时复证"范畴。从患者眼局部的症状来看，眼部症状相对较轻，仅仅外眦部有颗粒状滤泡增生。结合舌脉辨证为血虚生风。故选用四物汤加减，四物汤中变熟地黄为生地黄，加荆芥、防风、白蒺藜、蝉蜕等疏风止痒类药物，患者鼻部症状较为明显，除皮肤瘙痒外还伴有喷嚏等症状，肺主皮毛，肺开窍于鼻，因此联合应用苍耳子散加减以达到标本兼治的目的。用药后患者眼部及面部的症状基本缓解，但患者出现了气虚，肺气不固导致的自汗症状，故疏风止痒药物如白蒺藜、蝉蜕、荆芥等药去除，选用了补气敛汗的浮小麦、黄芪等以益气固本，通过以上治疗使患者气血充足，正气恢复，患者症状缓解。

病例3：丁某，女，41岁。初诊时间2015年3月27日。

主诉：双眼痒如虫行1周。

现病史：1周前到南方旅游，回到北方后出现双眼痒，自己在药店买氧氟沙星滴眼液，效果不好，遂来诊。

检查：双眼睑结膜充血，上睑结膜大量铺路石状颗粒状滤泡增生，球结膜轻度充血，角膜透明，其余（-）。

症状：纳差，便溏，舌滑，脉细。

既往史：无特殊。

西医诊断：春季卡他性结膜炎。

中医诊断：时复证（脾气不足，血虚受风证）。

治法：健脾益气，养血疏风。

方药：苍术12g，白术12g，黄芪15g，生地黄15g，川芎12g，赤芍12g，车前子12g，当归12g，荆芥12g，防风12g，羌活9g，白蒺藜9g，薄荷9g，桔梗12g，四季青10g。

7剂，每日1剂，温服。药渣用纱布包裹后冷敷，每日1次。

二诊：2019 年 4 月 5 日。患者纳差、便溏症状消失，眼痒减轻，上方改中药配方颗粒剂继服 5 剂而愈。

按语：本例患者是在 3 月户外旅游赏花后发病，全身症见纳差、便溏、脉细，可以辨证为脾气不足，血虚受风证。脾为后天之本，气血生化之源，脾土为肺金之母，脾气不足则肺卫不固，卫气御外之力变弱，易受外邪；脾虚生血之源，血虚则不能制阳，易受风邪侵袭，风邪上犯，客于胞睑则导致目痒，风善行数变，则在眼睑中游窜，痒如虫行。治疗上，应当补气健脾养血治其本，疏风止痒治其标。方中黄芪、苍术、白术补气健脾，脾气充足，则肺气卫外之力牢固；生地黄、当归、赤芍、川芎养血、活血；治风先治血，血行风自灭，气血充足，则风邪自息；荆防、羌活、薄荷、白蒺藜疏风止痒，再配合轻清上扬，宣畅肺气之桔梗，清热凉血之四季青等共同收到补气健脾，养血疏风，止痒的功效，从而收到了较好的效果。本例患者和病例 1 不同，本例为初次发病，全身主要表现为脾气不足症状，故以益气养血，健脾为主同样收到了较好的效果。

病例 4：姜某，女，57 岁。初诊时间 2020 年 3 月 24 日。

主诉：双眼痒涩 2 周。

现病史：1 个月前，从外地来京，睡眠质量差，2 周前出现乏力，睡眠困难，眼痒。在药店买色甘酸钠滴眼液后效果不佳，来诊。

既往史：无特殊。

检查：双眼睑结膜充血，上睑结膜有少量颗粒状滤泡增生，球结膜轻度充血，角膜上有数点灰白色浸润，其余（−）。

症状：乏力、眠差、睡眠困难，鼻痒、喷嚏，舌质红、脉细数。

西医诊断：春季卡他性结膜炎。

中医诊断：时复证（心气不足，风热上扰证）。

治法：养心安神，补气健脾，疏风止痒。

方药：黄芪 15g，熟地黄 15g，当归 12g，炒枣仁 30g，茯神 9g，知母

12g，川芎 12g，赤芍 12g，合欢皮 12g，苍耳子 10g，细辛 2g，白蒺藜 10g，乌梢蛇 6g，藁本 12g，荆芥 12g，防风 12g。

7 剂，每日 1 剂，温服。配合富马酸依美斯汀滴眼液每日 3 次，0.1% 玻璃酸钠滴眼液每日 4 次，滴眼液点眼。嘱注意休息，作息有常。

二诊：2020 年 3 月 26 日。乏力症状改善，睡眠较前有所缓解，眼痒症状消失。但是患者希望能继续服用中药改善全身症状。上方加党参 20g，柏子仁 30g，减苍耳子、细辛，继用 10 剂而愈。

按语：本例患者年近六旬，来京带孙子后长期劳累，睡眠不足，出现乏力，入睡困难，心悸症状，全身辨证属心脾两虚。睡眠不足，心血暗耗，心主血，心气不足则心悸、失眠；过劳则心气不足，正虚卫外不固，易受邪气侵袭，风为阳邪，容易乘虚袭人头目，风胜则痒，出现眼痒等眼部表现。故治疗上以养心安神，补气健脾，疏风止痒为治则。方用酸枣仁汤联合补气之黄芪，以及疏风止痒之苍耳子、白蒺藜、藁本、乌梢蛇、荆芥、防风之类，标本兼治，7 剂则眼部症状消失；为巩固疗效，增加健脾益气，养心安神之力，增加党参、柏子仁用量，减苍耳子、细辛，10 剂后痊愈。

病例 5：黄某，男，29 岁。初诊时间 2015 年 3 月 19 日。

主诉：双眼红伴痒 3 周。

现病史：3 周来无明显原因出现双眼红，痒，用手揉后更甚，用眼药水（具体用药不详）后稍有缓解，但一旦停药则恢复从前，遂来诊。

既往史：每年春秋季节复发。

检查：双眼睑结膜充血，上睑结膜大量铺路石状颗粒状滤泡增生，球结膜充血，伴轻度水肿，角膜透明，其余（－）。

症状：咽疼，鼻痒，喷嚏，呼气热感，舌苔薄黄，脉数。

西医诊断：春季卡他性结膜炎。

中医诊断：时复证（风热上扰证）。

治法：清热疏风，止痒。

方药：金银花 12g，连翘 12g，牛蒡子 12g，淡豆豉 12g，黄连 6g，桔梗 15g，细辛 2g，白芷 12g，薄荷 9g，苍耳子 6g，生地黄 12g，川芎 12g，熊胆粉 0.25g（冲服）。

7剂，每日1剂，温服。富马酸依美斯汀滴眼液，每日3次，玻璃酸钠滴眼液，每日4次，配合冷敷每日2次。

二诊：2015年3月26日。患者眼痒、鼻痒、喷嚏症状消失，呼气热感缓解，守上方加桑白皮 10g，改颗粒剂继用3剂而愈。

按语：本例患者每年发病，全身症见眼痒、鼻痒、喷嚏症状消失，呼气热感，辨证为风热上扰证。肺主皮毛，开窍于鼻，患者每年发病，肺卫不固，风热之邪上攻，导致鼻痒、喷嚏，咽疼等表证，治疗宜疏风清热。患者以往犯病，喜用抗过敏之雷尼替丁片联合抗过敏眼药水，效果颇佳。此次犯病，再用前法疗效甚微，遂求助于中医治疗。从患者全身及舌脉症状来辨，风热上扰证明确，故选用银翘散为主，疏散肺经风热，酌情增加了凉血活血之生地黄、川芎，疏风止痒之苍耳子、薄荷等，配合眼局部冷敷及抗过敏眼药水。风热散去后眼、鼻症状均得到治疗。

五、干眼

干眼（dry eye）是由于泪液的量或质或流体动力学异常引起的泪膜不稳定和（或）因眼表损伤，导致眼部不适症状及视功能障碍的一类疾病。干眼是干眼症及干眼病的总称。干眼症是指患者具有干眼的症状，但无干眼的各种体征，尤其是没有眼表的损害，没有引起干眼的局部和全身性的原因，这些症状可能为一过性，只要经过休息或短暂的应用人工泪液就可恢复正常。干眼病是指患者不仅有干眼的症状及体征，而且有引起干眼的局部或全身性原因。干眼为常见的眼表疾病，多为双眼发病，流行病学及临床检查发现，其发病率远较人们想象的要高，其中女性发病率高于男性，佩戴角膜接触镜者发病率明显高于非角膜接触镜佩戴者。根据我国现有的流行病学研究显示，干眼在我国的发病率与亚洲其他国家类似，较美国及欧洲高，其发生率约在21%～30%。

本病属中医"白涩症"（《审视瑶函》）范畴，又名"干涩昏花症"（《证治准绳》）及"神水将枯症"（《审视瑶函》）、"神气枯瘁"（《目经大成》）。

【诊疗思路】

中医学指出："五脏化液，肝为泪""目，肝之候也，脏腑之精华，崇脉之所聚，上液之道，其液竭者，则目涩""眼通五脏，气贯五轮""肾者，水脏，主津液，津液在目化为泪"，表明干眼症与五脏六腑密切相关，肝肾阴虚，阴津不足而导致泪液不生，肺主宣降，燥邪伤肺而不能荣目。中医学辨证论治，把人作为一个整体，通过调节脏腑之间的协调而治疗干眼，具有疗效可靠等优点。

吕海江教授认为：干眼的发生和肺阴不足，津液输布失常，脾化生精微不足，阳气不升，浊气不降，目失所养，肝气郁滞，津液疏泄失常，不能上达目窍，双目干涩，脾胃肝肾，气血津液乏源，目窍失养等因素有关。《灵枢·五癃津液别》曰："五脏六腑之津液，尽上渗于目。"均说明津液在目化生为泪，为目外润泽之水，化为神水，则为眼内充养之液。治疗上，则考虑根据不同的病因病机，从肺、从脾、从肝肾论治。分别采用清热利肺，清燥润肺或健脾利湿、疏肝解郁或滋补肝肾，补气养阴、补气养血等治法，在经验方"养肝润目汤"的基础上加减治疗。

【常见证型】

1. 邪热留恋型

患暴风客热或天行赤眼之后期，微感畏光流泪，目干涩痛，眵少羞明，白睛遗留少许赤丝细脉，迟迟不退，舌红，苔薄黄，脉浮数。

2. 肺阴不足型

目珠干燥乏泽，干涩磨痛，白睛如常或微红，黑睛可有细点星翳，反复难愈，口干鼻燥，舌红苔薄少津，脉细数。

3. 脾胃伤阴型

眼内干涩隐痛，视物模糊，眼眵呈丝状，可伴有口黏或口臭，便秘不爽，溲赤而短，舌红或舌边齿印，苔黄腻，脉濡数。

4. 肝肾阴虚型

目珠干燥乏泽，干涩畏光，视物模糊，白睛隐隐淡红，久视则诸症加重，口干唇燥，头晕耳鸣，腰膝酸软，夜寐多梦，舌红苔薄，脉细。

5. 气阴两虚型

目珠干燥失泽，白睛微红皱褶，黑睛生翳，干涩磨痛，视物模糊，神疲乏力，口干舌燥，夜寐不实，舌淡苔白，脉细无力。

【治疗大法】

1. 辨证论治

（1）邪热留恋证

治法：清热利肺。

方药：桑白皮汤加减。

桑白皮 12g，地骨皮 15g，泽泻 12g，麦冬 15g，玄参 12g，黄芩 10g，茯苓 15g，桔梗 10g，菊花 9g，旋覆花 10g，甘草 6g。

随症加减：若热象不著者，去菊花、黄芩；若燥象较著者加石斛、玉竹以滋阴润燥；若涩痒明显，加防风、薄荷祛风止痒。

（2）肺阴不足证

治法：滋阴润肺。

方药：养阴清肺汤加减。

麦冬 12g，玄参 12g，生地黄 18g，贝母 10g，牡丹皮 15g，白芍 10g，薄荷 9g，甘草 6g。

随症加减：若气阴两虚者，可加太子参、五味子益气养阴。若黑睛生翳者，加蝉蜕、密蒙花以明目退翳。

（3）脾胃伤阴证

治法：清利湿热，通畅气机。

方药：三仁汤加减。

薏苡仁 30g，滑石 18g，杏仁 12g，白豆蔻 15g，厚朴 10g，半夏 9g，通草 6g，竹叶 6g。

随症加减：若白睛赤脉甚者，可加桑白皮、地骨皮、牡丹皮以清热泻肺，凉血退赤；若关节疼痛，胸闷不畅者，加独活、羌活、枳壳等清热化湿通络。

（4）肝肾阴虚证

治法：补益肝肾，滋阴养血。

方药：明目地黄汤。

枸杞子 18g，菊花 10g，山药 15g，熟地黄 18g，菊花 10g，山茱萸 15g，茯苓 15g，牡丹皮 15g，泽泻 10g，当归 10g，白蒺藜 10g，白芍 12g，石决明 15g。

随症加减：若眼痒干涩较重者，酌加蝉蜕、谷精草等祛风止痒；若心烦失眠者，加柏子仁、酸枣仁养心安神。

（5）气阴两虚证

治法：益气养阴。

方药：沙参麦冬汤加减。

沙参 12g，玉竹 10g，麦冬 10g，天花粉 15g，扁豆 10g，桑叶 12g，甘草 6g。

随症加减：若气虚较甚者，加太子参、黄芪等补中益气。

2. 专方论治

养肝润目汤

药物组成：熟地黄、党参、当归、川芎、香附、茺蔚子（包）、枸杞子、牡丹皮、生甘草。

适应证：肝肾不足或气血不足的干眼症。

用法：每日1剂，1个月为1个疗程。轻者1个疗程，重者2～3个疗程。

方解：本方为吕海江教授经验方。方中熟地黄滋补肝肾，养阴明目为君，臣以党参、枸杞子益气养阴明目。当归、川芎、牡丹皮补肝养血明目，香附、茺蔚子疏肝理气、养阴明目，并能引药入肝经为佐，甘草调和诸药为使药。诸药共奏滋补肝肾、益精养血明目之功，从而使神水滋生，目珠滋养，涩证自去。

加减：气虚者，加黄芪，兼湿热者，加藿香、佩兰、石菖蒲；兼瘀血阻滞者，选加桃仁、红花、丹参；兼肝郁气滞者，加柴胡、郁金、青皮、陈皮；余邪未消者，加桑叶、金银花、连翘；阴虚火旺者，加黄柏、知母、玄参等。

3. 针刺疗法

针灸既可滋补肝肾，又能抑制眼表的炎性反应，恢复眼表面的正常结构和功能，促进泪液的分泌，有效提高泪膜的稳定性。

治法：滋补肝肾，清热益肺，补益脾胃。以局部腧穴为主。

针灸处方：瞳子髎、睛明、丝竹空、百会、攒竹、四白、太阳、风池。

刺灸方法：平补平泻。

随证配穴：肝肾亏虚加肝俞、肾俞、太溪、太冲；肺阴不足加肺俞、列缺、合谷、尺泽；脾虚郁热加脾俞、足三里、三阴交、丰隆；热象明显加内庭、行间、足临泣。

4. 西医疗法

（1）水液缺乏型干眼症（aqueous tear deficiency，ATD）的治疗。

①消除诱因：应尽量避免长时间使用电脑、手机，少接触空调及烟尘环境等干眼诱因。

②泪液成分的替代治疗：最佳的泪液替代成分是自体血清，但其来源受限。人工泪液仍是治疗干眼的主要药物，临床常用的有透明质酸、聚乙烯醇、羟丙甲基纤维素、卡波姆等，近年还出现复合制剂型人工泪液，如添加甘油、

甘油三酯或右旋糖酐等，增加对脂质层的补充。

③延长泪液在眼表的停留时间：方法有配戴硅胶眼罩、湿房镜或潜水镜、治疗性角膜接触镜，但重症干眼患者不宜佩戴治疗性角膜接触镜。另外还有泪小点栓子植入、永久性泪小点封闭术等方法。对于那些眼睑位置异常的睑内翻、睑外翻患者，则可以考虑睑缘缝合。

④促进泪液分泌：口服溴己新（必嗽平，bromhexine）、盐酸毛果芸香碱、新斯的明等药物可以促进部分患者泪液的分泌，但疗效尚不肯定。全身应用糖皮质激素或雄激素可以抑制免疫反应的 Sjogren 综合征，提高泪腺分泌功能。

⑤手术：对于重度干眼患者可采用自体游离颌下腺移植，其分泌液成分与泪液相近，而且分泌量适中，远期疗效及手术技巧方面仍需探索和评价。

⑥其他：对于干眼程度较重，确定有免疫因素参与的类型则可加用局部免疫抑制剂环孢素（CSA）或他克莫斯（FK506），或短期局部使用激素，抑制免疫效应细胞的活性，减少免疫因子对眼表组织和泪膜的破坏，治疗因 ATD 引发的伴有严重干眼的丝状角膜病变，10% 半胱氨酸滴眼剂滴眼在控制症状方面很有帮助。

⑦部分全身用药：可以减少泪液分泌，加重干眼症状，因此 ATD 的患者应该尽可能避免服用这些药，如降血压药（普奈洛尔、利血平）、抗抑郁药及抗精神病药、抗心律失常药、阿托品类似物、抗组胺药、麻醉药等。还有一些干眼患者同时患有青光眼，而抗青光眼药物会降低结膜杯状细胞的密度。非选择性 β‑受体阻滞剂可以提高干眼的发生率，局部应用这些药物后角膜的敏感性会降低。口服药物如乙酰唑胺会降低泪液产生，因此上述药物在干眼患者中使用要格外慎重。

（2）蒸发过强型干眼症的治疗：睑板腺功能障碍（MGD）在油性皮肤患者及老年人中十分常见，是蒸发过强型干眼的主要原因。对 MGD 的治疗包括以下三个方面：

①眼睑的物理清洁：注意眼睑卫生非常重要。包括热敷睑缘数分钟以软

化睑板腺分泌物。随后应轻轻按摩以排出分泌物。可用无刺激性的香波或专用药液清洗局部眼睑。

②口服抗生素：四环素 250mg 口服，1 天 4 次；或多西环素 50mg 口服，1 天 2 次。需连续服用数周才起效，而且需维持数月。8 岁以下儿童、孕妇及哺乳期妇女慎用。小儿或者对四环素过敏者可以用红霉素，但在治疗 MGD 方面，红霉素的效果还不确定。应告知 MGD 患者，治疗可以控制病情，但很难治愈。

③局部药物的应用：包括治疗睑缘炎的抗生素眼液、短期皮质类固醇眼液、不含防腐剂的人工泪液及局部治疗脂溢性皮炎的皮肤科药物。局部雄激素治疗 MGD，3% 睾酮油脂条长 10mm、宽 2mm，置于结膜下穹隆内，每日 3 次，2～3 个月后症状、泪膜脂质层厚度、泪膜破裂时间明显改善，长期疗效还有待进一步观察。

【典型病例】

病例 1：杨某，女，52 岁，初诊时间 2008 年 10 月 28 日。

主诉：双眼干涩、异物感 1 年。

现病史：曾在多家医院诊治，使用多种眼药水，症状未见好转。

既往史：无特殊。

检查：右眼视力 1.0，左眼视力 0.3；双眼球结膜充血（++）；角膜上皮染色大片点状着色，约占角膜面积 70%；Schirmer test 试验：右眼 6mm/5min，左眼 5.5mm/5min；泪膜破裂时间（BUT）6 秒；余阴性。

症状：头晕目眩，腰膝酸软，烦躁失眠，舌质红，苔薄黄，脉沉细。

西医诊断：干眼症。

中医诊断：白涩症（肝肾不足证）。

治法：滋阴补肾，润目。

方药：熟地黄 30g，党参 20g，当归 12g，麦门冬 15g，川芎 6g，香附

15g，茺蔚子 15g（包），枸杞子 10g，牡丹皮 10g，柏子仁 20g，酸枣仁 20g，夜交藤 20g，生甘草 6g。10 剂，每日 1 剂，水煎服。

二诊：2008 年 11 月 8 日。患者双眼干涩、异物感减轻，睡眠好转，余症如前，上方去柏子仁、酸枣仁，加桑叶 12g，防风 12g，继服 10 剂。

三诊：2008 年 11 月 19 日。患者双眼干涩、异物感较二诊减轻，头晕目眩，腰膝酸软好转。查双眼球结膜无充血，角膜上皮染色点状着色。守上方继服 10 剂，后每周复查 1 次，至 2008 年 12 月 10 日复诊诉双眼偶有不适感，球结膜无充血，角膜染色阴性，其余正常，Schirmer test 试验：右眼 10mm/5min，左眼 12mm/5min，泪膜破裂时间（BUT）：右眼 9 秒，左眼 10 秒。继续巩固治疗 2 个月。

按语：本病患者全身症状比较突出，除眼部症状外伴有头晕目眩，腰膝酸软，烦躁失眠，舌质红，苔薄黄，脉沉细，故辨证为肝肾阴虚证。采用吕老师经验方"养肝润目汤"加减。方中熟地黄滋补肝肾，养阴明目为君，臣以党参、枸杞子益气养阴明目，当归、川芎、牡丹皮补肝养血明目，香附、茺蔚子（包）疏肝理气、养阴明目，并能引药入肝经为佐，甘草调和诸药为使药。诸药共奏滋补肝肾、益精养血明目之功，从而使神水滋生，目珠滋养，涩证自去。

病例 2：刘某，男，41 岁，初诊时间 2012 年 6 月 1 日。

主诉：双眼时有疲劳、干涩感 4 年。

现病史：患者平素嗜烟酒，3 年前开始出现双眼疲劳、困倦、干涩，在当地医院诊为"双眼干眼症、慢性结膜炎"，予对症的滴眼液较长时间点眼，时缓时重，似无明显的疗效，今来我院就诊。

既往史：高血压病病史 7 年，药物维持治疗较稳定。

检查：右眼视力 1.0，左眼视力 1.0，双眼睑结膜充血（＋），近两眦处可见乳头和滤泡增生，球结膜充血（＋），角膜透明，眼底检查正常。泪液分泌试验：右眼 2mm/5min，左眼 0mm/5min。

症状：双眼干涩、疲劳、困倦感，全身伴有口苦口黏，头晕身困，大便时黏滞秽臭，小便发黄，纳不馨，口不渴，舌淡苔黄腻，较润滑，脉滑。

西医诊断：干眼症。

中医诊断：白涩症（脾胃湿热证）。

治法：清热利湿，宣畅气机。

方药：杏仁 12g，白蔻仁 10g，生薏苡仁 30g，厚朴 12g，白通草 9g，滑石 15g，竹叶 6g，法半夏 12g，干姜 9g，黄连 10g。21 剂，水煎服，每日 1 剂，每次 200mL，早晚饭后半小时温服。服药期间饮食清淡，忌辛辣油腻，烟酒。

二诊：2012 年 6 月 24 日。患者双眼干涩，疲劳明显减轻，口黏口苦，大便黏滞秽臭，头晕身困均减轻。方药：上方加佩兰 12g，藿香 12g。21 剂，水煎服，每日 1 剂，煎出 300mL，早午晚饭后半小时各服 100mL，禁忌同上。

三诊：2012 年 7 月 14 日。患者双眼干涩、疲劳症状基本消除，全身症状明显改善。眼科检查：右眼视力 1.0，左眼视力 1.0，双眼睑结膜充血（＋），近两眦处可见乳头和滤泡较前减少，球结膜无充血，角膜透明，眼底检查正常。泪液分泌试验：右眼 12mm/5min，左眼 15mm/5min。方药：停服汤药。上方改为散剂，早晚各 6g 口服 2 个月。

四诊：2012 年 9 月 20 日。患者双眼感觉无明显不适。二便调，饮食睡眠正常，口苦、口黏及头晕身重消除。嘱咐患者避免劳累熬夜，忌烟酒辛辣食物，停止用药。

按语：中青年男性，嗜食辛辣烟酒者，常会出现中焦脾胃湿热困着，致上下不通，阳气与津液不能顺畅地上达和输布，以致出现眼部疲劳、困倦、干涩、头晕，还伴有其他如纳呆、口黏不欲饮、大便黏滞等湿困的症状，予三仁汤主之。原方可加干姜，黄连，干姜辛温，破除湿热蕴结；黄连苦寒，清热燥湿力。也可酌加佩兰、藿香，重点在于除湿，湿去则热除，三焦畅达，气机通畅，阳气与津液敷布头面，则症状改善消除。此类湿热困阻三焦，除全身症状之外，重点在于舌诊，舌苔白腻或黄腻，水润湿滑者，可辨别是湿热或寒湿，均可使用以三仁汤为代表的开通三焦调畅气机的方药，但内中的滑石、通草需要慎选。

病例 3：刘某，男，24 岁。初诊时间 2020 年 2 月 21 日。

主诉：双眼视力时模糊时清楚 1 个月。

现病史：1 个月来，患者由于非冠状肺炎疫情，一直在家，看手机及电脑较多，出现双眼视力减退，时清楚，时模糊，视物较久更甚遂来诊。

既往史：无特殊。

检查：双眼睑球结膜轻度充血，角膜上皮有少量点状浸润，荧光染色（+），泪河宽度约 0.3mm，吸墨试验：3mm/5min，查晶体、玻璃体、眼底均正常。

症状：神疲乏力，脉细。

西医诊断：双眼干眼症（泪液分泌不足型）。

中医诊断：白涩病（气血不足证）。

方药：四物汤加减。

黄芪 30g，熟地黄 15g，当归 15g，川芎 12g，白芍 12g，麦冬 15g，天花粉 12g，茺蔚子 12g，香附 12g，牡丹皮 15g，细辛 2g，防风 10g，薄荷 6g。

7 剂，每日 1 剂，分两次温服。喝中药前外熏，每日 2 次；配合点重组人表皮生长因子滴眼液＋玻璃酸钠滴眼液点眼，每日 4 次；氧氟沙星眼膏，每日 1 次。嘱增加体育锻炼，少看电子产品。

二诊：2020 年 2 月 28 日。患者诉视力较前改善，眼干涩稍有缓解，角膜上点状灰白浸润稍有减少。守上方加密蒙花 10g，蝉蜕 6g 增加明目退翳之力。继续服 14 剂。

三诊：2020 年 3 月 14 日。患者视力完全恢复，眼干涩症状缓解，角膜上皮光滑，平复，患者痊愈。

按语：患者年久较轻，由于疫情原因，休息在家，打游戏，用电脑及手机较多，久坐伤气，气血运行不畅，精微物质不能上乘，导致目珠干涩，不能润泽风轮，则风轮上点状浸润。治疗上以补气养血，生津润燥立法。方用吕海江教授经验方，方中黄芪补气，熟地黄、当归、川芎、白芍四物补气养血，麦冬、天花粉养阴生津，香附、牡丹皮、茺蔚子活血化瘀，行气导滞，细辛、防风疏风宣通目窍，以上药物共同应用受到补气养阴、疏风的目的，再配合日常调理，改变不良的生活方式。二诊时，患者眼部自觉症状改善，但角膜上仍有星星点点浸润，加大明目退翳疏风药物应用，用密蒙花、蝉蜕后而愈。

病例4：李某，女，32岁。初诊时间2019年11月17日。

主诉：双眼干涉胀痛2月余。

现病史：2个月来，患者出现双眼干涩，视物稍久则胀痛，到社区眼科就诊，诊断为干眼症，给予玻璃酸钠滴眼液等效果不佳，严重影响工作和学习，遂求助于中医治疗。

既往史：无特殊。

检查：双眼睑板腺功能障碍，按压有油脂状分泌物溢出，睑球结膜轻度充血，角膜透明，荧光染色（−），泪河宽度约0.4mm，Schirmer I试验：5mm/5min，查晶体、玻璃体、眼底均正常。

症状：情绪抑郁，烦躁忧虑，脉弦细，苔薄白。

西医诊断：①双眼干眼症（蒸发过强型）；②双眼睑板腺功能障碍。

中医诊断：白涩病（肝郁血虚证）。

治法：疏肝解郁，滋阴养血润燥。

方药：一贯煎加减。

沙参20g，熟地黄15g，当归15g，黄精12g，柴胡10g，白芍12g，薄荷6g，麦冬15g，牡丹皮15g，栀子15g，丝瓜络10g，丹参15g，细辛2g，防风10g，薄荷6g。

7剂，每日1剂，分两次温服。喝中药前用热气外熏，每晚临睡前用纱布蘸药液后湿热敷，每次 10 分钟；同时做睑板腺按摩（用食指轻压上睑，由上向下顺着睑板腺开口方向移动轻轻按摩，下睑由睑板两边向中间轻轻挤压）每日 2 次。睑板腺按摩后用红霉素眼膏涂于结膜囊内。每日针刺睛明、丝竹空、攒竹、四白、承泣、太阳、风池、合谷、足三里、太冲每次眼局部选 2 个穴位，全身远端取两个穴位，交替应用。双氯芬酸钠滴眼液联合聚乙二醇滴眼液各每日 3 次，氧氟沙星眼膏每日 2 次。

二诊：2019 年 11 月 24 日。患者眼胀、干涩症状缓解，眼部球结膜充血减轻，睑板腺口堵塞症状好转，按压睑板腺分泌物较前清亮，电脑工作时间也延长。守上方 14 剂，增加黄芪 15g。继续针灸联合中药湿热敷。

三诊：2019 年 12 月 7 日。患者已能正常工作，情绪好转，眼胀、眼部干涩症状消失，球结膜充血轻微，睑板腺分泌物按压后排泄正常，分泌物颜色清亮，停用中药，改代茶饮：桑叶 6g，麦冬 12g，菊花 6g，决明子 12g，薄荷 3g。每日泡茶，先熏眼，后饮用，嘱生活起居要规律，注意用眼卫生，避免长时间用电子产品等，随访 2 个月未再复发。

按语：患者为一位电影广告推销人员，每日电脑前工作时间长，再加上工作压力大，常出现情绪抑郁，偏头痛，眼涩、目胀难忍等症状。至就诊时，只要一看电脑屏幕就出现干涩、畏光等症状，严重影响工作和生活。根据患者全身症状，辨证为肝气郁结之证。肝藏血、肝受血而能视，血养水，水养膏，膏护瞳神。肝主疏泄，喜条达，肝气郁结则气机不能畅达，气的升降出入功能失常，人体精微物质及肝所藏之真血不能上达目窍，目失润泽导致干涩、畏光等症状。治疗上采用疏肝解郁、滋阴养血润燥法，选用丹栀逍遥散联合四物汤加减进行治疗。针灸选用眼局部及肝经、脾胃经远端穴位，采用泻法，以疏肝解郁，补养气血，使经络条达。生活中的调理也非常重要，嘱咐患者注意用眼卫生，控制看电脑屏幕的时间，房间注意通风，冬天北方室内暖气充足，避免过于干燥等措施，再配合眼局部热敷和眼睑按摩等综合治疗收到了较好的效果。治疗三周，症状基本缓解，为避免中药煎煮麻烦，改为代茶饮，方中桑叶、菊花、决明子平肝明目，疏肝解郁，麦冬养阴生津，薄荷轻清上扬，解郁疏肝明目引药上行，作为日常保健，坚持服用 2 个月，巩固疗效。

六、单纯疱疹病毒性角膜炎

单纯疱疹病毒性角膜炎，常由单纯疱疹病毒等引起，原发感染者常不定时的反复发作，通常发生于过度劳累、上呼吸道感染、感冒、经期，眼部表现主要有畏光、流泪、角膜上皮点状浸润，结膜充血，有的还伴有头面部皮肤的感染。复发感染者，病变早期可以由轻度的异物感、畏光流泪等眼部刺激症状或者没有明显不适症状，荧光素钠染色可以清楚地辨别上皮型角膜病变点状、树枝状或地图状形态，这部分患者常伴有角膜知觉减退。

本病相当于中医眼科之"聚星障"，根据黑睛上多个细小星翳，或聚或散如星星散布于黑睛的外部表现而命名。

【诊疗思路】

病毒性角膜炎作为风轮疾病，症状表现与外，比较直观，历代医家对于该病的论述较多。该病的病因病机可以归纳为外感风热或外邪入里化热或素有肝经伏火，内外合邪，灼伤黑睛或饮食偏嗜，过食肥甘导致脾胃湿热熏蒸黑睛或素体阴虚，正气不足或大病初愈阴津耗伤，复感外风等。治疗上多以清热、疏风、退翳药物为主进行治疗。风轮疾病，其病位在表，风、火、毒三邪最易侵之，但是因寒、伤阴的情况也并不少见，因此在治疗上应当辨明病因、审清病位，根据疾病所处的不同时期抓住主要矛盾灵活进行治疗。

（1）疏风解表，不忘通络：病毒性角膜炎是临床上常见眼病，病程迁延，容易复发，治疗较为棘手。眼居高位，风性轻扬，易袭人阳位，而角膜位于眼球表层，暴露于外，因此，角膜致病首责于风。风邪为外感之先，最易犯表，这与病毒性角膜炎的病理演变过程相一致。该病早期多以角膜上皮层点片状浸润为主，角膜上皮层以及前弹力层位于最外层属表，后弹力层及角膜内皮层为里，位于中间的角膜基质应属于半表半里，因此，病毒性角膜炎常以风邪袭表为先导，治疗上，疾病早期应以疏风解表为主。风邪为患不外风热、风寒两种，根据辨证可选用相应的方剂，但是在疏风解表的同时不可忘记活血通络药物的应用。角膜黑睛五轮辨证属于风轮，自身没有血管，其营养很大程度上依靠房水、泪膜和角膜缘血管网的补给，而房水又为津液所化，津血同源，活血药的应用有利于促进房水及角膜缘血液循环，改善角膜营养状况，增强抵抗力。另外，肝开窍于目，肝藏血，主疏泄，当血液充盈，无瘀无滞，方能上养目窍。因此，吕海江教授在治疗该病时，常在疏风解表的同时佐以活血通络药，如当归、赤芍、白芍、三七粉等，获得较满意的效果。

（2）明目退翳，还需养阴：退翳之法应当分层次，根据疾病的不同时期有所倚重。病急症重治其标，在治疗主症的同时适当佐以明目退翳的药物；病缓症轻治其本，以明目退翳为主。从临床上看，许多病毒性角膜炎患者在求治中医眼科之前已经用过多种眼药水，且持续的时间较长，迁延不愈，有的于感冒、过度劳累、精神疲惫或月经期间抵抗力下降时复发。该类患者临床治疗较为棘手，应当在明目退翳法的同时加入养阴之品以扶助正气。因久病多虚，日久伤阴，眼局部得不到神水如房水、泪液等阴液的充分濡养，则抵抗力下降，诱而发病，即使在临床好转后也容易复发。水能涵木，因此，养阴药的应用有利于神水的生成。另外，眼药水中防腐剂对眼表长期的刺激也会影响泪膜功能，导致泪液的相对缺乏，影响角膜失润，抵御功能下降。所以吕海江教授在治疗病情迁延、频频复发患者时，常酌加生地黄、玄参、天冬、麦冬、玉竹等养阴药。

（3）分期治疗，有所偏重：发病时期的不同，外邪侵犯角膜病位的深浅，疾病发展的不同阶段，治疗上也要有所侧重。根据发病的不同时期及角膜病变的严重程度将其分为三期。早期：病初起，角膜出现点状、片状混浊，如针尖或秤星，大小，色灰白或微黄，角膜周围轻度充血，畏光流泪，磣涩不舒，可伴头痛鼻塞，苔薄黄，脉浮数。此时翳初成，症状轻，可疏散风邪，兼清内热，方用桑叶、菊花、金银花、玄参、黄柏、牡丹皮、茺蔚子、白蒺藜、三七粉（冲服）加减。病毒性角膜炎的形成，不外风、火、热、毒四邪，但亦有少数由寒所致者。若早期角膜出现点状、片状混浊，角膜充血不明显，轻度的畏光流泪，鼻流清涕，全身恶寒发热，寒重热轻，苔薄白，脉浮紧。此时可发散风寒，药用防风、羌活、薄荷、荆芥、桔梗、川芎、麻黄加减。中期：角膜炎性混浊联缀溃陷，扩大加深，呈树枝状、地图状或如圆盘状，睫状体充血或混合充血，畏光流泪，小便黄，口苦咽干，舌红苔黄，脉弦数。此时翳大厚、症状重，可清热凉血散邪，兼以养阴。药用牡丹皮、麦冬、菊花、当归、连翘、白芷、羌活、茺蔚子、三七粉（冲服）加减。当出现头身困重胸闷，小便黄，大便稀，舌红苔黄腻，脉濡数为湿热蕴蒸，应芳香化湿兼以清热，药用藿香、厚朴、车前子、滑石、薏苡仁、竹叶、黄芪、大黄（少许）加减。晚期：病至后期，时发时止，反复发作，沙涩疼痛，伴轻度睫状体充血，或在原来的瘢痕上又出现活动性炎性病灶，舌红少津，脉细或细数。此时病情缠绵，暗耗阴血，易出现血虚生风，可养阴清余邪，退翳明目，药用密蒙花、青葙子、谷精草、玄参、蝉蜕、茺蔚子、知母、生地黄、牛膝、当归加减。

（4）内服外熏，不可偏废：中药熏洗疗法是中医眼科的特色疗法之一，具有物理刺激和药物治疗的双重作用。在熏眼的过程中，热气蒸腾上熏眼部，热蒸气产生的温热效应一方面能加速眼部的血液循环，达到疏通经络，增强眼部抵抗力的目的，另一方面能刺激泪液的分泌，泪液的冲刷作用有利于眼部毒邪外出。当药液温度下降达到常温时，将药液过滤，用消毒纱布或棉签蘸取药液不断淋洗眼部，并频繁眨眼，使药物直达病所，达到增强疗效、缩短病程的目的。因此，治疗该病应当双管齐下，内服中药与外部熏洗并举，才能更好地发挥中医药特色，收到较好的效果。熏洗剂主要由内服汤药组成，熏眼时要以皮肤可以耐受的温度为宜。洗眼时应将药液过滤两到三次，以免药渣进入眼部，引起不适。熏洗后点眼，闭目3～5分钟，每日可根据患者的情况熏洗 2 ～ 3 次，每次 15 分钟。

【常见证型】

1. 风热外袭型

畏光、流泪，涩痛、抱轮红赤，黑睛见点状或星状混浊，伴恶风发热，鼻塞，口干，咽痛，苔薄黄，脉浮数。

2. 肝胆火炽型

涩痛、灼热怕光，热泪，白睛红赤，黑睛生翳，扩大至团状或者地图状。病情缠绵，反复发作，时轻时重，伴口苦、胸闷，舌红，苔黄，脉弦数。

3. 湿热蕴蒸型

畏光、流泪、疼痛、白睛混赤，黑睛星翳融合如地图状。头身困重胸闷，小便黄，大便稀，舌红苔黄腻，脉濡数。

4. 气阴两虚型

眼干涩不适，羞明，黑睛生翳日久，迁延不愈，或偶尔发作，伴乏力、口干咽燥，舌红少苔，脉细数。

【治疗大法】

1. 风热外袭证

治法：疏风清热退翳。

方药：银翘散加减。

金银花 20g，连翘 10g，牛蒡子 10g，荷花 10g，鱼腥草 15g，桔梗 10g，荆芥 9g，薄荷 9g 等。

随症加减：怕光流泪重者，加防风、桑叶、白蒺藜、白芷；热重者，加赤芍、牡丹皮、大青叶；并用赤芍、秦皮、芒硝活血解毒。大便干者加石膏；夹湿者，加藿香、佩兰、石菖蒲。

2. 肝胆火炽证

治法：清肝退翳。

方药：新制柴连汤或龙胆泻肝汤加减。

柴胡 12g，黄连 9g，黄芩 9g，白芍 10g，牡丹皮 18g，蔓荆子 12g1，栀子 15g，荆芥 10g，防风 10g 等。

随症加减：眼红较重者，加黄连；小便黄赤者，加车前草、决明子；黑睛水肿重者，加茺蔚子、金银花、大青叶。

3. 湿热内蕴证

治法：清热利湿。

方药：三仁汤加减。

杏仁 12g，滑石 30g，薏苡仁 18g，通草 9g，竹叶 9g，蔻仁 10g，厚朴 10g，半夏 10g，白蒺藜 12g，荆芥 10g，防风 10g 等。

随症加减：若球结膜充血，眼泪黏稠者，加黄芩、桑白皮；小便短赤者，加车前子、白茅根、川牛膝等。

4. 阴虚邪留证

治法：滋阴清热退翳。

方药：知柏地黄汤加减。

知母 12g，黄柏 9g，熟地黄 15g，山萸肉 15g，山药 15g，茯苓 10g，泽泻 10g，牡丹皮 18g，防风 10g，薄荷 9g，桔梗 12g 等。

随症加减：云翳较重者，加菊花、蝉蜕、木贼；虚热较重者，加玄参、川牛膝、知母、黄柏；眼干涩重者，加太子参、麦冬。

【西医疗法】

由于单纯疱疹病毒在角膜内建立潜伏感染的机制目前尚不明确，最根本的治疗是控制炎症，在抗病毒药物治疗的基础上，尽量减少角膜混浊等并发症。眼部可以滴用抗病毒滴眼液，如 0.1% 阿昔洛韦滴眼液，涂用阿昔洛韦眼膏或更昔洛韦眼用凝胶，必要时口服阿昔洛韦。当发生角膜基质炎或角膜内皮炎时，眼部可适当滴用糖皮质激素。为了预防继发性细菌感染也可以选用抗菌药物滴眼液，全身可以采用支持疗法，口服维生素 B_2、维生素 C 等药物，以促进角膜溃疡的愈合。并发虹膜睫状体炎时，眼部应滴用睫状肌麻痹剂，炎症稳定后可根据角膜混浊程度及视力情况，再进行辨证。

【典型病例】

病例 1：李某，男，16 岁，学生。初诊时间 2009 年 8 月 3 日。

主诉：左眼红痛畏光流泪 10 天。

现病史：患者半月前偶发感冒，自服药物 1 周左右病愈，随后出现左眼红痛，畏光流泪，伴视力下降，曾在当地服用抗生素等药物（具体用药不详）疗效不佳。

既往史：无特殊。

检查：右眼视力 0.8，左眼视力 0.4，角膜偏颞侧树枝状白色混浊，荧光素染色呈阳性，轻度睫状体充血，余（－）。

症状：舌质红苔薄黄，脉浮数。

西医诊断：树枝状角膜炎（左）。

中医诊断：聚星障（外感风热证）。

治法：疏风清热，退翳明目。

方药：桑叶 15g，菊花 12g，金银花 20g，玄参 12g，三七粉 3g（冲服），防风 12g，茺蔚子 15g，生甘草 6g，白蒺藜 12g，黄柏 10g。7 剂水煎服，每日 1 剂。外用：桑叶、金银花、野菊花、板蓝根各 15g，水煎熏洗左眼，每日 2 次。

二诊：2009 年 8 月 10 日。左眼畏光流泪减轻，睫状体充血消退，角膜浸润灶缩小，守上方不变。5 剂，每日 1 剂。

三诊：2009 年 8 月 16 日。眼部畏光流泪症状基本消失，左眼视力恢复至 0.6, 角膜荧光素染色呈阴性。于 8 月 10 日处方去黄柏、三七、白蒺藜,加麦冬 12g, 生地黄 15g 养阴, 蝉蜕、木贼各 9g 退翳。继服半月后左眼视力增至 0.8, 角膜病变完全消退。

按语: 该病继发于外感之后, 余邪未清, 复感风热, 故舌脉可见舌苔薄黄, 脉浮数。翳初成, 症状轻, 病位表浅, 可疏散风邪, 兼清内热。方药选用风轮病主方联合疏风清热解毒药物如: 桑叶、菊花、金银花, 以及退翳明目的药物如白蒺藜等加减, 收到了较好的效果。由于该患者病情缠绵, 暗耗阴血, 养阴之品以清余邪, 退翳明目, 故在疾病后期选用生地黄、麦冬等。

病例 2: 王某, 男, 35 岁。初诊日间: 2003 年 4 月 18 日。

主诉: 左眼红痛酸涩、畏光流泪 3 年, 加重 3 周。

现病史: 患者自诉 3 年前感冒后患病毒性角膜炎, 此后频频复发。3 周前患者因持续加班而致外感发热, 经治疗后感冒症状有所缓解, 但眼部开始赤红, 疼痛流泪, 畏光较为明显, 到省某医院求治, 诊断为病毒性角膜炎。给予阿昔洛韦眼药水、妥布霉素眼药水, 频繁点眼, 1 周后以上症状得到缓解, 但之后眼红酸涩、疼痛畏光症状未能改善, 遂转求中医药治疗。

既往史: 否认高血压、糖尿病病史。

眼科检查: 视力左眼视力 0.3, 不能矫正, 球结膜充血 (++), 睫状充血 (+), 角膜上皮层有灰白色点状浸润灶, 荧光素染色 (++), 前房深浅正常, 房水透明, 瞳孔对光反射尚好, 晶体透明, 玻璃体及眼底正常。

症状: 口干、口苦, 舌红、苔薄黄, 微干, 脉数。

西医诊断: 左眼病毒性角膜炎。

中医诊断: 左眼聚星障(阴虚邪留证)。

治法: 养阴生津, 退翳明目, 佐以疏风清热, 活血通络。

方药: 生地黄、玄参各 30g, 金银花 20g, 麦冬、牡丹皮各 15g, 桑叶、菊花各 12g, 茺蔚子、防风、白蒺藜、蝉蜕各 10g, 蛇蜕 6g, 三七粉(冲服)3g。5 剂, 每日 1 剂, 水煎, 分 2 次温服。留药渣添水 200mL, 煮沸后乘热气熏眼，每日 2 次，每次 15～20 分钟。

二诊：2003 年 4 月 24 日。左眼睫状充血减轻，角膜上皮点状浸润明显减少，仅在角膜缘残留数点，眼酸涩症状仍在。7 剂，守上方去牡丹皮，继续如法治疗。

三诊：2003 年 4 月 20 日。左眼视力 0.6，眼部不适症状消失，结膜充血及角膜上皮点状浸润等症状消失，临床治愈。随访 1 年，病未再复发。

按语：该患者病毒性角膜炎病患 3 年，反复发作。久病多虚，本次又是加班劳累，御邪之力减弱之后发病。病初患者发热，阴液耗伤，口干、舌红、苔薄黄微干即是风热伤阴的佐证。用抗病毒眼药水后眼部症状虽得到缓解，但是阴液缺少病机仍存，仍有局部酸涩疼痛、畏光流泪、球结膜充血、角膜上皮灰白浸润等症状久难消除。此时，缓则治其本，治则以养阴生津，退翳明目为主，加入少量疏风清热，活血通络药物，收到较好疗效。

病例 3：李某，男，35 岁。初诊时间 2007 年 8 月 1 日。

主诉：左眼涩痛畏光流泪 5 天。

现病史：患者于 2 年前左眼涩痛、畏光流泪。在当地诊为单疱病毒性角膜炎，经治好转。5 天前因感冒劳累本病再发，来诊。

既往史：否认糖尿病、心脏病等病史。

眼部检查：左眼视力 0.2（无法矫正），抱轮红赤，黑睛中央呈陈旧性盘状混浊，周边有灰白色点状浸润，荧光素染色阳性。

症状：左眼涩痛连及眉骨及前额，咽干口苦，溲赤，苔黄，脉弦。

西医诊断：左眼病毒性角膜炎。

中医诊断：左眼聚星障（肝胆火炽证）。

治法：清肝泻火，明目退翳。

处方：龙胆草 15g，柴胡 12g，栀子 15g，泽泻 12g，木通 10g，木贼 10g，蝉蜕 9g，白菊花 12g，白芷 10g，刺蒺藜 10g。5 剂，每日 1 剂，分两次温服。

二诊：2007 年 8 月 7 日。患者全身症状减轻，黑睛中央仍有陈旧性盘状混浊，周边灰白色混浊消失。调整处方：生麻黄 5g，蔓荆子 15g，藁本 10g，木贼 10g，蝉蜕 12g，密蒙花 12g，白菊花 12g，白蒺藜 10g，茺蔚子 15g，三七粉 3g（冲服），10 剂，日 1 剂。

三诊：2007 年 8 月 17 日。左眼视力 0.6，黑睛中央盘状混浊明显减小，全身症状消失。方药：黄芪 15g，当归 12g，木贼 10g，升麻 6g，茺蔚子 15g，麦冬 15g，熟地黄 20g，甘草 6g，三七粉 3g（冲服）。15 剂。复查 3 个月患者没有复发。

按语：此患者为感受外邪，阳明经受侵，入里化热，引起肝火炽盛，黑睛受灼，故病变扩大加深，治疗以清肝泻火，退翳明目为原则，主要泄肝火为主，加用明目退翳疏风中药，进行治疗。二诊患者肝火症状已经减轻，为防止中央陈旧性盘状混浊难以消退，治以辛温发散，采用退翳明目法，药用麻黄、蔓荆子、蝉蜕、密蒙花等。三诊后患者复诊，左眼视力改善，黑睛中央盘状混浊大为好转，余症消失，考虑病至后期，难免耗气伤阴，为进一步巩固治疗，让患者服用补气养阴，退翳明目之剂，药用黄芪、当归、木贼、蝉蜕、升麻、茺蔚子、麦冬、熟地黄、甘草，外用八宝拨云散点眼，以巩固疗效，收到了较好的疗效。

病例 4：王某，女，51 岁。初诊时间 2019 年 3 月 2 日。

主诉：右眼畏光、流泪 1 月余加重 7 天。

现病史：2 个月前，患者曾患感冒，感冒痊愈后 2 周出现右眼畏光、流泪疼痛，随到我院眼科就诊。

检查：右眼视力 0.8（无法矫正），球结膜 3 点钟方向约 1 象限，睫状充血，近角膜缘角膜上有 2mm×2mm 面积大小灰白色病灶，微隆起，表面有少量脓苔，对应处角膜内皮轻度皱褶，前房房水清，瞳孔对光放射正常。荧光染色（+），余（−）。全身无明显异常，舌脉正常。

西医诊断：右眼病毒性角膜炎。

中医诊断：花翳白陷（湿热内蕴证）。

治法：清热利湿，化浊退翳。

方药：苦参 30g，金银花 30g，牡丹皮 15g，芜蔚子 15g，香附 12g，三七粉 2g，生地黄 15g，滑石 30g，川芎 12g，当归 12g，荆芥 10g，防风 10g。7 剂，每日 1 剂，分两次温服。眼局部点阿昔洛韦点眼液 + 左氧氟沙星滴眼液 + 重组牛碱性成纤维细胞生长因子眼用凝胶各每日 4 次，氧氟沙星眼膏睡前点患眼。嘱慎起居，减少看电脑、手机时间。

二诊：2019 年 3 月 9 日。患者眼疼症状减轻，右眼视力 0.8，球结膜混合充血减轻，角膜病灶缩小，病灶表面粗糙，微隆起。守上方，去香附，加密蒙花 10g，蝉蜕 6g，调整处方为：苦参 30g，金银花 30g，牡丹皮 15g，芜蔚子 15g，三七粉 2g，生地黄 15g，滑石 30g，川芎 12g，当归 12g，荆芥 10g，防风 10g，密蒙花 10g，蝉蜕 6g。14 剂，日 1 剂。其余治疗不变。

三诊：2019 年 3 月 25 日。左眼视力 1.0，角膜病灶基本消失，病灶平复，留薄层云翳，角膜荧光染色（－），球结膜对应处结膜基本正常，患者诉眼疼消失、看电脑稍久则眼干涩不适。上方去苦参、滑石、加麦冬，白蒺藜，增密蒙花、蝉蜕用量，调整处方为：金银花 10g，牡丹皮 15g，芜蔚子 15g，三七粉 2g，生地黄 15g，川芎 12g，当归 12g，麦冬 10g，荆芥 10g，防风 10g，白蒺藜 10g，密蒙花 12g，蝉蜕 9g。14 剂。随访 1 个月，患者痊愈。

按语：此患者为感冒痊愈后，正气尚未恢复之际，由于工作劳累复感湿热毒邪而发。患者全身并没有阴阳偏盛、偏衰，脏腑功能过亢或不足的相关症状，因此全身辨证无从谈起。但从病灶局部的表现来看，病灶灰白污浊，表面有脓苔覆盖，结合患者病程较长，时好时坏，病情黏滞的特点，和湿邪的性状一致，考虑患者感冒后正气不足，湿热之邪壅盛，上蒸目珠导致角膜溃疡，病灶糜烂，治疗上应当清热利湿，疏风退翳为治则。方药选用张望之先生经验方"风轮病主方"加减进行治疗。方中重用金银花、苦参、滑石各 30g 以清热解毒、利湿化浊，在此基础上用牡丹皮、芜蔚子、香附、三七开郁导滞，凉血化瘀，配合疏风活血之生地黄、川芎、当归、荆芥、防风，从而使湿热清，火毒祛，黑睛风轮病灶恢复。二诊时患者眼部症状缓解，病灶修复，患者焦虑、紧张情绪也有所缓解，故去除活血行气、开郁导滞之香附，增加蝉蜕、密蒙花，逐渐向明目退翳方向过渡。三诊后患者视力改善，黑睛病灶基本恢复，唯残留薄层云翳，视物稍久有干涩之感，考虑中病即止，以防寒凉药物过量反而使邪气沉伏，久而不去，故去除苦参、滑石、减少金银花用量为 10g；目珠干涩是由于病情稍久，阴液耗伤，不能润滑目珠所致，因此增加了麦冬，以养阴生津，同时增加白蒺藜以进一步加大明目退翳之功效，收到较好效果。

病例 5：韩某，女，32 岁。初诊时间 2015 年 3 月 1 日。

主诉：左眼畏光刺痛 1 天。

现病史：1 个月前，无明显诱因出现左眼疼痛、畏光、流泪，遂到我院眼科就诊。

检查：右眼视力 0.6（无法矫正），球结膜混合充血，角膜表面有点片状灰白浸润，前房房水清，瞳孔圆对光反射正常。荧光染色（＋），余（－）。

症状：身热、大便干、牙痛，舌苔黄，舌尖红，脉数。

西医诊断：左眼病毒性角膜炎。

中医诊断：聚星障（胃火上炎证）。

治法：清胃降火，疏风退翳。

方药：黄连 9g，当归 12g，生地黄 15g，牡丹皮 12g，升麻 6g，生石膏 15g，知母 15g，川牛膝 12g，麦冬 15g，荆芥 12g，金银花 12g，连翘 12g，炒蔓荆子 15g，川芎 12g，炒栀子 12g，黄芩 6g。

7 剂，每日 1 剂，分两次温服。眼局部点阿昔洛韦滴眼液＋玻璃酸钠滴眼液各每日 4 次，氧氟沙星眼膏睡前点患眼。

二诊：2015 年 3 月 8 日。患者诉用药 3 天后，发热症状消失，牙痛缓解，大便基本正常，眼疼、畏光症状缓解，右眼视力 0.6，球结膜混合充血减轻，角膜病灶灰白浸润减少。守上方，去石膏、知母，加薄荷 10g，白蒺藜 6g，调整处方为：黄连 9g，当归 12g，生地黄 15g，牡丹皮 12g，升麻 6g，川牛膝 12g，麦冬 15g，荆芥 12g，金银花 12g，连翘 12g，炒蔓荆子 15g，川芎 12g，炒栀子 12g，黄芩 6g，薄荷 10g，白蒺藜 6g。5 剂，每日 1 剂。其余治疗不变。

三诊：2015 年 3 月 14 日。左眼视力 0.8，角膜浸润病灶平复，荧光染色（－），球结膜透明，患眼疼、畏光消失，牙痛等全身症状消失。嘱患者慎起居，注意用眼卫生。患者满意而归。

按语：此患者发病没有明显诱因，从全身症状来看，发热、牙疼、便干、舌苔薄黄，脉数等可以辨证为胃经火热上攻之证，全身有证可辨者取全身辨证，无证可辨时结合五轮、气血津液、阴阳等辨证方法进行，故治疗上以清热降火，疏风退翳为主，选用清胃散联合白虎汤加减治疗。釜底抽薪，火降则眼症渐消。二诊时胃经火热症状缓解，眼症仍在，增加清肝明目、退翳之薄荷、白蒺藜；三诊时患者痊愈，患者曾希望再用几剂中药以巩固疗效，但为防寒凉太过，拒绝患者这一要求。嘱慎起居，注意合理膳食，体现了中病即止的原则。

病例 6：秦某，男，31 岁。初诊时间 2016 年 6 月 25 日。

主诉：左眼畏光 1 周。

现病史：1 个月来，无明显诱因出现左眼疼痛、畏光，遂到我院眼科就诊。

检查：右眼视力 0.8，球结膜混合充血，6 点钟近角膜缘处角膜表面粗糙，上皮灰白浸润，荧光染色（＋），对应处下睑缘皮肤充血，余（－）。

症状：面部及口鼻处红色痤疮，呼气热气，口臭，舌苔薄黄，脉数。

西医诊断：左眼病毒性角膜炎。

中医诊断：聚星障（肺胃火炽证）。

治法：疏风清热，退翳明目。

方药：桑白皮 12g，地骨皮 12g，黄芩 12g，生地黄 15g，当归 12g，赤芍 12g，车前子 15g，柴胡 9g，黄连 12g，牡丹皮 12g，蔓荆子 15g，荆芥 9g，防风 9g，菊花 9g，密蒙花 12g，蝉蜕 6g。

7 剂，每日 1 剂，分两次温服。眼局部点重组人表皮生长因子滴眼液 + 妥布霉素滴眼液各每日 3 次，氧氟沙星眼膏睡前点患眼，口服阿奇霉素分散片 1 片，每日 1 次。

二诊：2016 年 7 月 2 日。患者诉用药后，畏光症状减轻，呼热气症状消失，口臭缓解，左眼视力 0.8，球结膜混合充血减轻，角膜缘病灶灰白浸润减轻，对应处睑板充血减轻，面部痤疮减少。守上方，14 剂，每日分两次温服，停用阿奇霉素分散片，其余治疗不变。

三诊：2016 年 7 月 18 日。患者畏光及口臭基本消失，面部痤疮基本消失。左眼视力 0.8，角膜病灶平复，荧光染色 (-)，球结膜透明。上方减密蒙花、蝉蜕，加川牛膝 9g，处方调整为桑白皮 12g，地骨皮 12g，黄芩 12g，生地黄 15g，当归 12g，赤芍 12g，车前子 15g，柴胡 9g，黄连 12g，牡丹皮 12g，蔓荆子 15g，荆芥 9g，防风 9g，菊花 9g，川牛膝 9g。14 剂，以巩固疗效，去除面部痤疮。

按语：此患者面部及口鼻处红色痤疮，呼热气，口臭，舌苔薄黄，脉数。故辨证为肺胃火炽证。肺主皮毛，开窍于鼻，肌肤及鼻咽部疾病均可归于肺经，肺经被外邪风热所侵，则面部出现痤疮、呼热气，白睛红赤。脾开窍于唇，脾胃主运化，胃火旺盛，脾运不化，水谷入胃积而为热，脾胃火热上攻则唇部痤疮发生；胞睑属脾，下睑角膜病灶对应处睑板红赤。金克木，土（母）不能养木（子），故导致肝木所主之风轮病患发生。治疗上采用疏风清热，明目退翳之法，选用桑白皮汤泄热联合清胃散加荆芥、防风、菊花疏风清热，密蒙花、蝉蜕明目退翳之品，收到了较好的效果。到三诊，患者眼部症状缓解，去退翳明目之蝉蜕、密蒙花，加川牛膝引血下行，火气得清，角膜症状得解。

七、葡萄膜炎

葡萄膜炎又称色素膜炎，是一种累及虹膜、睫状体、脉络膜、玻璃体、视网膜及视网膜血管的炎性疾病，好发于青壮年人群，且男女比例无明显差异性，反复发作可严重影响患者的视功能。目前认为本病的发病原因错综复杂，包括细菌、真菌、病毒、寄生虫等感染因素，也包括各种物理、化学、创伤等外源性因素引起的变态反应以及内源性自身免疫反应。按发病部位可分为前葡萄膜炎、中葡萄膜炎和后葡萄膜炎，前葡萄膜炎包括虹膜炎、虹膜睫状体炎以及前部睫状体炎。中葡萄膜炎常累及睫状体平坦部、玻璃体基底部和周边视网膜及脉络膜，后葡萄膜炎则累及玻璃体、脉络膜、视网膜及视网膜血管。葡萄膜炎患者可有眼睛疼痛、畏光、流泪、视力下降、视物变形、眼前闪光及黑点黑影飘动等自觉症状，常伴有风湿、类风湿关节炎、强直性脊柱炎、结核等疾病。其中前葡萄膜炎急性期可出现眼结膜睫状充血或混合充血，角膜后壁沉着物，房水闪辉（＋），前房积脓或积血，虹膜充血水肿、粘连，纹理展缩不灵，甚则新生血管生成，瞳孔缩小甚至膜闭，可导致继发性青光眼及并发性白内障。中葡萄膜炎急性期可见玻璃体炎症细胞凝集，形成雪球状混浊，睫状体平坦部和玻璃体基底部伸向玻璃体腔，形成雪堤样病变，玻璃体变性、后脱离、积血，严重的可出现增殖性玻璃体视网膜病变。后葡萄膜炎急性期可见眼底模糊，视盘充血，严重时玻璃体混浊使眼底无法见到。早期可见视网膜血管下的黄白斑块，境界模糊，后期玻璃体混浊减轻，眼底色素沉着，出现白色脉络膜萎缩斑，严重的可造成视网膜脱离、坏死，最终导致失明。对葡萄膜炎的治疗有激素、免疫抑制剂、消炎剂、基因治疗以及中西医结合治疗等多种治疗方法，其中糖皮质激素具有不良反应，长期使用者需采取相应预防措施。

中医根据疾病发展的不同程度、不同部位将本病归属于"瞳神紧小""瞳神干缺""云雾移睛""视瞻昏渺"等范畴。《原机启微·强阳抟实阴之病》曰:"其病神水紧小,渐小而又小,积渐之至,竟如菜子许。"针对瞳神改变做了较为形象的描述。当病变为前葡萄膜炎而表现为虹膜展而不缩,瞳孔缩小时可归属于中医"瞳神紧小"的范畴;当侵及玻璃体时,患者眼前出现黑影飘动则属于"云雾移睛";当出现眼前黑花飞舞、视物模糊或变形,眼底有黄白色渗出物或黄斑水肿者属于"视瞻昏渺"。中医对本病的治疗遵循整体观念和辨证论治之原则,能够明显改善患者眼部不适症状,在减少激素应用量、毒副作用及复发间隔时间方面有较显著的优势。

【诊疗思路】

吕海江教授根据多年临床实践和经验积累,采用整体与眼局部相结合,辨证论治,对本病的治疗具有一定的特色。急性期,患者眼部症状明显,此时以快速减轻患者局部症状为主,宜中西医结合治疗;慢性期,由于患者长期服用激素,副作用较大,患者依从性可能较差,病情容易反复,宜中医治疗为主,西医治疗为辅,此时即体现出中医治疗本病的优势。

1.脏腑主病,涉及肝、肾、脾

根据五轮学说将虹膜归为风轮而属肝,瞳孔归为水轮而属肾,又因肝肾精血同源,所以从脏腑主病来看,葡萄膜炎多与肝肾有关。肾为先天之本,脾为后天之本,乙癸同源,肝肾之病,可波及脾脏,且相互影响,是故《医宗必读·虚劳》曰:"……脾肾者,水为万物之元,土为万物之母,两脏安和,一身皆治,百疾不生。夫脾具土德,脾安则肾愈安也。肾兼水火,肾安则水不夹肝上泛而凌土湿,火能益土运行而化精微,故肾安则脾愈安也。"吕海江教授将本病分为三期:早期肝经风热,或肝胆湿热,或肝气郁结,郁而化火,上攻于目;中期风湿热邪,流窜经络,上犯清窍;晚期肝肾阴亏,虚火上炎,灼伤瞳神,或长期服用激素类药物,损伤脾胃,导致脾肾阳虚,精气难于上承,目失涵养。故治疗本病多从肝、肾、脾三脏考虑,把握疾病的发展规律，清肝、益肾、健脾、温阳为疾病各个阶段的治疗原则。

2. 六淫致病，多为风、湿、火三邪

六淫中，以风、湿、火三邪为多见，三者常兼夹为病，如风火（热）、风湿、湿热等。风为六淫之首，《素问·风论》曰："风者，百病之长也。""风者，善行而数变。"在本病，虹膜属肝，肝为风木之脏，肝主风，风气通于肝，所以容易招致风邪，且风能生火，火性炎上，因而风火常相夹而为病，因感冒而发病者多与此有关。湿邪致病，黏着难消，多郁而化热，若与风邪相合，可见风湿与湿热，上犯目珠，导致黄仁被灼，而见瞳孔紧小，邪热煎熬而神水混浊。吕海江教授认为，伴有关节炎、黄疸、湿疮等病者多由这些病因引起。至于火，很多急性病例多由肝胆火炽、胃火上攻目窍引起，慢性病例多由病久伤阴，肝肾阴亏，虚火上炎导致。火为阳邪，瞳孔属肾主水为阴，火强搏水，水实自收，因而虹膜展而不缩，故瞳孔紧小，且易与后方晶珠粘连，使瞳孔偏缺不圆。

【常见证型】

1. 肝经风热型

起病急，可见眼珠疼痛，畏光、流泪，视物模糊，白睛红赤或抱轮红赤，黑睛后壁见点状沉着物，神水轻度混浊，黄仁肿胀，瞳神展缩欠灵，全身可兼有头额疼痛、发热、口干，舌红苔薄黄，脉浮数。

2. 肝胆湿热型

眼珠疼痛剧烈，痛连眉骨颞颥，畏光流泪，视力下降，患侧胞睑可见红肿，抱轮红赤或白睛混赤，黑睛后壁可看到点状或羊脂状沉着物，神水混浊，黄仁纹理不清，展缩失灵，瞳神紧小或变形，或可见黄液上冲，甚或血灌瞳神，全身可兼有口舌生疮，咽干口苦，溺赤便结，舌红苔黄腻，脉弦数。

3. 风湿夹热型

本型多见于本病中、后期，发病或急或缓，或反复发作，眼部症状同前，

全身可兼有头身困重，骨节酸楚，甚至肿胀、屈伸不利，或小便不利，舌红苔黄腻，脉滑数。

4. 湿热蕴脾型

本型多见于嗜食肥甘厚味或感受湿热外邪之人。眼前黑影飘动，视物模糊或变形，神膏絮状混浊，（眼底视网膜黄白色渗出，黄斑或见水肿）全身可见脘腹痞闷，大便溏泄，皮肤瘙痒，舌红苔黄腻，脉濡数。

5. 虚火上炎型

目赤时轻时重，久视劳竭后症状加重，眼干不适，视物昏蒙，神水轻度混浊，黄仁干枯不荣，与晶珠粘连，瞳神干缺不圆，神膏混浊，（眼底可见视网膜色素紊乱和色素脱落）全身可兼有头晕耳鸣，腰膝酸软，烦热不眠，口干咽燥，舌红少苔，脉细数。

6. 脾肾阳虚型

多见于久病后期，长时间用激素治疗的患者。目赤较轻，瞳神展缩失灵，与晶珠粘连较甚，或可见瞳神闭锁或瞳神膜闭，全身可见面色㿠白，形寒肢冷，腹中冷痛，舌淡胖，边有齿痕，苔白滑，脉沉细无力。

【治疗大法】

本病早期以实为主，随着病情发展而表现为虚实夹杂、以虚为主，治疗上应根据疾病不同时期患者的证候及舌脉情况，对疾病做出正确的辨证、诊断及用药治疗，虚则补之，实则泻之。早期清肝经之风热、泻肝胆之实火；中期祛风除湿、清热；中后期健脾化湿，养阴清热；病至后期则以温中补阳为主，并需遵循"有是证用是药"的原则，随症加减治疗。

1. 辨证论治

（1）肝经风热证

治法：泻肝疏风，清热明目。

方药：新制柴连汤加减。

柴胡 12g，黄连 9g，黄芩 9g，防风 10g，栀子 12g，龙胆草 15g，蔓荆子 10g，木通 6g，荆芥 10g，赤芍 12g，甘草 6g。

加减：白睛红赤较甚者加生地黄、玄参、茺蔚子等以凉血活血；神水混浊甚者加金银花、连翘、蒲公英清热解毒，泽泻、猪苓泄热利水；前房积血者加生地黄、牡丹皮、茜草等以凉血止血。

（2）肝胆湿热证

治法：清肝泻火，利胆祛湿。

方药：龙胆泻肝汤加减。

龙胆草 12g，夏枯草 20g，栀子 12g，黄芩 12g，木通 6g，泽泻 10g，车前子 15g，柴胡 10g，当归 12g，生地黄 15g，甘草 6g。

加减：白睛发黄者加茵陈、薏苡仁以利湿退黄；黄仁展缩不灵，与晶珠粘连不开者加三棱、莪术以化瘀散结；前房积脓较多者加生石膏、大黄以清热泻火、解毒；口苦、咽干加天花粉清热生津；伴见肝气不舒，胁肋疼痛者加白芍、川楝子以柔肝缓急，行气止痛；大便秘结者加大黄、芒硝通腑泄热。

（3）风湿夹热证

治法：祛风清热，除湿明目。

方药：抑阳酒连散加减。

生地黄 18g，独活 12g，黄柏 10g，防风 10g，知母 12g，蔓荆子 12g，羌活 10g，白芷 12g，黄芩 9g，寒水石 10g，栀子 12g，黄连 10g，白茅根 10g。

加减：风热甚者加茺蔚子、荆芥、野菊花以祛风清热；风湿甚者加佩兰、厚朴以祛风除湿；胸脘痞闷者加白豆蔻、薏苡仁、佩兰、厚朴以芳香化湿；关节红肿疼痛者加络石藤、海风藤、川牛膝、桑枝等以清热通络。

（4）湿热蕴脾证

治法：清热化湿，益气健脾。

方药：藿朴夏苓汤加减。

藿香 10g，厚朴 12g，半夏 10g，茯苓 15g，猪苓 15g，车前子 15g，薏苡仁 30g，白豆蔻 10g，杏仁 10g，淡豆豉 9g。

加减：视网膜见渗出难以消退者加浙贝母、海藻、昆布以化痰散结；肢体重浊不爽者加黄芪、白术、苍术，以益气、健脾祛湿；口黏腻、纳差者加砂仁、佩兰以芳香化湿醒脾。

（5）虚火上炎证

治法：滋阴降火。

方药：知柏地黄汤加减方。

熟地黄 18g，山药 15g，山茱萸 15g，泽兰 10g，茯苓 15g，牡丹皮 12g，知母 12g，黄柏 10g，女贞子 15g，墨旱莲 20g。

加减：口渴甚者加天花粉、石斛、麦冬以养阴生津；虚烦不得眠者加酸枣仁、柏子仁、莲子以养心安神。

（6）脾肾阳虚证

治法：益肾健脾，温肾扶阳。

方药：金匮肾气丸加减。

熟地黄 18g，山药 15g，山茱萸 12g，淡附片 10g（先煎），桂枝 10g，泽泻 10g，茯苓 18g，白术 15g，牡丹皮 18g，牛膝 10g，车前子 15g。

加减：下利清谷、腹中冷痛者加补骨脂、肉豆蔻、五味子以温肾散寒，涩肠止泻；头晕耳鸣、腰膝酸软者加巴戟天、仙茅以温补肾阳。

2. 中成药治疗及其他

根据不同证型，选用不同中成药，如肝胆湿热可用龙胆泻肝丸，阴虚火旺可用知柏地黄丸、杞菊地黄丸等，还可配合雷公藤多苷片口服治疗。此外，尚可结合针灸、中药熏蒸、中药离子导入等方法治疗本病。

3. 西医疗法

本病强调早期散瞳，防止瞳孔粘连，可用复方托吡卡胺滴眼液先快速散瞳，之后用阿托品眼用凝胶或眼药水长期散瞳，配合糖皮质激素滴眼液，或口服激素及涂用抗生素眼膏，防止局部感染。对于玻璃体雪球样混浊者可行玻璃体切割手术，视网膜出现新生血管者可行激光治疗。

【典型病例】

病例 1：司某，女，53 岁。初诊时间 2016 年 5 月 6 日。

主诉：右眼间断疼痛不适 1 年余，加重 3 天

现病史：1 年前，患者无明显诱因出现右眼疼痛不适，曾于当地医院经检查诊断为"右眼虹膜炎"，具体用药不详。治疗期间右眼反复疼痛，未规律用药。3 天前，患者自觉右眼疼痛加重，伴眼红、视物不清，为求进一步诊治，遂至我院门诊。

既往史：无特殊。

检查：右眼视力 0.3，左眼视力 0.8（均不能矫正）。右眼混合充血，角膜雾状水肿，前房浅，角膜后沉着物（KP）（＋），闪辉（＋），瞳孔缩小，展缩不灵，对光反射迟钝，直径约 2mm，虹膜色素点状脱落，与晶状体后粘连，晶状体轻度混浊，余（－）。眼压：右眼 11mmHg，左眼 13mmHg。

症状：患侧头部、眼珠疼痛，畏光、流泪，视物模糊，舌红苔薄黄，脉浮数。

西医诊断：右眼虹膜炎。

中医诊断：右眼瞳神紧小（肝经风热证）。

治法：疏风清热，清肝明目。

方药：新制柴连汤加减。

柴胡 10g，黄连 6g，黄芩 10g，金银花 20g，蒲公英 20g，防风 10g，栀子 10g，龙胆草 20g，蔓荆子 12g，木通 10g，荆芥 12g，赤芍 15g，甘草 6g。7 剂，每日 1 剂，分两次温服。局部配合点用复方托吡卡胺滴眼液，日 3 次。

二诊：2016 年 5 月 13 日。自觉畏光、流泪以及视物模糊较前减轻，但右侧头目疼痛仍在。右眼视力 0.4，不能矫正，右眼充血（＋＋），角膜水肿减轻，KP（＋），闪辉（－），瞳孔药物性散大，对光反射迟钝，直径约 4mm，虹膜色素点状脱失。原方去金银花、蒲公英，加白芷 10g，川芎 6g，14 剂，

水煎服，每日 1 剂，分两次温服。复方托吡卡胺滴眼液点眼，日 2 次。

三诊：2016 年 5 月 31 日。患者头目疼痛明显减轻，自觉视力较前提高，大便稍干，舌淡红，苔薄微黄，脉数。右眼视力 0.6，矫正 0.8，右眼充血（＋），角膜清，KP（－），闪辉（－），瞳孔药物性散大，虹膜色素点状脱失。5 月 13 日方去栀子、黄连、黄芩，加决明子 20g，14 剂，水煎服，每日 1 剂，分两次温服。

按语： 本病患者发病急，风热之邪循肝经上扰头目，故出现头目疼痛，白睛混赤，热邪煎灼，故可见神水混浊，黄仁展缩不灵，色素脱失与晶珠粘连，结合舌脉，可辨证为肝经风热证。治疗上，用新制柴连汤加减，本方中龙胆草、栀子、黄芩、黄连清肝泄热，金银花、蒲公英清热解毒；荆芥、防风、蔓荆子祛风清热；柴胡既可辛凉祛风，又可引药入肝；赤芍凉血退赤，木通利尿清热，甘草调和诸药，共奏疏风清热、清肝明目之功。二诊时，患者白睛充血较前减轻，仍右侧头目疼痛，故去金银花、蒲公英清热之品，加入白芷、川芎以祛风止痛。三诊时，患者眼部症状明显好转，视力提高，但大便稍干，去栀子、黄连、黄芩此类寒凉之品，防伤脾胃，加决明子以润肠通便。

病例 2： 杨某，女，67 岁。初诊时间 2016 年 8 月 3 日。

主诉：左眼反复出现视物不清 2 年，加重 1 周。

现病史：患者 2 年前无明显诱因左眼反复出现视物不清，发作时伴眼红、眼痛，不伴视物变形、头痛、恶心等不适，于外院就诊，诊断为"左眼虹膜炎"，药物治疗后好转（具体用药不详）。1 周前，患者因过度劳累，左眼视物不清症状加重，今为求系统治疗，遂至我院就诊。

既往史：10 年前双眼先后于外院行白内障手术；高血压病 5 年，最高 160/110mmHg，现口服降压药，血压控制稳定。

检查：视力：右：1.0，左眼视力 0.12（不能矫正）。左眼结膜充血（＋＋），角膜清，前房中深，KP（－），闪辉（－），虹膜后粘连，瞳孔缩小，双眼人工晶体在位，眼底大致正常。

症状：头晕耳鸣，腰膝酸软，劳累后加重，烦躁不宁，口干，失眠，舌红少苔，脉细数。

西医诊断：左眼虹膜炎。

中医诊断：左眼瞳神干缺（肝肾阴虚证）。

治法：补益肝肾，养阴明目。

方药：知柏地黄汤和二至丸加减。

熟地黄 30g，山药 20g，山茱萸 15g，泽泻 20g，茯苓 20g，牡丹皮 15g，知母 20g，黄柏 10g，女贞子 30g，墨旱莲 20g，酸枣仁 20g，柏子仁 20g。

7 剂，每日 1 剂，分两次温服。

二诊：2016 年 8 月 9 日。患者头晕耳鸣、腰膝酸软稍有好转，睡眠有所改善，自觉口渴，舌红，苔薄微黄，脉细数。查视力：左眼视力 0.15，不能矫正，左眼结膜充血（＋），其余症状基本同前。上方加天花粉 20g，石斛 20g，20 剂，水煎服，每日 1 剂，分两次温服。

三诊：2016 年 8 月 30 日。患者头晕耳鸣、腰膝酸软症状明显减轻，偶感心烦不适，大便偏稀。查视力：左眼视力 0.2，不能矫正，余同前，8 月 9 日方去柏子仁，加莲子心 6g，20 剂，水煎服，每日 1 剂，分两次温服。

四诊：2016 年 9 月 20 日。患者全身症状均较前减轻，视物清亮，查视力：左眼视力 0.2，不能矫正，8 月 30 日方打粉制水丸，继服 2 个月以巩固治疗。

按语：该患者为中老年女性，先天之本渐亏，湿热之邪留不去，暗耗精气，致真精亏损，肾虚水泛，水不涵木，肝阳上亢，虚火上炎，煎灼阴精阴血，使精血不足，不能上养清窍、濡养腰膝，则见头晕耳鸣，视物不清，腰膝酸软。目为肝窍，虚火循肝经上炎，则可见白睛红赤，黄仁粘连，虚火上扰心神，则烦躁不眠，结合患者舌脉，可辨证为肝肾阴虚证。治疗上，选用知柏地黄汤以补肝肾、滋阴降火。而方中女贞子和墨旱莲组成的二至丸皆归肝肾经，性平而偏寒凉，补阴而不滋腻，加强平补肝肾之用。酸枣仁、柏子仁以养血除烦。二诊时患者口渴明显，故加天花粉、石斛生津止渴。三诊时患者大便偏稀，故去柏子仁，仍自觉心烦，故加莲子心以养心安神。四诊时患者病情较前好转，但不可掉以轻心，继用上方，打粉制水丸，以缓缓用之，巩固治疗。

病例 3：齐某，女，50 岁。初诊时间 2017 年 5 月 9 日。

主诉：左眼红痛、畏光，视力下降 3 天。

现病史：3 天前患者无明显诱因出现左眼红痛，伴畏光、视力下降，自行点用左氧氟沙星滴眼液无明显好转，遂至我院就诊。

既往史：发现血压高 3 年，最高 165/100mmHg，现口服降压药，血压控制稳定；7 年前，患者因阑尾炎行手术治疗。

检查：视力：右 1.0，左眼视力 0.6（不能矫正），裂隙灯检查：左眼混合性充血（+++），角膜水肿欠清，KP（++），房水混浊，虹膜纹理不清，部分后粘连，瞳孔缩小，呈卵圆形，瞳孔区晶体前囊表面有色素沉着。

症状：患者左眼羞明流泪，目珠坠痛，伴前额亦痛，口苦胁痛，思饮凉食，不寐，溲黄便结。望其舌，质红苔黄腻，脉弦数。

西医诊断：左眼急性虹膜睫状体炎。

中医诊断：左眼瞳神紧小（肝胆湿热证）。

治法：清肝泻火，利胆祛湿。

方药：龙胆泻肝汤加减　龙胆草 20g，栀子 10g，黄芩 10g，木通 10g，泽泻 15g，车前子 20g（包煎），川楝子 10g，白芍 6g，柴胡 10g，当归 12g，生地黄 15g，大黄 6g，芒硝 10g（冲化），甘草 6g。

3 剂，每日 1 剂，分两次温服，并用第 3 次煎液熏洗左眼，湿纱布外敷左眼，同时配以复方托品酰胺滴眼液，妥布霉素地塞米松滴眼液，各每日 4 次点患眼，口服吲哚美辛 25mg，3 次／日。

二诊：2017 年 5 月 12 日。眼部症状稍有减轻，仍觉目痛，守上方继服 7 剂。

三诊：2017年5月19日。患者左眼羞明流泪、目痛症状明显减轻，睡眠较前好转，稍感口干口渴，大便偏稀，小便可，舌质偏红，苔黄微腻，脉弦数。查视力：右1.0，左眼视力0.8（不能矫正）。裂隙灯检查：左眼结膜充血（＋），角膜尚清，KP（－），房水清，虹膜纹理欠清，部分后粘连，瞳孔药物性散大，瞳孔区晶体前囊表面有色素沉着。二诊方去大黄、芒硝，加葛根10g，天花粉20g，7剂，用法同前。

四诊：2017年5月26日。患者自觉眼部症状明显减退，纳眠可，舌淡红，苔薄黄，脉弦。查视力：左眼1.0。三诊方去龙胆草、栀子，继服7剂，巩固治疗。

按语：急性期多以实热证为主。本案患者，发病急，病程短，眼部症状表现剧烈。肝为风木之脏，内寄胆府相火，凡肝气有余，发生胆火者，症多口苦胁痛。肝火犯胃，阳明热盛，可见溲黄便结，结合全身其他症状，系由肝胆湿热上攻所致。本着急则治其标的原则，其治法应以清肝泻火、利胆祛湿解毒为要，故选用龙胆泻肝汤加减治疗。方中龙胆草泻肝胆之实火，并能清下焦之湿热为君；栀子、黄芩、柴胡、大黄、芒硝苦寒，泻火通便；木通、泽泻、车前子清利湿热，使湿热从小便而解，共为臣药。肝为藏血之脏，肝经有热则易伤阴血，故佐以生地黄、当归养血益阴，白芍、川楝子柔肝缓急、行气止痛。甘草调和诸药为使，配合成方，共奏泻肝胆实火，清肝经湿热之功。二诊时，患者症状改善不明显，故原方继续服用。三诊时，患者眼部症状明显减轻，口干口渴，乃火热之邪煎灼津液，津液耗伤所致，遂加入葛根、天花粉以生津止渴。患者大便偏稀，提示热邪之势已去，故去大黄、芒硝。四诊时，患者眼部症状减退，视力提高，去龙胆草、栀子，因苦寒之品久服恐伤脾胃，继服7剂，巩固治疗。

病例4：崔某，女，78岁初。诊时间：2017年10月20日。

主诉：双眼间断红痛伴视物不清7年，加重2个月。

现病史：7年前患者无明显诱因出现双眼间断红、痛，伴视物不清，至当地医院诊断为"双眼虹膜炎"，予消炎药物治疗（具体用药不详）后症状好转。此后眼部红痛不适症状常因感冒、劳累后加重出现。2个月前因劳累后眼部症状加重，自行点用消炎眼水治疗后未见明显好转。今为求进一步诊治，遂来我院就诊。

既往史：高血压病 20 年，最高达 170/90mmHg，目前口服药物控制血压稳定。腔隙性脑梗死 15 年，现病情稳定。37 年前，患者因扁桃体炎行手术切除。强直性脊柱炎 10 年，长期服用醋酸泼尼松片 10mg，日 1 次。

检查：右眼视力 0.12，左眼视力 0.3（均不能矫正）。裂隙灯检查：双眼结膜充血（+），角膜欠清，KP（+），Tyn（-），瞳孔不圆，多次发作后虹膜后粘连，玻璃体絮状混浊（++），眼底窥不清。

症状：乏力，头晕目眩，面色㿠白，腰痛，形寒肢冷，喜热饮，但饮不多，无口唇溃烂等症，睡眠稍差，眠浅，大便稀溏，舌淡胖，边有齿痕，苔白滑，脉沉细无力。

西医诊断：双眼葡萄膜炎。

中医诊断：双眼瞳神干缺（脾肾阳虚证）。

治法：益肾健脾，温肾扶阳。

方药：金匮肾气丸加减。

黄芪 40g，熟地黄 30g，山药 30g，山茱萸 20g，淡附片（先煎）6g，肉桂 10g，泽泻 20g，茯苓 20g，白术 15g，牡丹皮 10g，牛膝 20g，五味子 20g。

7 剂，水煎服，日 1 剂，早晚分服。在服用此方时加用雷公藤片（每日 2 次，2 片 / 次）调节机体免疫力。

二诊：2017 年 10 月 27 日。患者自觉全身乏力、头晕目眩较前减轻，夜间仍感四肢末端发凉，大便仍稀，日 1～2 次，舌脉基本同前。眼科检查同前。原方加巴戟天 10g，仙茅 12g，淫羊藿 20g，继服 10 天，煎服方法同前。

三诊：2017 年 11 月 7 日。服药后自觉视物较前清晰，全身症状明显改善，纳眠可，大便稍干，日 1 次，小便可。右眼视力 0.25，左眼视力 0.4，双眼结膜充血（－），角膜后 KP（＋），Tyn（－），玻璃体轻度混浊，眼底（－）。二诊方去淡附片、肉桂，继服 14 天，巩固治疗。

按语：该患者为老年女性，脏腑亏虚，气血阴阳不足，加之患病日久，且长时间使用激素治疗，使全身阳气更虚，该案为虚实夹杂，以虚为主，正虚邪不盛。《素问·脉要精微论》曰："腰者，肾之府，转摇不能，肾将惫矣。"故肾虚则腰痛。脾肾阳气虚衰，气化失常，不能蒸腾津液以上润，故渴而喜热饮，但不多饮则是因阳虚有寒，水停不化所致，结合全身其他症状以及舌脉，可辨证属脾肾阳虚证。治疗宜益肾健脾，温肾扶阳，方用金匮肾气丸加减。肾中阳气为人体阳气之根，为生命之火，又称为少火，本方中补阳的主药附子、肉桂均取少量，而辅以六味地黄丸补阴药，其意有二：一是取"少火生气"之意，以鼓舞肾气，而壮火则会食气；二是本着阴阳互根的原理，"孤阴不生，独阳不长"，"善补阳者必于阴中求阳，则阳得阴助，而生化无穷"，配用黄芪、白术、牛膝以健脾，五味子酸收以涩肠止泻。二诊时，患者仍大便稍稀，加用巴戟天、仙茅、淫羊藿以增强温补脾肾之用。三诊时，患者全身症状明显减轻，大便偏干，此时阳气渐复，不可再用辛燥峻烈之品，故去淡附片、肉桂。

病例 5：万某，男，41 岁，初诊时间 2014 年 6 月 10 日。

主诉：右眼视物不清伴红痛 2 周。

现病史：2 周前患者无明显诱因出现右眼视物不清，伴眼红、眼痛，曾至当地医院经相关检查诊断为"右眼虹膜炎"，予复方托吡卡胺滴眼液、阿托品眼药水散瞳，百力特眼药水抗炎，自觉症状改善不明显，遂至我院做进一步治疗。

既往史：类风湿关节炎 3 年。

检查：右眼视力 0.5（不能矫正），左眼视力 1.0。右眼结膜充血（＋＋＋），角膜欠清，稍水肿，前房浅，KP（＋），闪辉（＋），虹膜色素点状脱落，瞳孔药物性散大，眼底大致正常。眼压 Tn（OU）。

症状：头身困重，胸闷腹胀，自觉骨节酸楚、屈伸不利，口渴喜冷饮，但饮不多，睡眠尚可，小便不利，大便略干，舌红，苔黄微腻，脉滑数。

西医诊断：右眼虹膜炎。

中医诊断：右眼瞳神紧小（风湿夹热证）。

治法：祛风清热，除湿明目。

方药：独活 10g，生地黄 15g，黄柏 6g，防己 6g，知母 9g，蔓荆子 9g，前胡 9g，羌活 6g，白芷 6g，生甘草 3g，防风 6g，栀子 6g，酒黄芩 6g，寒水石 10g，酒黄连 6g，三七粉 4g（冲）。

10 剂，水煎服，每日 1 剂，分两次温服。上药三煎后加入芒硝 20g，冲化，外用，趁热熏眼，每日 1 次。

二诊：2014 年 6 月 20 日。患者自觉眼前清亮，右眼疼痛减轻，头身困重、胸闷腹胀较前好转，骨节仍觉酸楚、屈伸不利，舌脉基本同前。查视力：右眼视力 0.6，不能矫正，右眼结膜充血（＋），角膜清，前房中深，余同前。上方加荆芥 10g，野菊花 6g，络石藤 20g，海风藤 20g，继服 14 剂，内服外熏，用法同前。

三诊：2014 年 7 月 4 日。患者右眼疼痛及头身困重减轻，四肢骨节活动自觉灵敏度提高，纳可，睡眠稍差，大便偏稀，舌边尖红，苔薄微黄，脉数。右眼视力 0.8，不能矫正，结膜充血消退，角膜清，KP（－），闪辉（－）。6 月 20 日方去生地黄、黄芩、黄柏、寒水石，加黄芪 15g，酸枣仁 15g，继服 14 剂，水煎服，每日 1 剂，分两次温服。

四诊：2014 年 7 月 22 日。患者全身症状明显好转。右眼视力 0.8，不能矫正，余眼部检查同前。暂不调整用药，守方继服 10 剂。

按语：风湿之邪最易与热相结，阻滞于中，则见胸闷腹胀；清阳不升，湿浊上泛，与热搏结，故致目赤、视物昏蒙不清。湿热上蒸神水，则神水黏浊，熏蒸黄仁，则黄仁纹理不清。全身表现之头身困重，胸闷腹胀，自觉骨节酸楚、屈伸不利等，以及舌脉均为风湿热邪为患。患者发病之初，湿热之邪偏重，故选用抑阳酒连散加减治疗。《原机启微》曰："抑阳缓阴之药也，以生地补肾水真阴为君；独活、黄柏、知母俱益肾水为臣；蔓荆子、羌活、防风、白芷升阳之群药为佐；谓既抑之，令其分而更不相犯也。生甘草、黄芩、栀子、寒水石、防己、黄连，寒而不走之药为使，惟欲抑之，不欲祛除也。诸用酒者，为引导也。"方中生地黄、知母清热泻火抑阳；三黄及寒水石苦寒泻火，其中黄芩、黄连用酒制，可引导诸药上行；防风、蔓荆子、白芷、羌活、独活、防己祛风除湿，前胡微寒以散风除热，栀子清热利湿，上药共祛风、湿、热三邪。三七活血行气，血通则痛解；甘草和中，调和诸药，共奏滋阴清热、散风除湿之功。此外，予三煎之药汁加入芒硝冲化熏洗患眼，意在内外合治，祛除风热之邪，缓解局部不适症状。二诊时，患者湿邪渐减，风热之邪犹在，遂加入荆芥、野菊花祛风清热，络石藤、海风藤祛风，舒筋通络。三诊时，患者睡眠稍差，大便偏稀，结合患者舌脉，去寒凉之生地黄、黄芩、黄柏、寒水石，加黄芪辅助正气，酸枣仁养心安神。四诊时，患者眼部及全身症状明显好转，余无特殊不适，效不更方，继服以巩固治疗。

病例 6：叶某，男，63 岁。初诊时间 2018 年 8 月 23 日。

主诉：右眼视物不清 3 年余，加重伴视物变形 1 个月。

现病史：3 年前，患者无明显诱因出现右眼视物不清，至当地医院诊断为"右眼虹膜炎"，间断予药物治疗（具体用药不详），症状稍缓解。1 个月前患者右眼视物不清症状加重，伴视物变形、视直为曲，自行点用普拉洛芬滴眼液、妥布霉素滴眼液，无明显改善。为求进一步治疗，来我院就诊。

既往史：无特殊。

检查：右眼视力 0.25（不能矫正），左眼视力 1.0。右眼结膜充血（++），角膜清，前房中深，KP（−），闪辉（−），虹膜色素片状脱落，瞳孔不圆，展缩不灵，与晶体后粘连，眼底隐约可见视盘水肿、充血，视网膜色素沉着以及黄白色硬性渗出，黄斑中心凹反光未窥及。右眼黄斑部 OCT：黄斑水肿。眼压 Tn（OU）。

症状：脘腹痞闷，皮肤瘙痒，食欲不振，口中黏腻，睡眠欠佳，大便溏泄，舌红苔黄腻，脉濡数。

西医诊断：①右眼虹膜炎；②右眼黄斑水肿。

中医诊断：右眼视瞻昏渺（湿热蕴脾证）。

治法：清热化湿，益气健脾。

方药：藿朴夏苓汤加减。

藿香12g，厚朴10g，半夏9g，茯苓20g，猪苓15g，泽泻20g，生薏苡仁20g，白豆蔻6g，淡豆豉10g，杏仁9g，荆芥10g，防风10g，黄连6g，陈皮6g，三七粉3g（冲服）。7剂，水煎服，每日1剂，分两次温服。

二诊：2018年8月31日。患者自觉视物变形稍好转，脘腹痞满及皮肤瘙痒减轻，饮食尚可，舌脉同前。右眼视力0.3（不能矫正）。右眼结膜充血减退，余检查同前。上方继服14剂，煎服方法同前。

三诊：2018年9月12日。患者视物变形好转，全身症状均有改善。右眼视力0.6（不能矫正）。眼底见视盘水肿、充血减轻，仍有视网膜色素沉着及点片状黄白色硬性渗出，右眼黄斑部OCT示黄斑水肿较前明显减轻。余眼部检查同前。二诊方去藿香、荆芥、防风，加三棱10g，莪术10g，浙贝母10g，海藻6g，14剂，煎服方法同前。

按语：该患者为中老年男性，平素饮食不节，嗜食肥甘厚味，伤及脾胃，加之正值处暑时节，湿热之邪侵袭。清初薛生白的《湿热病篇》曰："太阴内伤，湿邪停聚，客邪再至，内外相引，故病湿热。"章虚谷曰："胃为戊土属阳，脾为己土属阴。湿土之气，同类相召，故湿热之邪，始虽外受，终归脾胃也。"热蒸湿动，湿热内蕴，脾失健运，气机阻滞则见脘腹痞闷、食欲不振；湿热泛溢肌肤，阻碍经气则见肌肤瘙痒；湿热上蒸，脉络受损则见视盘充血、水肿；黄斑部属土，脾虚湿盛则见黄斑水肿，结合舌脉，可辨证为湿热蕴脾证，治疗用藿朴夏苓汤加减。方中藿香、淡豆豉、白豆蔻、芳香化湿，宣透郁热，配黄连以增强清热之力；厚朴、半夏燥湿健脾；杏仁上宣肺气，通调水道，茯苓、猪苓、泽泻、生薏苡仁淡渗利水于下，水道畅通，则湿有去路；荆芥、防风祛风通络止痒，三七粉活血利水，陈皮调和诸药，全方可开上、畅中、渗下，共达宣通气机、清热燥湿利水之功。二诊时，患者湿热之邪渐减，患者自觉症状好转，守原方继服。三诊时，患者脘腹痞满及皮肤瘙痒减退，眼底渗出难以消散，故用二诊方去藿香、荆芥、防风，加三棱、莪术、浙贝母、海藻以化痰散结。

八、玻璃体混浊

玻璃体混浊是指玻璃体内出现不透明体，眼前出现黑影飘动。它不是一种独立的眼病，而是眼科临床常见体征之一。引起玻璃体混浊的常见原因有外伤、退行性病变、炎症、出血、寄生虫等。

本病相当于中医的云雾移睛，该病名见于《证治准绳·杂病·七窍门》。书中对其症状做了形象的描述："自见目外有如蝇蛇、旗（旌）旆、蛱蝶、条环等状之物，色或青黑粉白微黄者，在眼外空中飞扬撩乱。仰视则上，俯视则下也。乃玄府有伤，络间精液耗涩，郁滞清纯之气，而为内障之患。"可单眼或双眼发病。

【诊疗思路】

从病理生理上看正常玻璃体是一种特殊的黏液性胶样组织，呈透明的凝胶状态，本身无血管及神经组织，其新陈代谢极为缓慢，它的营养和代谢是通过邻近组织的扩散来完成的。所谓云雾，统属一种虚影幻象，故时有时无，形状不一，或上或下，明处显著，暗处不见。且在闭目时，亦曾有自觉幻象在眼内者。故凡可以导致玻璃体自身退化、后脱离以及由于玻璃体内炎症、出血等的疾病均可以引起。由于该病的病因极其复杂，引起该病的病因很多，在此仅阐述玻璃体液化、变性或后脱离等非器质病变导致的玻璃体混浊。

吕海江教授认为：该类患者更多见于老年人和高度近视患者，随着电脑、手机等电子产品的普及，该病在年轻人中也不少见，临床上要分虚实辨治。

虚者或肝肾不足，或心血亏虚或脾胃虚弱，清阳不能上升，致神膏失养，玻璃体混浊加重；实者多见于肝失调达，郁而化火，上冲于目而引起。治疗上，该病为退行性病，多不引起视力下降，患者平时多没有症状，多是由于眼前突然发现飞蚊或条状或网状物，或原来曾有该病只是在短期内加重引起恐慌而来诊。对于突然发生的玻璃体混浊一定要引起重视，要排除各种原因导致的玻璃体出血、葡萄膜炎，视网膜脱离等。因此，除了眼部 B 超之外，详细的眼底检查必不可少，必要的时候还要用三面镜认真检查。病理性因素排除之外，要详细的咨询病因，根据患者的全身及眼部情况进行辨证采用中药及西医治疗。

【常见证型】

1. 肝肾亏虚型

眼前黑影飘动，如蚊翅，如环状、半环状或伴闪光感，近视，视物昏蒙，眼干涩，易疲劳。全身可见头晕耳鸣，腰膝酸软。舌红苔薄，脉细。

2. 气血不足型

自觉眼前黑影浮动，多呈尘状、絮状混浊，视物昏蒙，神疲乏力，少气懒言、眠差。苔薄白，脉弱。

3. 肝郁气滞型

自觉眼前黑花，呈絮状、块状红色混浊，视力不同程度下降或有情志不舒，胸胁胀痛。舌苔薄白或黄，脉弦。

【治疗大法】

（1）肝肾亏损证

治法：补益肝肾。

方药：明目地黄汤加减。

熟地黄 15g，山药 15g，酒萸肉 12g，牡丹皮 12g，茯神 10g，泽泻 9g，当归 12g，白芍 9g，枸杞子 15g，菊花 6g，石决明 15g，白蒺藜 9g。

随症加减：玻璃体混浊较重，酌加昆布、海藻以软坚散结，促进混浊物消散。

（2）气血不足证

治法：补气养血。

方药：八珍汤加减。

熟地黄 15g，当归 12g，白芍 12g，川芎 9g，党参 15g，茯苓 15g，白术 15g，甘草 6g。

随症加减：食少纳呆者加山药、白扁豆以健脾益气；混浊呈絮状者加浙贝母、苍术；心烦口苦、苔黄腻者酌加黄芩、栀子、车前子以助清热除湿；失眠多梦者加酸枣仁、茯神、夜交藤等养心安神之品。

（3）肝气不舒证

治法：疏肝解郁。

方药：逍遥散加减。

柴胡 10g，芍药 12g，当归 15g，白术 15g，茯苓 18g，薄荷 6g，煨姜 6g，昆布 10g，海藻 10g，浙贝母 12g。

随症加减：情志不舒，肝郁化火者加牡丹皮、栀子、夏枯草、香附；混浊较致密者，可加鳖甲、牡蛎以助软坚散结。

2. 其他中医治法

（1）针刺治疗

主穴：睛明、球后、承泣、太阳、阳白、四白。

配穴：百会、光明、足三里、三阴交、阴陵泉、太冲等。

每日 1 次，主穴选 3 个穴位，配穴选 2～3 个穴位，15 次为 1 个疗程，均留针 30 分钟。

（2）穴位注射疗法

常用穴位：足三里、三阴交、光明、肝俞。

常用药物：舒血宁注射液、甲钴胺注射液等。

疗程：每日选择 1 个穴位，交替选择，15 天为 1 个疗程。

（3）离子导入疗法

活血化瘀药物离子导入，多适用于由各种原因引起的玻璃体积血。常用药物为丹参注射液、红花注射液、川芎嗪注射液等。但需要注意，视网膜新生血管较多的患者要慎用或小剂量使用，以免引起再次出血。

3. 西医疗法

玻璃体变性不影响视力者无须处理。玻璃体后脱离不伴有视网膜裂孔者无特殊治疗。如有视网膜裂孔，可行激光治疗以预防视网膜脱离。玻璃体积血原因不明者，需密切观察；有明确病因者，对因治疗。玻璃体炎症以对因治疗为主，根据检查结果选用抗菌、抗病毒等药物治疗。

【典型病例】

病例 1：刘某，女，61 岁。初诊时间 2018 年 7 月 11 日。

主诉：双眼前有线条状黑影飘动半年，加重 2 周。

现病史：半年来，无意间发现眼前有蚊蝇状黑影飘动，到当地眼科就诊诊断为"飞蚊症"，给予"胺碘肽滴眼液"效果不理想；2 周前眼前黑影增多，性状也由黑色点状黑影变为条状，遂来诊。

既往史：患糖尿病 2 年

检查：双眼视力 1.0，双眼睑球结膜无充血，角膜透明，晶体轻度混浊，散瞳后可以看到少量点、线状混浊物，眼底检查（－）。眼 B 超示双眼玻璃体混浊。

症状：腰膝酸痛，眠差。舌红苔薄白，脉细。

西医诊断：玻璃体混浊（双）。

中医诊断：云雾移睛（肝肾不足证）。

治法：滋补肝肾，明目化浊。

方药：明目地黄汤加减。

熟地黄 15g，山萸肉 15g，山药 15g，泽泻 10g，茯神 10g，牡丹皮 15g，当归 12g，五味子 10g，怀牛膝 15g，杜仲 15g，菟丝子 15g，昆布 15g，海藻 15g，酸枣仁 30g，柴胡 6g。

7 剂，中药配方颗粒，每日 1 剂，分两次温服。

二诊：2018 年 7 月 20 日。患者自诉眼前黑影减少，腰痛，眠差明显改善。上方去杜仲、茯神，加浙贝母以增加散结之力。14 剂，中药配方颗粒，每日 1 剂。

三诊：2018 年 8 月 13 日。患者诉眼前黑影基本消失，睡眠改善，腰痛消失。改明目地黄丸，嘱生活规律，不可过劳，定期复查，患者满意而归。

按语：本例患者半年来眼前有少量黑影飘动，诊断为"飞蚊症"。由于症状较轻对生活没有造成影响，故点"胺碘肽眼水"效果不佳后就没再进行治疗。但半个月来，患者自觉眼前黑影明显，担心眼部出现问题遂到门诊求治。初诊时患者腰痛失眠症状较为明显，详细追问病史，近 1 年来患者为照顾 3 岁孙子从老家到京，到京后家务繁忙，出现腰膝酸软症状，半年后眼前有少量飞蚊飘动。1 个月前，第二个孙子出生，白天需要照顾产妇、做家务，晚上还要照看小孩，自觉乏力、腰酸痛明显加重，半个月前眼前黑影突然增多。从患者病史及全身症状来看，由于日久劳累导致肝肾不足，腰膝酸痛，神膏失养，玻璃体液化，混浊物生成而引起本病。治疗上，采用滋补肝肾、化浊明目的方法进行治疗。为提高补肝肾明目之效果，增加了补肝肾、强筋骨的杜仲、牛膝、酸枣仁以养心安神，昆布、海藻以软坚散结等。用药后患者全身及眼部症状明显减轻，调整处方，指导患者生活起居及注意事项后，症状进一步改善。为巩固疗效，最终改为中成药明目地黄丸，取得了较好的效果。从西医的角度而言，单纯飞蚊症不需要也没有合适的治疗方法，但是在临床中如能从中医角度入手，详查病因，辨证准确，常能收到意想不到的效果。

病例 2：张某，男，61 岁。初诊时间 2017 年 10 月 30 日。

主诉：双眼前黑影飘动 2 周。

现病史：2周前，患者到京帮子女装修房子，为赶工期劳累后出现眼前有黑影飘动，遂来诊。

既往史：高血压2年，糖尿病1年，用药情况下血压、血糖正常。

检查：右眼视力1.5，左眼视力1.5。双眼睑球结膜无充血，角膜透明，瞳孔圆，晶体皮质轻度混浊，玻璃体轻度混浊，眼底未见出血、渗出、水肿。眼B超示双眼玻璃体混浊。

症状：腰膝酸软，神疲乏力，动则更甚，舌质淡，脉细。

西医诊断：玻璃体混浊（双）。

中医诊断：云雾移睛（脾肾两虚证）。

治法：补肾健脾，明目化浊。

方药：四物五子汤加减。

枸杞子10g，车前子10g，桑叶10g，菟丝子10g，楮实子10g，决明子10g，桑椹子10g，制首乌15g，黄精10g，菊花10g，当归10g，川芎10g，白芍10g，黄芪30g，炒白术10g，茯苓15g。

14剂，每日1剂，分两次温服。嘱劳逸结合，按时作息，注意饮食。

二诊：2017年11月15日。患者自诉眼前黑影基本消失，腰膝酸软及乏力症状改善。上方去茯苓，加川贝母10g，继续服药10剂而愈。

按语：本例患者年过六旬，赶工期劳累后发病。装修过程中需要考虑的问题较多，思伤脾，再加上饮食不规律，耗气伤神，导致脾气虚弱，神疲乏力。肾主骨，久站伤骨，久坐伤气，容易引起肝肾气血不足引起腰膝酸软。脾胃先天之本、肝肾后天之本均受到影响则气血津液不能上乘，导致眼前有黑影飘动。治疗上则以补肾健脾、养血明目、化浊为治疗原则，使脾气、肾精、气血充足则目视睛明，眼内黑影散去。方药选用四物五子汤加减，是在补气养血之四物汤的基础上增加决明子、枸杞子、菟丝子等大批具有益肾填精、补肝肾明目作用的种子类药，以及具有补气健脾升阳的黄芪、白术、茯苓，从而起到了治本的目的。14剂后，患者症状明显改善，遂增加川贝母以化痰散结促进眼内混浊物消散，从而收到了较好的效果。

病例 3：窦某，男，31 岁。初诊时间 2019 年 2 月 28 日。

主诉：双眼前黑影飘动 2 周。

现病史：2 周前患者父亲去世后，情绪低落，休息不佳，遂引起眼前有黑影飘动，在当地眼科检查，未见器质性病变，今自觉症状加重，遂来诊。

既往史：既往体健，否认近视、外伤等病史。

检查：右眼视力 1.0，左眼视力 1.0。双眼睑球结膜无充血，角膜透明，瞳孔圆，晶体透明，玻璃体轻度混浊，眼底（−）。眼 B 超示双眼玻璃体混浊。

症状：情志抑郁，嗳气，口苦，咽疼，舌质红，脉弦数。

西医诊断：玻璃体混浊（双）。

中医诊断：云雾移睛（肝郁化火证）。

治法：疏肝解郁，降火。

方药：丹栀逍遥散加减。

牡丹皮 15g，栀子 15g，夏枯草 18g，柴胡 12g，白芍 15g，当归 12g，炒白术 12g，茯苓 15g，薄荷 6g，茺蔚子 12g，香附 18g，熟地黄 18g，川芎 12g，黄芪 18g，昆布 15g，海藻 15g。

7 剂，中药颗粒剂，每日 2 次，口服。配合心理疏导，注意饮食。

二诊：2017 年 3 月 7 日。患者自诉眼前黑影明显减少，口苦、咽干症状消失，情绪稍有好转。去夏枯草，加川贝母 10g，酸枣仁 30g，继续服药 14 剂而愈。

按语：本例患者年龄较轻，眼部检查未见明显器质性病变，细询病因获知和家庭变故有关。由于亲人去世，导致肝气不舒，肝藏血，肝血不能上达目窍，则目失所养，眼前黑影出现；郁久化火则火热上炎咽疼、口苦；舌质红，脉弦数均为肝郁化火之证。治疗上，以疏肝解郁，降火为主，方用丹栀逍遥散联合内障病主方加减。方中牡丹皮、栀子、夏枯草、柴胡、白芍、茺蔚子、香附、薄荷清肝火，散郁结，治本；肝以血为体，以气为用，熟地黄、当归、白芍、川芎四物养血，黄芪补气，肝气、肝血充足则能治火散郁，再配合昆布、海藻软坚散结治标，共同收到较好的效果。二诊，患者咽干、口渴症状缓解，情绪改善，肝火既消，则减清火之力，去夏枯草。增加川贝母，清热化痰散结促玻璃体内浊气去除，患者睡眠欠佳又增加酸枣仁养心安神，收到了较好的效果。

病例 4: 李某，女，55 岁。初诊时间 2019 年 4 月 1 日。

主诉：左眼前黑影飘动 1 周。

现病史：1 周前，患者爱人到疫区工作，因担心其安危，出现精神紧张，眼前有黑影飘动，伴眼前闪光感，未曾治疗，今自觉症状加重，遂来诊。

既往史：既往体健，否认高血压、糖尿病等病史。

检查：视力：右眼视力 0.8，左眼视力 0.8。双眼睑球结膜无充血，角膜透明，瞳孔圆，晶体透明，玻璃体轻度混浊，眼底（-）。眼 B 超示双眼玻璃体混浊。

症状：性格急，易激动，双侧太阳穴部位胀痛，伴头晕、乏力、眠差，晨起口苦、咽干，舌质红，脉弦数。

西医诊断：玻璃体混浊（双）。

中医诊断：云雾移睛（肝郁化火证）。

治法：疏肝解郁，清心降火。

方药：丹栀逍遥散合归脾汤加减。

牡丹皮 12g，栀子 12g，醋柴胡 12g，玫瑰花 12g，当归 12g，炒白术 12g，茯苓 15g，郁金 12g，珍珠母 30g，炒酸枣仁 30g，丹参 15g，佛手 12g，山药 15g，白芍 10g，昆布 15g，海藻 15g，黄芪 30g。

14 剂，每日 1 剂，分两次温服。

二诊：2019 年 4 月 14 日。患者眼前黑影减少，睡眠改善，头晕、乏力、纳差、胁肋不舒、口苦、咽干症状缓解，双太阳穴胀痛消失。上方去佛手、郁金，加枸杞子、菟丝子各 18g，继续服药 7 剂。

三诊：2019 年 4 月 21。患者自诉眼前黑影基本消失，不注意看时已经察觉不到，全身症状缓解。改用中成药逍遥丸以巩固疗效。

按语：患者平时性格较急，这次由于焦虑而眼前出现点状黑影，伴有乏力、失眠，及太阳穴和胁肋部胀闷不适、口苦等症，辨证为肝郁化火证。患者精神紧张后肝气郁结，经络郁阻，肝火扰动目窍，出现眼前黑影。肝木克脾土则食欲不振、乏力。脾为气血生化之源，脾化生气血精微不足，清气不能上扬，心气受损则头晕，失眠，心脾两虚证并见。治疗上要分清主次，抓住主要矛盾，以清肝经郁热为主，补心脾之虚为辅，方用丹栀逍遥散联合归脾汤加减。方中牡丹皮、栀子、柴胡、白芍、玫瑰花清肝经郁热，配合佛手、郁金疏散肝经郁滞之气，气顺火消；黄芪、白术、茯苓、酸枣仁、珍珠母、丹参补气健脾，养心安神；昆布、海藻软坚散结治标，使眼前黑影消退。14剂后患者肝经循行部位胁肋部及太阳穴少阳胀闷感消失，减去佛手、郁金行气之品。因玻璃体属于瞳神疾病，五轮辨证和肾脏关系密切，故增加枸杞子、菟丝子补肝肾明目。三诊时，患者眼部及全身症状基本消失，为巩固疗效改用中成药。对本例患者的治疗提示在辨证过程中主症和兼症同时出现时要分清主次，标本兼治。

病例 5：孙某，女，42 岁。初诊时间 2018 年 11 月 9 日。

主诉：左眼前有尘状黑影飘动 2 天。

现病史：2 天前，左眼前突然有尘状黑影飘动，由于工作繁忙未曾治疗，今来诊。

既往史：曾患高度近视 26 年。

检查：左眼视力 0.3，矫正 1.0；右眼视力 0.2，矫正 1.0。双眼睑球结膜无充血，角膜透明，晶体透明，散瞳后可以看到玻璃体内少量血性混浊物，眼底行直接眼底镜检查未见明显异常，三面镜检查示周边视网膜马蹄形裂孔，裂孔周边视网膜浅脱离范围 1PD。眼 B 超示双眼玻璃体混浊，玻璃体后脱离。

症状：无明显不适，舌淡红，苔薄白，脉细。

西医诊断：①双眼玻璃体混浊；②左眼视网膜裂孔。

中医诊断：云雾移睛（气血不足证）。

治疗：裂孔周围行 532 眼底激光光凝，能量 320mW，时间 0.2 秒，光斑：3 级，点数 110 点。嘱患者休息，回家后静养，一周后复查。

二诊：2018 年 11 月 16 日。患者自诉眼前黑影减少，三面镜检查示视网膜平复，裂孔周围视网膜脱离范围减小，激光斑隐约可见，补充激光治疗。继续观察。

三诊：2018 年 11 月 25 日。患者复诊，眼前黑影消失，三面镜检查，视网膜平复裂孔周围激光斑清晰可见，包裹裂孔。患者痊愈，嘱定期复查。

按语：本例患者为中青年女性，为一公司中层，主管销售，中学期间已近视。此次就诊以玻璃体突然出现混浊为主症，常规玻璃体及直接眼底镜检查均没发现眼底异常，经三面镜检查后才发现周边视网膜有马蹄形撕裂孔，经眼底激光治疗后患者恢复，避免了因失治误治引起视网膜大面积脱落的可能。该患者提示我们对于突然发生的玻璃体混浊患者，不要想当然认为是"飞蚊症"，而忽视了对眼底的详细检查。该例患者是在玻璃体后脱离过程中，撕裂视网膜，扯断视网膜上的血管所引起，由于病变非常靠近视网膜周边，常规眼底检查没能发现病灶，三面镜检查发现了问题，及时进行激光治疗后，避免了手术。除此之外，即使眼底完全正常，也要提醒患者如果混浊物或黑影固定，随眼球移动而移动或眼前有暗影逐渐扩大，或如炊烟状、尘状的大量混浊物出现，或伴随视力突然下降时，一定要及时随诊，及时发现眼底的其他问题以防误诊。

九、年龄相关性黄斑变性

年龄相关性黄斑变性（age-related macular degeneration，AMD）是在 50 岁以上人群中多发的一组黄斑部视网膜及其下营养结构视网膜色素上皮层

（RPE）和脉络膜的退行性病变。该病与年龄增长密切相关，年龄越大，发病率越高。目前确切的发病原因尚不明确，多认为其发病可能与年龄、种族、遗传、吸烟、环境、饮食、慢性光损害、心血管疾病、免疫异常等有关，是多种因素综合作用的结果。发病早期，患者自觉有轻度的视物变形或（和）中心视力障碍，眼底检查发现黄斑区色素紊乱、色素脱失，呈地图样外观，散在黄白色玻璃膜疣，失去黄斑正常结构，临床称为干性或萎缩型老年性黄斑变性。病程日久，黄斑部脉络膜下出现新生血管膜，黄斑区反复发生出血、渗出，患者中心视力严重下降，中心暗影遮挡，视物变形加重，随出血、渗出逐渐吸收，黄斑区局部组织机化，呈黄白色瘢痕，中心视力永久丧失，临床上称为湿性或渗出型老年性黄斑变性。对湿性老年性黄斑变性的治疗，主要围绕着如何抑制或消退脉络膜新生血管而进行，采用光动力疗法（PDT）、经瞳孔温热疗法（TTT）、抗血管内皮生长因子（VEGF）治疗、激光光凝、放射疗法、手术疗法、药物治疗等方法治疗。

古医籍中，没有"年龄相关性黄斑变性"病名的有关记载，《证治准绳》有类似描述："若人五十以外而目昏者，虽治不复光明，其时犹月之过望远，天真日衰，自然目光渐衰。"根据该病临床表现特点，多将其归属为"视瞻昏渺""视直为曲""云雾移睛""暴盲"等范畴。当病变引起色素上皮及神经上皮浆液性或出血性脱离、视力减退、视物变形时，可归属于"视瞻昏渺""视直为曲"范畴；当少量出血进入玻璃体，引起玻璃体混浊时，属于"云雾移睛"；如果大量出血进入神经上皮下或玻璃体内引起视力骤降者，则可归属"暴盲"之中。近年来，随着现代医学检查、诊断技术的提高，尤其是眼底荧光素血管造影 FFA、频域后节 OCT 的不断发展，我们对 AMD 的认识更加准确、精确，赋予了中医局部辨证、微观辨证科学、翔实的客观依据，结合中医宏观辨证，AMD 的中医、中西医诊疗思路不同以往，有了更科学更丰富的内涵。

【诊疗思路】

吕海江教授强调中医治病要有整体观，人是一个整体，不能就眼论眼，要坚持西医辨病，中医辨证，既要考虑局部，更要重视全身。遵循疾病整个发展演变规律，谓其"本"；侧重疾病不同发展阶段的主要病理特点和病证差异，谓其"标"。在中医整体辨证，治其本的基础上，重视眼局部微观变化，适时联合抗 VEGF 疗法、PDT 疗法等，达到中西合参，标本兼治。吕海江教授多年的临床实践和经验积累，形成一套独具特色的 AMD 诊疗思路。

1. 黄斑变性，首责脾胃

老年性黄斑变性的病因是多元的，但究其根本是年老体衰，组织器官功能减退在眼部的一种体现，与脾、肝、肾，特别是脾胃关系密切。《素问·金匮真言论》曰"中央黄色，入通脾胃"。张望之教授在《眼科探骊》中谈到"黄斑属脾"，并针对这一理论进行了论述。眼科先贤陈达夫教授在眼科六经辨证中也明确提出：黄斑色黄，又居中，故属足太阴脾经。黄斑是中心视力最敏锐的部位，黄斑能否明视万物，全赖精气。先天之精气人生即定，后天之精气，主要由脾化生。《脾胃论·脾胃虚实传变论》曰："脾胃之气既伤而元气亦不能充，而诸病之所由生也。"《兰室秘藏》曰："夫五脏六腑之精气，皆禀受于脾，上贯于目。脾者诸阴之首也，目者血脉之宗也，故脾虚则五脏六腑之精气皆失所司，不能归明于目矣。"脾为后天之本，气血生化之源，脾气健运，吐故纳新，运化有序，则"清阳出上窍，浊阴出下窍"。气血津液生化无穷，上承于目，黄斑得养，神光充沛而不病，反之，年老体衰，脾气日渐虚弱不能运化水谷精微，则气血生化无源，不能上承养目，黄斑部失去营养则出现色素紊乱，中心反光点消失，变生玻璃膜疣等。脾虚不能运化水湿，则清气不升，浊阴不降，水湿内停，聚湿生痰，表现为黄斑部水肿、渗出等，故治疗应以健脾为主进行调治。

2. 痰瘀互结，贯穿始终

中医学认为：老年人脏腑功能衰退，津液输布失常，聚而成痰，痰瘀同源，可以互化，又易相兼为病，故老年人多痰多瘀或多痰瘀同病，且老年病多有一个长期慢性的积累过程，这个过程的气血瘀滞是老年人的生理特点。《灵枢·口问》曰："目者，宗脉之所聚也。"说明眼与脏腑之间，依靠经络的连接贯通，保持着有机联系，并通过经络不断输送气血，才维持了眼的视觉功能。生理上经络为联接表里、运行气血的通路，在病理状态下也成为邪气由表入里、循经入目的传变途径，又络主血，为气血汇聚之处，也是邪气致病的场所。经脉久病，邪气入络，可导致气滞、瘀血与痰浊，如叶天士《临证指南医案》中指出"经主气，络主血""初为气结在经，久则血伤入络"。解剖结构上，眼内脉道幽深，络脉细小，分布广泛，具有渗濡灌注及血气运行缓慢的生理特点，决定了其病理上易于瘀滞而渗化失常，百病丛生。津血同源，水能病血，血能病水。《景岳全书·痰饮》曰："痰涎皆本气血，若化失其正，则脏腑病，而气血即成痰。"故缠绵难愈的老年性黄斑变性在临床中多表现为痰瘀水湿相合为病，导致黄斑部出血、渗出、水肿等。吕海江教授结合临床中湿性 AMD 的眼部、全身体征，和对脾气虚弱基本病机的认识体会，认为痰瘀互结是脾虚功能衰退，导致目视不明过程中所产生的重要病理变化和关键证型。年老体衰，脾气虚弱，气虚无力鼓动血运，血行不畅，脉络瘀阻，或因气不摄血，血溢络外，在眼底可见出血、新生血管形成等病变，离经之血为瘀，瘀血阻络，目不能视。脾虚运化失常，清气不升，浊阴不降，水湿内停，聚湿生痰，表现为黄斑部水肿、渗出等，正如《素问·至真要大论》描述的"诸湿肿满，皆属于脾"。故本病以虚为本，脾气虚弱为该病最根本之病机，为诸症之首，当病情不断发展，色素上皮屏障功能破坏，脉络膜新生血管形成，黄斑大量出血、渗出时，变生痰、瘀、水、湿互结，虚证转为虚实夹杂、本虚标实之证。

3. 健脾为本，不忘肝肾

《灵枢·大惑论》曰："五脏六腑之精气皆上注于目而为之精。""目者，五脏六腑之精也。"《审视瑶函》指出"真精者，乃先后二天元气所化之精汁"，黄斑能否聚光视物，全赖精气，精气所生，一由先天，一源后天，肾为先天之本，脾为后天之本，故只有肾精充足，脾气健旺，五脏六腑之精气才能上注于目，而目视精明。张景岳曰："精血之海，必赖后天为之资，故人自生至老，凡先天之有不足者，但得后天培养之力，则补天之功亦可居其强半。"人既生则先天禀赋已成，后天主要由脾胃来化生，若脾胃虚弱，气血生化无源，日久则肝血因之而亏，肾精因之不足，从而继发肝肾不足之病证。《素问·五脏生成》曰："肝受血而能视。"《审视瑶函》又曰："真血者，即肝中升运于目，轻清之血，乃滋目经络之血也。此血非比肌肉间混浊之血，因其轻清上升于高而难得，故为之真也。"指出营养目窍的真血来源于肝脏。因为肝藏血，主疏泄，具有调节人体气机的功能，且肝脉直接上连目系，是真血上达目窍的重要通道。故肝血充足，肝气盛，则目视精明，若肝血亏虚，则目窍失养，视衣萎缩而视物昏暗。久虚可致瘀，久病可致郁，肝郁气滞，气滞则血瘀，留著视衣，遮蔽神光，而视物不清。《灵枢·脉度》曰："肝气通于目，肝和则能辨五色。"又《素问·逆调论》曰："肾者水脏，主津液。"说明肾脏对体内水液的分布、储留及排泄等具有重要作用。眼组织内富含水液，其分布、调节与肾主水的功能密切相关，若肾气虚，气化不足，水液代谢障碍，则体内储留之水上犯于目，致使视衣水肿，甚或出现渗出等病变，故老年性黄斑变性病在脾、肾、肝三脏，健脾为本之时，时刻不忘补益肝肾。

【常见证型】

1. 脾气虚弱型

视物模糊、视力下降、黄斑区有出血、渗出，色素上皮脱离，神经上皮水肿等。兼见头晕心悸，面色少华，体倦乏力，食少纳呆，眼易疲劳，唇淡，舌淡体胖边有齿痕，苔薄白，口淡不渴，脉细弱。

2. 痰瘀互结型

视物昏蒙、视物变形。眼症同前，全身兼见头身沉重，胸闷纳呆，口唇紫暗，舌质暗有瘀斑，苔厚腻，脉弦滑。

3. 肝肾不足型

视物昏蒙，视物变形，黄斑玻璃膜疣或萎缩、瘢痕形成。兼见头晕耳鸣，口干咽燥，虚烦不寐，大便密结，小便黄赤，舌红少苔，脉细而数。

【治疗大法】

本病以虚为主，脾气虚弱，肝肾不足为其基本病机。痰、瘀、水、湿贯穿始终，为本虚标实证，故临床治疗无论变生何证，应以补气健脾、滋养肝肾为主治本。同时，结合眼底所见，适时给予或止血、化瘀、祛痰、利水、化湿等治标，在中医理论的指导下辨证治疗。

1. 辨证论治

（1）脾气虚弱证

治法：益气健脾、活血利水、明目。

方药：益气复明汤。

黄芪 30g，党参 15g，升麻 10g，茯苓 20g，葛根 10g，赤白芍各 12g，茺蔚子 18g，三七粉 3g。

随症加减：眼底黄斑部渗出、水肿较多者加活血利水之猪苓、泽泻、车前子等；出血较多加止血明目药。早期新鲜出血加旱莲草、仙鹤草、生侧柏叶、茜草、藕节等，陈旧出血用桃仁、红花、三棱、文术等。

（2）痰瘀互结证

治法：活络通瘀，化痰散结，通窍明目。

方药：活络散结汤。

桃仁 12g，红花 12g，水蛭 3～6g，茺蔚子 18g，茯苓 15g，半夏 12g，陈皮 10g，三棱 10g，莪术 10g，防风 9g，三七 3g。

随症加减：眼底后极部渗出、水肿，视网膜下积液较多者，加猪苓、泽兰活血利水。

（3）肝肾不足型

治法：滋肾，养肝，明目。

方药：明目地黄汤加减。

熟地黄 15g，山萸肉 15g，山药 15g，泽泻 12g，茯苓 15g，牡丹皮 10g，柴胡 10g，枸杞子 15g，菊花 15g，当归 12g，丹参 10g，白蒺藜 10g，牡丹皮 10g，川牛膝 9g。

随症加减：渗出较多者可加浙贝母、竹茹；瘢痕形成可加海藻、昆布、山楂、鸡内金等。

2. 专方论治

（1）**益气复明汤**

方药：黄芪 30g，党参 15g，升麻 10g，茯苓 20g，葛根 10g，赤白芍各 12g，茺蔚子 18g，三七粉 3g。

功效：益气健脾，活血利水，明目。

主治：脾气不足型黄斑病变。

方解：方中黄芪、党参、炙甘草健脾补中益气共为君药，苍白术、茯苓益气健脾，燥湿利水，茺蔚子、三七粉化瘀止血，活血明目，五药共为臣药，升麻、葛根鼓舞清阳，清利头目，甘草调和诸药，共为佐使。全方标本同治，祛邪不伤正，扶正不碍邪，诸药合用共奏益气健脾、活血利水、明目之功效。

（2）**活络散结汤**

方药：桃仁 12g，半夏 12g，茯苓 30g，陈皮 10g，三棱、莪术各 10g，茺蔚子 18g，三七粉 3g，水蛭 3g，防风 10g。

功效：活络通瘀，化痰散结，通窍明目。

主治：痰瘀互结型黄斑病变。

方解：本方是在二陈汤的基础上化裁。方中半夏、陈皮、茯苓祛湿化痰，三七粉活血化瘀止血，桃仁活血祛瘀、润肠通便为治疗多种瘀证的常用药。

水蛭入血分，破血逐瘀，三棱、莪术破血行气，消积止痛，再配以茺蔚子理气活血明目，防风上走头目，祛湿通窍，载药上行。诸药合用共奏活络通瘀、化痰散结、通窍明目之功效。

3. 西医疗法

结合西医学 FFA、OCT 之检查结果，FFA 有新生血管荧光渗漏和出血遮蔽荧光，OCT 显示黄斑区神经上皮水肿，甚至囊样水肿，其下渗出、出血。RPE 层粗糙隆起、断裂，提示病变处于标实为主的活动时期。可根据患者情况，适时给予抗 VEGF 治疗或 PDT 治疗，促进黄斑水肿、出血吸收。新生血管封闭消退，谓"治其标"，同时，调整"治其本"的思路，治虚之时，当以化瘀散结，活络通瘀为侧重。

【典型病例】

病例 1：郭某，男，68 岁。初诊时间 2003 年 10 月 2 日。

主诉：双眼视力渐降 1 年。

现病史：1 年来无明显诱因出现双眼视力渐降，伴眼前中央暗影，视物变形，在当地眼科诊断为双眼老年性黄斑病变，给予复方血栓通胶囊、复明片等，用后效果不明显，遂来诊。

既往史：冠心病 3 年，否认其他特殊病史。

检查：视力右眼视力 0.1，左眼视力 0.4（均不能矫正），双眼前节（－），晶状体皮质楔状混浊（＋＋），眼底视乳头界清、色淡红，右眼黄斑部大片黄白色渗出约 3PD 大小，周围可见出血，中心凹光反射消失，视网膜后极部轻度水肿，左眼黄斑区散在点片状玻璃膜疣，部分融合。FFA：右眼黄斑区荧光素渗漏，和遮蔽荧光，左眼黄斑透见荧光。

症状：视物昏蒙不清，神疲乏力，纳差，舌淡胖，苔薄白，脉虚弱。

西医诊断：①双眼老年性黄斑变性；②双眼老年性白内障。

中医诊断：视瞻昏渺（脾气虚弱证）。

治法：健脾益气，止血明目。

方药：茯苓 30g，白扁豆 25g，黄芪、党参各 20g，旱莲草 15g，苍白术各 12g，葛根 15g，丹参、升麻、陈皮各 10g，三七粉 3g（冲服），炙甘草6g。

7 剂，水煎服，每日 1 剂。

二诊：2003 年 10 月 10 日。眼部症状减轻，视物稍感清晰，乏力纳差好转。原方加入石菖蒲 10g，茺蔚子 10g，泽泻 15g，再服 10 剂。

三诊：2003 年 10 月 21 日。患者乏力、纳差明显改善，右眼视力 0.3，左眼视力 0.6。眼底：黄斑区水肿、渗出较前减少。自觉症状基本消失，守方治疗 2 个月，随访患者，视力稳定。

按语：本病案为脾气虚弱证的患者，全身症见神疲乏力，纳差，舌淡胖，脉虚弱，辨证为脾气虚弱。从眼局部的症状看黄斑部水肿、渗出、出血并见，考虑脾气弱，气虚统摄无力导致血溢脉外，气虚推动无力则水湿内停，导致黄斑水肿、渗出发生。该患者脾气虚为本，痰湿内停，气虚血瘀为标，故治疗上应当标本兼治，益气健脾，活血利水化湿，选用吕海江教授经验方——益气复明汤进行治疗。用药 1 周后患者乏力纳差好转，脾胃功能有所恢复，但眼症改善不明显，则增加具有利水、化湿、去浊功效的石菖蒲、茺蔚子、泽泻 10 剂，患者症状缓解，守方治疗 2 个月后全身症状消失，眼底症状明显改善。

病例 2：王某，男，75 岁。初诊时间 2003 年 4 月 5 日。

主诉：右眼视力渐降 5 年，加重 3 日。

现病史：5 年来，患者自觉右眼前有暗影，视力下降，到医院治疗诊断为"右眼老年性黄斑病变"，未曾治疗。3 日前，患者自觉右眼视力突然下降，遂来诊。

既往史：高血压 15 年，冠心病 10 年，用药情况下病情稳定。

检查：右眼视力 0.1，矫正不提高。眼底黄斑部玻璃膜疣，视网膜色素索乱，后极部有 1PD 鲜红色出血斑，周围有少量黄白色硬性渗出，黄斑中心凹反光不可见。

症状：神疲乏力，少气，舌淡，边有齿痕，脉弱无力。

西医诊断：湿性老年性黄斑变性。

中医诊断：视瞻昏渺（气不统血证）。

治法：补气健脾，止血化瘀。

方药：茜草 20g，仙鹤草 15g，生蒲黄 15g，党参 15g，白术 15g，茯苓 15g，茺蔚子 15g，三七粉 3g。7 剂，水煎服，每日 1 剂，分两次温服。

二诊：2003 年 4 月 12 日。自觉乏力，少气症状明显减轻，查视力 0.15，矫正不提高。查眼底出血停止，色暗红，渗出有所减少。原方减旱莲草、生蒲黄，加葛根 15g，黄芪 30g，益母草 15g。14 剂，水煎服，每日 1 剂，分两次温服。

三诊：2003 年 4 月 27 日。乏力、少气症状基本消失，查视力 0.3，矫正 0.4，眼底出血斑明显减小约 1/2PD，渗出基本消失，玻璃膜疣同前，黄斑部反光隐约可见。处方调整为党参 15g，白术 15g，茯苓 15g，茺蔚子 15g，益母草 20g，葛根 15g，黄芪 30g，枸杞子 15g，三七粉 3g。30 剂，改汤药为散剂，每日 1 剂，温水送服。

四诊：2003 年 6 月 1 日。患者乏力、少气症状消失，右眼视力 0.4，矫正 0.6，查眼底出血、渗出消失，黄斑中心凹反光可见。嘱患者注意生活起居规律，不可猛然用力等，停药观察。

按语：本病案患者，全身症见神疲乏力，少气懒言症状较为明显，再加上舌淡，脉弱，辨证为脾气虚证，从眼局部的症状看，患者发病急，病程短，刚发病 3 天，眼底黄斑部出血颜色鲜红，故考虑为气不统血导致血溢脉外。治疗上，急则治其标，以止血为要。重用茜草、仙鹤草、生蒲黄，在此基础上再酌加补气中药党参、白术等，达到标本兼治的目的。一周后复诊，眼底出血已经停止，色由鲜红转为暗红，则以补气健脾治其本，凉血、活血化瘀治其标，在上方的基础上减旱莲草、生蒲黄、加黄芪、葛根等。三诊，患者全身症状基本消失，眼底出血也明显减少，为了促进黄斑功能恢复，增加了具有补肝肾明目的枸杞子，以促进患者视力恢复，同时减少了止血药的应用。待患者全身症状及眼局部症状完全消失，则中病即止。嘱患者注意日常的调理以防旧病复发。本例患者是吕海江教授在诊治患者过程中根据病情轻重缓急，主要、次要矛盾的转化，灵活运用治标治本诊疗思路的一个典型案例。

病例3：韩某，女，65岁，退休教师。初诊时间2006年3月12日。

主诉：双眼视物模糊2年，左眼视物变形3个月。

现病史：2年来，双眼视物模糊，视力渐降，未引起重视，3个月前，自觉左眼视物轻度变形伴有暗影，视力下降较前明显，遂来诊。

既往史：平素体健，否认有高血压等慢性病史。

检查：右眼视力0.5，左眼视力0.4（均不能矫正）。双眼眼前节（－），眼底视网膜动脉变细，反光增强，黄斑部可见多个片状黄白色病灶，边界清楚，其间有细小散在色素沉着，中心凹光反射消失。左眼后极部有小片状及点状玻璃膜疣。FFA：双眼动脉期病灶内可见粗大的脉络膜血管，左眼后极部有细小点状遮蔽荧光。

症状：视物昏蒙，头晕耳鸣，腰膝酸软，夜寐多梦，口干，舌红苔薄，脉细。

西医诊断：双眼老年性黄斑变性（干性）。

中医诊断：双眼视瞻昏渺（肝肾阴虚证）。

治法：补肝肾明目。

方药：熟地黄、楮实子、女贞子、旱莲草各20g，枸杞子、菟丝子、茺蔚子、丹参各15g，石菖蒲10g，三七粉3g（冲服）。

7剂，水煎服，每日1剂，分早晚温服。

二诊：2006年3月20日。自诉视物较前清晰，眼干涩、头晕耳鸣及腰膝酸软均好转。原方去菟丝子、五味子加三棱、莪术各15g。再服10剂，疗效稳定。

三诊：2006年4月2日。在前方基础上稍加减。复查视力右眼0.8，左眼0.6，眼底及FFA复查改善不明显，自觉症状基本消失。

按语：肝开窍于目，受血而能视。肝气通于目，肝和则目能辨五色，肾为先天之本，影响着眼的发育与衰退。肾主藏精，肝主藏血，精血充足，目得其养，方能视万物、别黑白、审长短、察秋毫。《仁斋直指方》指出："肝肾之气充，则精采光明，肝肾之气乏，则昏蒙运眩。"本例患者年老精血不足，肝肾亏损，气血瘀滞，精不上承，则目失所养。肝肾精亏，阴阳失衡，水不济火，虚火内生，上扰清窍，灼伤脉络。因此治疗本证首当补肝肾、益精血，配合化瘀散结开窍，使精血生，血脉畅，黄斑功能得以改善。方中楮实子、女贞子、枸杞子、菟丝子、茺蔚子补肝肾明目，熟地黄养血补血，丹参、三七活血化瘀散结，旱莲草补肾益阴，凉血化瘀，配合石菖蒲化痰散结开窍，收到了较好的效果。

病例4：刘某，男，59岁。初诊时间2004年5月2日。

主诉：双眼视物模糊、变形3年，加重2个月。

现病史：3年来，双眼视力渐降，视物不清，视物变形伴眼前黑影飘动，不伴疼痛、畏光、流泪，到当地医院就诊，诊断为双眼老年性黄斑变性，给予改善眼底微循环药物等治疗，效果不佳。2个月来自觉视物变形加重，到我院就诊。

既往史：既往体健，无其他特殊病史。

检查：右眼视力0.3，左眼视力0.2（不能矫正），双眼前节（－），玻璃体轻度混浊。眼底：视乳头边界清、色稍淡，视网膜动脉变细，管径不匀，可见动静脉交叉压迹。黄斑部有黄白色渗出斑，边界不清，中心凹反光消失。左眼后极部有色素脱离，附近见一细带状鲜红出血灶。FFA：双眼黄斑部出现圆形不均的高荧光区，左眼有荧光遮蔽，后期出现界线清楚的高荧光区。

症状：头重如裹，胸闷，纳呆口苦，尿短黄，便溏，舌苔黄腻，脉濡数。

西医诊断：①双眼老年性黄斑变性（湿性）；②双眼玻璃体轻度混浊。

中医诊断：双眼视瞻昏渺（湿热内蕴证）。

治法：清热利湿，行气止血。

方药：三仁汤合温胆汤加减。

茜草 15g，仙鹤草 15g，生地黄 12g，牡丹皮 12g，生薏苡仁、茜草、车前子（包）各 30g，茯苓 20g，黄芩、栀子、枳实各 12g，白蔻仁、光杏仁、半夏、竹茹、陈皮各 10g，三七粉 3g（冲服）。

7 剂，水煎服，每日 1 剂，分两次温服。

二诊：2004 年 5 月 10 日。自觉视物稍清，视力稍有改善，眼前黑花变淡、头重胸闷、食欲有所增加，其余症状同前。调整处方：原方去杏仁、栀子、枳实、陈皮，加女贞子 30g，当归、旱莲草、夏枯草各 15g，浙贝母 12g，川芎 6g。再服 10 剂。

三诊：2004 年 5 月 21 日。患者症状较前改善，上方继服 1 个月。复查视力，右眼视力 0.5，左眼视力 0.4，眼底出血吸收，渗出减少，患者满意半年后复查，未见复发。

按语：《银海指南》指出"阳盛则火旺，湿从热化……内因外因，随经触发，上攻头目"，又有"脾恶湿，湿盛则为痰"。痰之为病，复杂多样。本例患者，湿热痰浊内蕴，上犯清窍，阻碍神光发越，发为本病。治疗上采用祛湿化痰治法，兼以行气止血，使湿热去，痰浊消，脉络通畅。又因老年人脏气虚衰、精气亏虚，单纯运用清热利湿药物，有耗伤津血之弊，后期还应注重养血活血，方可目视睛明，提高黄斑功能。故采用三仁汤利湿，二陈汤化痰，在配合凉血、止血化瘀的药物标本兼治，收到了较好疗效。

病例 5：王某，男，70 岁。初诊时间 2004 年 11 月 3 日。

主诉：双眼视力下降 5 年，左眼视力突降 1 个月。

现病史：5 年前，左眼前发现有暗影，视物变形，1 年后右眼视力也逐渐下降，在当地诊断为双眼老年性黄斑变性（左眼湿性，右眼干性），用改善微循环类药物及营养神经类药物后效果不佳，1 个月前左眼视力突然下降，患者遂来诊。

既往史：既往体健，否认高血压、糖尿病、冠心病等病史。

检查：右眼视力 0.3，左眼视力 0.04（不能矫正），双眼前节（－），双眼晶状体轻度混浊，双眼玻璃体轻度混浊。眼底：视乳头边界欠清、色稍淡，视网膜动脉呈银丝样，有动静脉交叉压迹，右眼黄斑部有玻璃膜疣及少量黄色瘢痕；左眼黄斑部上方约 1.5PD 出血区掩盖部分黄色病灶。FFA：双眼动脉前期可见黄斑部病灶内脉络膜血管，左眼动脉期有荧光遮蔽，在出血区的部位可见一处新生血管膜，后期新生血管膜渗漏扩大呈强荧光。

症状：眼珠隐痛，视物不清，左眼前阴影漂浮，头痛日久，痛如针刺，烦躁易怒，舌暗红有瘀斑，脉弦。

西医诊断：双眼老年性黄斑变性（左眼湿性、右眼干性）。

中医诊断：双眼视瞻昏渺（气滞血瘀证）。

治法：活血化瘀，软坚散结。

方药：桃红四物汤合二陈汤加减。

石决明 30g，怀牛膝 20g，熟地黄、旱莲草、川芎各 15g，桃仁、红花、红花、郁金、茯苓、半夏、炒山楂各 10g，生蒲黄 9g（包），三七粉 3g（冲服）。7 剂，水煎服，每日 1 剂。

二诊：2004 年 11 月 10 日。左眼胀痛改善及眼前暗影变薄，头痛减轻，舌脉同前。上方加党参、海藻、昆布各 10g，15 剂，每日 1 剂，嘱生活规律，按时服药，不适随诊。

三诊：2004 年 11 月 27 日。左眼胀痛消失，眼前阴影明显减轻，右眼视力 0.4，左眼视力 0.06，眼底出血面积明显减小。汤药改颗粒剂，60 剂，守方治疗。

四诊：2005 年 2 月 1 日。复查视力，右眼 0.5，左眼 0.1，眼底及 FFA 复查出血基本吸收，渗出减少。自觉症状基本消失。

按语：《临证指南医案》曰"经主气，络主血""久病入络，多痰多瘀"。黄斑部功能的正常发挥，全赖气血的营养，一旦气滞血瘀，则黄斑失养。本例患者年老体衰，气血亏虚，运化失司，津液代谢失常，日久生痰或瘀，痰瘀阻络，久病之人，气机不利，络脉瘀阻。患者全身出现头痛，烦躁易怒，舌质暗红有瘀斑均为瘀血内阻，气机不畅之象，故治当行气、活血、散结，兼以补精血，使痰消瘀散，气血充盈，脉道通利，黄斑功能提高。采用桃红四物汤联合二陈汤加减治疗。

病例6：周某，男，68 岁。初诊时间 2007 年 3 月 2 日。

主诉：右眼突然视力模糊伴变形 3 个月。

现病史：3 个月前右眼视力突然下降，视物模糊，伴眼前暗影，视物变形。在当地诊断为"右眼底出血"，给予云南白药等治疗效果欠佳，遂来诊。

既往史：患冠心病 10 年，用药情况下病情稳定。

检查：失眠、健忘、纳差、心烦气闷，大便溏泄。右眼视力 0.15，左眼 1.0，双眼前节（－）。右眼底可见视盘边界清，色可，动静脉比＝2∶3，黄斑区色素紊乱，有片状暗红色出血及少量黄白色渗出，中心凹反光消失。荧光素眼底血管造影（FFA）检查提示黄斑区有花边状荧光素渗漏，及荧光遮蔽。左眼底正常。

症状：乏力，舌质淡白，周边有齿痕，苔薄白脉沉细无力。

西医诊断：右眼湿性老年性黄斑变性。

中医诊断：右眼视瞻昏渺（气虚血瘀，脉道阻塞证）。

治法：益气健脾，活血通脉。

方药：益气复明汤加减。

黄芪 15g，白术 15g，丹参 6g，猪苓 10g，党参 15g，川芎 10g，炒蒲黄 10g，旱莲草 20g，茯苓 10g，白芍 10g，当归 10g，三七粉 5g。14 剂，每日 1 剂，分两次温服。

二诊：2007 年 3 月 17 日。乏力改善，右眼视力 0.4，出血明显吸收，黄斑区水肿减退。上方加茺蔚子 15g。15 剂，每日 1 剂。

三诊：2007 年 4 月 5 日。患者乏力症状基本消失，右眼视力 0.6，眼底黄斑区出血吸收，黄斑区中心凹反射可见，随访 3 个月，患者病情稳定。

　　按语：本例为脾气虚弱型黄斑病变，由于气虚，统血功能减退而出血，因气推动无力而血瘀。"血不行则为水"。脉道瘀阻致黄斑区水肿渗出，视力下降。治法为补中益气，活血散结，以吕海江教授经验方益气复明汤加减治疗。方中党参、黄芪合用健脾胃助运化，共为君药；白术、茯苓、猪苓、泽泻具有燥湿健脾利水之功，促进眼底水肿吸收，同时脾健则统血有权，血不外溢，共为臣药；当归、白芍、丹参、生蒲黄、旱莲草、三七粉合用，补血活血止血，补而不壅滞，止而不涩，使瘀血去新血生，共为佐药；葛根入阳明经，鼓舞胃气，载诸药上行头目为使药。全方使脾气强健，清阳之气上升，气血津液各安其道，眼底血止肿消，九窍通利，目视精明。

　　病例 7：任某，女，61 岁。初诊时间 2017 年 4 月 2 日。

　　主诉：右眼前有黑影，逐渐加重 1 年。

　　现病史：1 年前发现右眼眼前有固定黑影，视物模糊、变形，未予重视。半年前症状加重，遂来诊。

　　既往史：无特殊。

　　检查：右眼视力 0.2，左眼视力 0.8，双眼外观端好，结膜无充血水肿，角膜清，双眼晶体轻度混浊，双眼眼底视盘颜色形态正常，边界清，网膜血管清，右眼黄斑部见约 3PD 大小黄白色渗出，周围可见少量陈旧性出血，黄斑中心凹反光点不清，视网膜后极部中度水肿。眼底荧光造影结果示右眼黄斑部新生血管渗漏，部分荧光遮蔽。

　　症状：胸脘满闷，头身困重，口唇色暗，舌紫暗有瘀斑，苔白厚腻，脉弦滑等。

　　西医诊断：右眼黄斑变性（湿性）。

　　中医诊断：右眼视瞻昏渺（痰瘀互结证）。

　　治法：活络通瘀，化痰散结，通窍明目。

　　方药：活络散结汤加减。

桃仁 10g，红花 10g，茯苓 20g，水蛭 3g，清半夏 10g，陈皮 10g，莪术 10g，三棱 10g，防风 6g。15 剂，水煎服，日 1 剂。

针灸穴位选用睛明、鱼腰、阳白、太阳、四白、风池、光明、丰隆、足三里、膈俞。睛明穴不行针，足三里穴用补法，其余穴位均用泻法。

二诊：2017 年 4 月 18 日。患者眼前暗影变淡，视物变形稍有好转，全身胸部闷胀感，及身困明显减轻，舌苔改善。守上方，15 剂，针灸治疗同前。

三诊：2017 年 5 月 6 日。患者自觉双眼视物较前清晰，视物变形症状减轻，身困重，胃纳不佳改善，苔白腻，脉弦滑。右眼视力 0.3，左眼视力 0.8，黄斑部大部分吸收，水肿、渗出较前稍有减轻。上方加车前子 10g，泽泻 10g，猪苓 10g。30 剂，日 1 剂。针灸守上。

四诊：2017 年 6 月 10 日。患者双眼视物清晰，视物变形较前减轻。胸闷、头重身困轻微，查：视力右 0.4，左 0.8。黄斑部渗出、出血少量残留，黄斑中心凹反光点可见。处方调整为：桃仁 10g，红花 10g，茯苓 20g，水蛭 3g，清半夏 10g，陈皮 10g，莪术 10g，三棱 10g，防风 6g，车前子 10g，浙贝母 10g，丹参 30g，炒山楂 10g，枸杞子 15g，川牛膝 6g。处方改颗粒剂，继服 2 个月。

五诊：2017 年 8 月 7 日。患者右眼视力明显改善，视物变形消失，胸闷、头身困重感消失。右眼视力 0.6，左眼视力 0.8，黄斑部渗出、出血基本吸收，患者满意而归，随访半年未见复发。

按语：本例患者全身临床表现比较明显，故采用全身脏腑辨证。从患者全身症状来看，头身困重，胸闷，口唇紫暗，舌有瘀斑，苔白腻，脉弦滑等均属于痰瘀互结之证，和眼底黄斑区有盘状渗出、出血，新生血管形成等局部病变的痰湿瘀血内阻病机相吻合。故吕海江教授以"活络活血，化痰散结，通窍明目"为治则，运用自拟方活络散结汤治疗本证，取得了较为满意的临床疗效。主要药物组成有桃仁、红花、水蛭、茯苓、茺蔚子、清半夏、陈皮、三棱、莪术、防风。方中桃仁苦甘平，具有活血祛瘀、润肠通便的功效。《珍珠囊》曰："治血结、血秘、血燥，通润大便，破蓄血。"红花味辛，性温。

《本草纲目》曰："活血润燥，止痛，散肿，通经。"红花具有活血通经、祛瘀止痛的功效。清半夏辛温，燥湿化痰、降逆止呕、消痞散结，三药合用，加强了化痰散结的功效，共为君药。水蛭咸苦平，具有破血逐瘀的功效。《世补斋医书全集》曰："茯苓一味，为治痰主药。痰之本，水也，茯苓可以行水；痰之动，湿也，茯苓又可行湿。"茯苓味甘淡性平，具有利水渗湿、健脾安神之功效。莪术辛苦温，具有破血行气、消积止痛之功效。三棱苦辛平，具有破血行气、消积止痛之功效，四药共为臣药。茺蔚子为益母草的果实，味甘微寒，归肝、心包经，能活血化瘀，利水消肿，凉肝明目。陈皮辛苦温，具有理气健脾、燥湿化痰之功效，两药共为佐药。防风载药上行为使药。诸药合用，共奏活络通瘀、化痰散结、通窍明目之功效。患者用药后眼部及全身症状明显改善，三诊时患者眼部症状明显改善，但水肿、渗出仍在，故加大利水渗湿力度，加车前子、茯苓、猪苓。到疾病晚期，眼底出血、水肿基本吸收，残留渗出难消，故加浙贝母、鸡内金、山楂等散结软坚之品及补肝肾明目之枸杞子，以标本兼治。本例的特色之处还在于针灸的合理应用。吕海江教授认为，针灸是中医学的一大瑰宝，针药并用在临床上往往取得事半功倍的效果。本例主穴选睛明、鱼腰、阳白、太阳、四白、风池、光明。早期脾虚湿盛者加丰隆、阴陵泉、足三里；瘀血阻络者加血海、气海、膈俞；晚期加肝俞、肾俞、三阴交、足三里以滋补肝肾。阴虚火旺者加太溪、阴陵泉、太冲收到了较好的效果。

十、糖尿病性视网膜病变

　　糖尿病性视网膜病变是老年人主要致盲眼病之一，其病理基础是高血糖导致视网膜微血管循环异常，毛细血管内皮细胞的基底膜增厚，自动调节功能障碍，视网膜毛细血管闭塞，视网膜因缺血、缺氧导致新生血管形成，最终玻璃体积血、机化，视网膜前增殖膜形成，牵拉性视网膜脱离，引起视力下降，严重者视力丧失。

糖尿病性视网膜病变作为糖尿病的并发症之一。古人没有该病名的记载，根据其相关的自觉症状可以归属于"视瞻昏渺""视直为曲""暴盲"等中医病名。

【诊疗思路】

吕海江教授认为，糖尿病性视网膜病变的主要病因是因虚致瘀，瘀血内停或痰湿内聚。因虚致郁，气机不畅、络脉不畅则加重瘀血痰湿，两者相互因果。《金匮要略》曰"经为血，血不利则为水"。《血证论》中"血积既久，其水乃成""瘀血化水，亦发水肿"。在治疗上则以补虚为主、活血通络、化瘀祛痰贯穿始终。

该病属于视网膜血管性疾病，眼底最常见的症状是视网膜出血。出血危害严重，遮挡黄斑则视物不见。吕海江教授根据出血时间长短及出血性状将出血分为三期：出血时间较短，颜色鲜红，在1～2周以内者为早期；出血时间3～4周，颜色暗红者为中期；出血停止，大部分吸收，时间在1个月以上者为晚期。在临床上除根据时间和出血颜色辨别外，还要根据病情灵活判断。如患者出血2月余，但眼底出血并没有完全稳定，时发时止，出血暗红鲜红并见，视网膜新生血管仍比较活跃，这一阶段仍应当判定为中期；如果眼底病情稳定，原来的瘀血基本吸收，突然又出现大量新鲜出血，或玻璃体积血，则可重新判定为早期。吕海江教授将患者分为早、中、晚三期的目的，是抓住疾病发展过程中的主要矛盾，明确主次关系，可以更加精准地治疗。出血早期，应当治其标，以止血化瘀为主，佐以理气。因气为血帅，气行则血行，气虚则血脱，选用茜草、仙鹤草、蒲黄炭、旱莲草、白及、醋香附等，在止血的基础上酌情选择补气之黄芪、太子参等。中期，新鲜和陈旧性出血并见，眼底状况基本稳定，则从止血为主过渡到活血化瘀，益气通络，常选用三棱、莪术破血逐瘀，夏枯草、牡蛎等软坚散结。后期眼底出血完全停止，或大部分吸收，治疗以滋补肝肾为主，方药选用熟地黄、女贞子、菟丝子、楮实子、五味子等。中期和后期常常交织在一起，酌情选择全蝎、蜈蚣、地龙等虫类药以疏经通络。

辨证分型上，吕海江教授将糖尿病性视网膜病变分为气阴两虚型、瘀血内阻型、痰瘀互结型及肝肾不足型四型。气阴两虚型以少气乏力为主要表现，治疗以补气养阴，止血凉血，选用宁血益明汤加减（旱莲草、仙鹤草、茜草、人参、当归、牡丹皮、桑叶、三七粉），方中人参为名贵药材，在临床中也可以用太子参来代替。瘀血内阻型，眼底出血量较大，治疗以活血化瘀为主，方用血府逐瘀汤加减（桃仁、红花、当归、赤芍、枳壳、川牛膝、柴胡、桔梗等）。痰瘀互结型治疗以化痰散瘀，采用通络散结汤加减（桃仁、水蛭、三棱、莪术、陈皮、半夏、茯苓、茺蔚子、浙贝母）。该方为吕老师经验方，是在化坚二陈汤的基础上化裁而来的，主要是针对眼底出血、渗出并见而设，是在通络化痰的基础上增加了活血、破血、化瘀通络之桃仁、水蛭、三棱、莪术等，促进眼底病理产物的吸收。到后期，久病必虚，常出现肝肾不足的情况，或阴虚或阳虚，阴不足用左归丸，阳不足用右归丸。

糖尿病性视网膜病变黄斑水肿者，要考虑水从何来。首先要考虑源头。"上源之水，提壶揭盖"。肺为水之上源，肺为华盖之府，不耐寒热，如果肺气不足则要用补气益气之品，肺气郁闭则要用宣肺之剂。脾胃位居中焦是水谷运化之枢纽，肾为水脏位居下焦以通调水道。据此认为糖尿病视网膜病变黄斑水肿和肺、脾、肾关系密切。该病发病的病机是气虚为根，血塞为关，水聚为标，治疗应益气活血，利水通络，方用宁血益明汤合四苓散或五苓散加减。如果出现四肢及腰部发凉时说明阳气不足，可以加桂枝用五苓散，如果以阴虚为主者用四苓散。

糖尿病性视网膜病变引起的玻璃体病变，最常见的是玻璃体积血或玻璃体混浊。吕海江教授非常认同四川陈达夫教授玻璃体属手太阴肺经的观点，治疗以调肺为主，适当考虑其他脏器。虚则补其母，实则泻其子。根据不同病因进行治疗，总的原则是泻肺金之郁，补肾元之虚，兼以活血化瘀。泻肺郁，采用玄参、白及、郁金、桔梗等；补肾元，如楮实子、菟丝子、枸杞子、五味子、覆盆子、麦冬等；玻璃腔积血者，常选用通窍活血汤加参、芪及利水之品，如茯苓、猪苓、地肤子、车前子等。若有瘀血或者出血已止，酌加山楂、炮山甲、牡蛎等软坚散结。在临床中应当注意，牡蛎以及虫类药物会有些异味，有些患者用后出现胃部不适等症状，可以配合少剂量的木香或丁香以醒脾。

吕海江教授结合现代研究结果，认为糖尿病性视网膜病变增殖期者要配合激光和 / 或手术治疗。中医眼科在激光前后及围手术期结合患者眼部特点和全身症状选用合适的方药，能够减少术后水肿、出血，促进病情的尽快恢复。日常的调护也非常重要，要控制好血糖、血压、血脂，保持平和的心态，避免患得患失。这一类患者，久病多郁，担心血糖控制不佳，担心疾病不能控制，常引起肝气不舒，在长期的调理过程中疏肝解郁之柴胡、郁金、菊花、薄荷、佛手、枳壳等疏肝行气药物可以酌情选用。

【常见证型】

1. 气阴两虚型

视物模糊或视力稍有减退，眼前有黑影飘动，眼底可见微血管瘤、出血斑、少量黄白色渗出吸收。可伴少气乏力，气短，口干咽燥，自汗，舌质红，苔少或无，脉细数。

2. 瘀血内阻型

视物模糊或不见，眼前有大片黑影遮挡，眼底出血量大，色暗红，静脉稍有迂曲，可伴舌质暗，有瘀斑，脉弦涩。

3. 痰湿互结型

视物模糊，视物变形明显，眼底少量出血，黄白色硬性渗出或机化膜形成，可伴胸闷纳呆，痰多，舌淡苔腻，脉滑。

4.肝肾两虚型

视物模糊，目涩难睁，眼底出血、渗出基本吸收，少量瘢痕，可伴五心烦热，失眠健忘或腰膝酸冷，手足凉麻，阳痿早泄，下肢浮肿，舌胖少津，脉沉细。

【治疗大法】

1.辨证论治

（1）气阴两虚证

治法：补气养阴。

方药：宁血益明汤加减。

人参6g，当归12g，牡丹皮15g，旱莲草20g，仙鹤草15g，茜草15g，桑叶9g，三七粉3g。

随症加减：眼底出血较多，色鲜红者可以加栀子炭、槐花炭、生侧柏叶、白茅根以清热凉血止血；口干、口渴较甚者加麦冬、天冬、天花粉、石斛、五味子以养阴生津；乏力、纳差者加黄芪、茯苓、白术以益气健脾。

（2）瘀血内阻证

治法：活血化瘀。

方药：血府逐瘀汤加减。

桃仁12g，红花10g，当归12g，生地黄15g，赤芍10g，川芎10g，枳壳12g，柴胡9g，桔梗6g，牛膝10g，甘草6g。

随症加减：陈旧出血久不吸收者加三棱、莪术、水蛭，以增加破血化瘀之力；硬性渗出较多者，加半夏、陈皮、苍术、浙贝母、牡蛎等化痰软坚；全身伴有乏力、少气懒言者加人参、黄芪、太子参等补气统摄血液。

（3）痰湿互结证

治法：逐瘀化痰。

方药：通络散结汤加减。

陈皮 12g，半夏 10g，茯苓 15g，茺蔚子 18g，桃仁 12g，水蛭 6g，三棱 9g，莪术 9g，浙贝母 12g。

随症加减：眼底伴有水肿者加泽兰、白术、白茅根；纳呆，不思饮食者加炒麦芽、神曲、鸡内金；小便不利者加车前子、地肤子、木通；咳嗽痰多者加葶苈子、白芥子、桔梗。

（4）肝肾两虚证

治法：补肝肾明目。

方药：偏阳虚者，右归丸加减；偏阴虚者，左归丸加减。

右归丸：熟地黄 15g，山药 12g，山萸肉 15g，枸杞子 15g，鹿角胶 6g，菟丝子 15g，杜仲 12g，当归 12g，肉桂 2g，制附子 9g。

左归丸：熟地黄 15g，山药 15g，山萸肉 15g，枸杞子 15g，菟丝子 15g，川牛膝 10g，鹿角胶 6g，龟甲胶 6g。

随症加减：口渴者加天麦冬、石斛、玉竹以润燥生津；自汗盗汗者加浮小麦、黄芪、生地黄、牡蛎以益气固表；尿频者加桑螵蛸、覆盆子、山药补脾肾固精缩尿；视网膜水肿久不消退者加猪苓、泽泻、车前子、地肤子利水渗湿；棉絮斑者加苍术、白术、半夏、浙贝祛湿化痰散结；纤维增殖者加昆布、海藻、牡蛎、僵蚕、浙贝母，软坚散结化痰；陈旧性出血者加水蛭、葛根、鸡血藤活血通络等。

2. 专方治疗

宁血益明汤

适应证：糖尿病性视网膜病变气阴两虚证。

方药：人参、当归、麦冬、黄芪、玉竹、牡丹皮、旱莲草、仙鹤草、茜草、桑叶、三七粉。

方解：本方为吕海江教授经验方。方中人参补气，麦冬养阴生津，补气阴之不足为君药；当归养血活血，玉竹养阴生津，黄芪大补肺气为臣，增君药补气养阴，生津润燥之力。旱莲草、仙鹤草、茜草、牡丹皮、三七粉凉血止血化瘀为佐，促进眼底出血的吸收；桑叶轻清上扬，归肝经，引药上行为使。以上药物共同作用起到了较好的效果。

3. 针灸治疗

该病针刺的原则是实则泻之，虚则补之。主穴选睛明、球后、攒竹、太阳、四白、合谷、光明。痰瘀互结者加丰隆、阴陵泉、足三里；瘀血阻络者加血海、气海、膈俞；气阴两虚者加太溪、阴陵泉、太冲；肝肾不足者选足三里、三阴交、光明等。每次局部选用2～4个穴，远端取2个穴，10次为1个疗程，连用3～6个疗程。

【西医疗法】

糖尿病性视网膜病变的治疗首先还是要控制血糖，同时还要关注血压、血脂，努力将他们控制到正常范围之内。眼科用药可以口服改善微循环的羟苯磺酸钙胶囊或复方丹参片等。对于非增殖期可以采用激光封闭渗漏的微血管瘤、视网膜无灌注区；对于增殖期则要进行全视网膜光凝治疗。对于严重的玻璃体出血，增生性视网膜病变引起的视网膜脱离、视网膜裂孔等可以考虑玻璃体切割手术进行治疗。

【典型病例】

病例1：郭某，男，47岁。初诊时间2018年10月16日。

主诉：双眼视物模糊1年。

现病史：1年前发现双眼视物模糊，到当地医院就诊，诊断为"双眼糖尿病性视网膜病变"。给予甲钴胺分散片、复方血栓通胶囊，用后效果欠佳。

既往史：糖尿病5年，控制欠佳。

检查：右眼视力0.6，左眼视力0.5。双眼角膜透明，前房清，晶体皮质轻度混浊，瞳孔圆，直间接对光反应存在。眼底检查：右眼视网膜微血管瘤，点片状鲜红色出血斑，黄斑部中心凹反光可见；左眼视网膜微血管瘤、点状出血斑，黄斑部可见少量黄白色硬性渗出。FFA：双眼糖尿病性视网膜病变，未见无灌注区，及新生血管。空腹血糖：9mmol/L，餐后血糖 13.2mmol/L。

症状：乏力，动则更甚，口渴多饮，小便可，大便干，舌质红，苔少，脉细。

西医诊断：双眼糖尿病性视网膜病变（非增殖期 3 期）。

中医诊断：消渴目病（气阴两虚证）。

治法：补气养阴，宁血化痰。

方药：宁血益明汤加减。

西洋参 10g（另包），当归 12g，牡丹皮 15g，旱莲草 20g，仙鹤草 20g，茜草 20g，桑叶 10g，柏子仁 20g，酸枣仁 20g，石斛 15g，玄参 20g，三七粉 3g。10 剂，水煎服，每日 1 剂，早晚各 1 次。血糖控制遵内科医嘱。

二诊：2018 年 10 月 26 日。自诉眼视力较前好转。右眼视力 0.6，左眼视力 0.6，双眼底出血明显减少，全身口渴改善，睡眠、大便干较前好转。舌质红，苔少，脉细。空腹血糖 7.2mmol/L，餐后 2 小时血糖 10.4mmol/L。上方基础上加浙贝母 10g，牡蛎 20g。10 剂，水煎服，日 1 剂。

三诊：2018 年 11 月 6 日。右眼视力 0.8，左眼视力 0.6，右眼底出血大部分吸收，左眼出血有所减少，黄斑病硬性渗出减少。口渴欲饮症状消失，睡眠明显改善，大便正常，一日一行。舌质红，苔薄白，脉弦细。查空腹血糖 5.7mmol/L，餐后 2 小时血糖 8.3mmol/L，守方治疗 50 剂。

四诊：2018 年 12 月 29 日。右眼视力 1.0，左眼视力 0.8，右眼底出血完全消失，左眼底出血大部分吸收，硬性渗出减少。全身口症状消失、眠可、二便正常。嘱患者继续控制血糖、注意糖尿病饮食，戒烟戒酒。复诊 6 个月，病情稳定。

按语：本病患者糖尿病 5 年，由于血糖没能很好地控制，出现眼底病变，乏力、口渴、舌红、苔少等气阴两虚证的表现比较明显。因此吕海江教授在控制血糖的基础上，选用经验方宁血益明汤加减以补气养阴，根据眼底出血症状酌情选用仙鹤草、茜草、牡丹皮、当归等凉血止血之品，收到了较好的效果。二诊时眼底出血吸收明显，但渗出仍在，渗出从性状来看和痰湿相似，故选用浙贝母、牡蛎化痰软坚散结，促进吸收，收到了较好的效果。守方治疗 2 个月，视力基本恢复正常，眼底出血渗出基本吸收。中医的精华是辨证论治，本例患者是根据全身症状进行辨证分型，取得了较好的效果。

病例 2：刘某，男，56 岁。初诊时间 2013 年 4 月 12 日。

主诉：右眼视物模糊 1 个月。

现病史：1 个月前，无明显诱因自觉右眼视物模糊，由于教学工作繁忙，未及时治疗，现自觉症状加重，遂来诊。

既往史：无特殊。

检查：右眼视力 0.5，矫正无提高，左眼 1.0。右眼角膜透明，前房深浅正常，瞳孔圆，直径约 3mm，直接对光反应稍迟，间接对光反应正常，晶体轻度混浊，眼底视盘边界清，色偏红，视网膜动脉变细，A/V=1：2，静脉轻度迂曲，四个象限均可见大量点片的出血斑，黄斑偏颞侧有少量黄白色硬性渗出。左眼前节正常，眼底可见微血管瘤。FFA：右眼视网膜周边可见无灌注区，未发现视网膜新生血管渗漏。空腹血糖 8.9mmol/L。

症状：易疲劳，眠差，二便正常，舌脉正常。

西医诊断：双眼糖尿病性视网膜病变（右眼 3 期，左眼 1 期）

中医诊断：右眼视瞻昏渺（痰瘀互结证）。

治法：逐瘀化痰，益气通络。

方药：通络散结汤加减。

炒栀子 15g，槐花 15g，炒蒲黄 15g，旱莲草 15g，生地黄 15g，牡丹皮 15g，陈皮 12g，半夏 10g，茯苓 15g，茺蔚子 15g，桃仁 12g，三棱 10g，莪术 10g，浙贝母 10g，黄芪 15g。7 剂水煎服，日 1 剂，早晚各 1 次。

请内分泌科会诊后给予二甲双胍缓释片口服。配合全视网膜光凝，光凝颞下象限，能量 240mW，三级光斑，240 点。

二诊：2013 年 4 月 20 日。右眼视力变化不明显，疲劳症状减轻。右眼视力 0.5，矫正不提高。眼底同前。空腹 7.2mmol/L。激光光凝鼻下及鼻侧象限，能量 220mW，三级光斑，325 点。中药去槐花、栀子，加丹参 15g。7 剂，水煎服，日 1 剂。

三诊：2013 年 4 月 27 日。自觉视力较前改善。右眼视力 0.6。眼底出血渗出较前吸收。激光光凝颞上及颞侧剩余区域，能量 220mw，三级光斑，364 点。守上方，14 剂水煎服，日 1 剂。其余治疗同前。

四诊：2013 年 5 月 14 日。空腹血糖：6.1mmol/L，服药期间患者自诉精神明显改善，疲劳症状消失。查视力 0.8，眼底出血及黄白色硬性渗出，大部分吸收，眼底激光斑隐约可见。上方加水蛭 3g，去黄芪改汤药为颗粒剂 28 剂，冲服，每日 2 次。

五诊：2013 年 6 月 19 日。空腹血糖 6.4mmol/L。右眼视力 1.0，右眼前节（－），眼底视网膜静脉轻度迂曲，出血、渗出完全消失，黄斑中心反光可见，激光斑可见。随访半年，眼底未见出血、渗出复发。

按语：本病患者平素身体强健，没有出现多饮、多尿、消瘦等糖尿病的全身症状，因此视物模糊后由于教学任务较重，未引起重视。待就诊时，双眼底已经出现微血管瘤，右眼还有静脉迂曲，四个象限均有出血斑，血管造影视网膜无灌注区已经出现，虽然尚没有视网膜新生血管出现，但是已达到了增殖期临床前期，需要进行全视网膜光凝的标准。在光凝的过程中，患者全身除了易疲劳主诉外，全身及舌脉其余症状均正常。因此，采用局部辨证为主，根据眼底静脉迂曲、出血及渗出并见的特点，吕海江教授将患者辨证为痰瘀互结型，采用祛瘀化痰、活血通络法，选用通络散结汤加减治疗。方中炒蒲黄、旱莲草止血化瘀；炒栀子、槐花、生地黄、牡丹皮清热凉血，釜底抽薪，预防再次出血；茺蔚子、桃仁、三棱、莪术活血化瘀预防止血太过，瘀血难行，促进离经之血吸收；茯苓、浙贝母化痰散结，促进渗出吸收；黄芪补气。在此基础上，请内分泌科医生会诊，采取降血糖治疗。1 周后复诊，患者视力虽然没有改善，但是血糖基本正常，眼底出血有所减少，故去清热凉血之槐花、栀子，以防久用寒凉太过，加丹参增加活血化瘀通络之力，促进出血渗出吸收。三诊时，患者视力较前提高，眼底出血、渗出较前又有改善，用药后效果较好，守方治疗，完成了第三次激光治疗，眼底全视网膜光凝治疗完成。全视网膜光凝后一个半月眼底出血渗出完全吸收，患者视力也达到了 1.0。本例患者采用中西医结合的方法，在激光消除无灌注区及控制血糖的基础上，根据眼局部辨证选用中药进行治疗，发挥中医在围手术期的治疗优势。

十一、视网膜静脉阻塞

视网膜静脉阻塞（retinal vein occlusion，RVO）是各种原因引起视网膜静脉主干或分支发生阻塞，回流受阻，出现视网膜静脉充血性扩张，血管通透性增强，血–视网膜屏障损伤，继发视网膜出血、水肿，甚至黄斑水肿（macular edema，ME）为特征的病变，是最常见的致盲性视网膜血管疾病之一。若黄斑水肿长时间得不到缓解，可造成视网膜组织的不可逆性损伤。临床根据阻塞部位的不同，分为视网膜中央静脉阻塞（central retinal vein occlusion，CRVO）和视网膜分支静脉阻塞（branch retinal vein occlusion，BRVO）。流行病学研究表明 30 岁以上者 CRVO 患病率为 0.3%～0.5%，估计全球范围 CRVO 患者达 250 万人，其发病率仅次于糖尿病视网膜病变而位居第二。

中医文献中无"视网膜静脉阻塞"病名的记载。根据西医学对该病的认识归属中医眼科"络损暴盲"范畴，并以"暴盲"症为名载于《证治准绳·杂病·七窍门》。由于古代检查技术有限，无法窥清眼底，常以自觉症状命名，故依据病情轻重以及引起视物障碍的主要特点，又被称为"视瞻昏渺""云雾移睛"。

【诊疗思路】

《灵枢·大惑论》曰："五脏六腑之精气，皆上注于目而为之精。"说明眼目结构的完善和功能的正常行使有赖于五脏六腑和化生之精气的充养。《素问·生气通天论》曰："内外调和，邪不能害。"认为本病的形成主要由于脏腑失和，阴阳失调，气血逆乱，上扰清窍，使目中络脉瘀滞受损，血不循经而外溢。《灵枢·脉度》指出："肝气通于目，肝和则目能辨五色矣。"情志不遂，肝失条达，气机郁滞，血瘀于脉，脉络受损则血不循经而溢于脉外发病。《兰室秘藏·眼耳鼻门》曰："脾者，诸阴之首也；目者，血脉之宗也。"本病或因饮食失节，运化失序，升降无常，湿聚生痰，上壅于目，目中脉络阻滞，血溢络外。《血证论》指出："血与水本不分离，血病而不离乎水，并谓血积既久，其水乃成。"《素问·至真要大论》曰："诸湿肿满，皆属于脾。"黄斑居中，色黄属脾，脾主湿，水湿内停而黄斑水肿。因此，在视网膜静脉阻塞合并黄斑水肿的诊治过程中，吕海江教授强调肝失条达、脾失健运为主要病机。一方面，肝主疏泄，调畅人体气机，可使经脉通利，维持人体气、血、水的正常运行，精微物质上承于目，使目有所养而视物精明。肝为血之海，主藏血，调节血量，气血平和，使血循经而行于脉内，目受血而维持正常视觉功能。若肝的疏泄及藏血功能失常，可使目络受损而致出血；另一方面，脾主运化，为气血生化之源，可上输五脏六腑化生之精气于眼目。脾主统血，血属阴，脉为血府，脾气健旺，使气生有源，脾气之统摄作用使血液在目络中运行而不外溢。若脾虚无力运化水液功能减退，导致水液内停，聚而生痰，甚则水肿，引起视物模糊、变形；若脾气虚弱不能统摄血液，则可导致眼部出血病证。

在治疗方面，吕海江教授以"止血化瘀，疏肝健脾"为其主要治法，强调标本兼治。由于视网膜静脉阻塞病程较长，常因继发黄斑水肿严重影响视力，抗 VEGF 药物虽能快速减轻黄斑水肿，提高视功能，但需要多次重复注射，给患者带来较重的经济负担，同时也增加了感染等风险。因此，吕海江教授对于临床中反复黄斑水肿的顽固性患者，主张采用中西医联合治疗，抗VEGF药物玻璃体腔注射治其标，中医中药治其本，酌情联合激光治疗，从而做到扬长避短，减少患者注药次数，修复激光热损伤，维持病情稳定，降低复发率。

【临床表现】

1. 视网膜中央静脉阻塞

临床常分为缺血型和非缺血型。

（1）缺血型：视力通常较差，部分患者可以出现RAPD征阳性，视盘水肿、充血、边界模糊不清，视网膜弥漫性水肿，静脉迂曲怒张，颜色暗红，呈腊肠样或串珠样，动脉高度收缩。以视盘为中心，视网膜浅层大量放射状、火焰状出血，常常淹没血管，部分伴有棉絮斑，黄斑水肿、隆起，中心凹光反射消失。随病程进展，可出现大片毛细血管无灌注区和视网膜新生血管，新生血管出血量大进入玻璃体者，眼底多无法窥清，严重者导致牵拉性视网膜脱离或新生血管性青光眼。

（2）非缺血型：视功能损害相对较轻，无视盘水肿或水肿较轻，视网膜水肿、出血较轻，静脉轻度迂曲、扩张，出血量少，亦可伴有黄斑水肿，较少出现新生血管，部分可转化为缺血型。

2. 视网膜分支静脉阻塞

临床可分为缺血型和非缺血型。

（1）缺血型：表现为阻塞区域视网膜水肿，静脉迂曲扩张，沿血管走形出现视网膜浅层火焰状出血，可伴有棉絮斑，累及黄斑者出现黄斑水肿而视力下降明显。

（2）非缺血型：较缺血型程度轻。

【常见证型】

1. 气滞血瘀型

视力骤降，眼底检查同眼部临床表现。全身多伴头胀头痛，胸胁胀闷；舌质紫暗或有瘀斑，脉弦紧或涩。

2. 肝阳上亢型

眼底检查同前；全身多伴头痛眩晕，口苦耳鸣，心烦失眠，烦躁易怒。舌质红，脉弦数。

3. 痰浊痹阻型

眼底检查同前。全身多伴头重眩晕，胸闷脘胀，体胖，舌淡苔腻，脉弦滑。

4. 阴虚火旺型

眼底检查同前。全身多伴头晕目眩，耳鸣，五心烦热，口干咽燥；舌红少苔，脉细数。

【治疗大法】

1. 辨证论治

（1）气滞血瘀证

治法：止血化瘀，疏肝健脾。

方药：止血明目方。

茜草15g，仙鹤草15g，旱莲草20g，炒牡丹皮15g，茺蔚子18g，醋香附12g，炒枳壳15g，三七粉3g。

随症加减：眼底出血鲜红者，加白茅根、侧柏叶、荆芥炭。黄斑水肿较重者加茯苓、猪苓、车前子、泽泻。肝郁气滞明显者加郁金、青皮。

（2）肝阳上亢证

治法：止血化瘀，平肝潜阳。

方药：止血明目方合天麻钩藤饮加减。

天麻10g，钩藤10g，生石决明5g，栀子12g，黄芩9g，川牛膝10g，茜草15g，旱莲草20g，炒牡丹皮15g，茺蔚子18g，三七粉3g。

随症加减：头晕甚者，加龙骨、牡蛎。肝阳上亢者，加龟甲、鳖甲、磁石。热偏盛者，加龙胆草、夏枯草。

（3）痰瘀互结证

治法：活血化瘀，化痰利水。

方药：桃红四物汤合二陈汤加减。

桃仁12g，红花12g，当归10g，生地黄15g，赤芍10g，川芎12g，半夏10g，陈皮10g，茯苓20g，丹参15g。

随症加减：热象明显者可加胆南星、瓜蒌以清热化痰。眼底渗出、机化明显者，可加海藻、昆布、牡蛎以软坚化痰。

（4）阴虚火旺证

治法：滋阴降火，凉血散瘀。

方药：生蒲黄汤加减。

生蒲黄15g，生地黄15g，旱莲草18g，荆芥炭10g，丹参15g，牡丹皮10g，郁金10g，川牛膝9g，三七粉3g。

2. 专方论治

止血明目方

适应证：视网膜静脉阻塞、糖尿病视网膜病变、老年黄斑变性等由于气滞血瘀导致眼底出血者。

方药：茜草、仙鹤草、旱莲草、茺蔚子、牡丹皮、香附、枳壳、三七。

方解：中医"血证"多由人体情志抑郁，气滞血瘀或气机紊乱，血随气逆致脉络阻塞，瘀阻眼底，血行不畅，泛溢络外。《血证论》曰："离经之血，虽清血鲜血，亦是瘀血。"吕海江教授认为，视网膜静脉阻塞等眼科血症多见于肝脾受累而致血瘀、出血，故治疗应以"止血化瘀，疏肝健脾"为法，并在此基础上自拟"止血明目方"。方中茜草性味苦寒，入血分。《本草正义》谓之可"清血中之热""通壅积之瘀"。旱莲草酸、寒，入肝经，能清肝火、止血，以上二药同为君药，以达止血化瘀、凉血之功；仙鹤草收敛止血、补虚，既能补气，又能补血；三七粉具有止血不留瘀，化瘀不伤正的特点，以上二药共为臣药，增强君药止血并兼顾正气之用，佐以炒牡丹皮除血分之热，醋香附、炒枳壳理气导滞，调和肝脾，并用茺蔚子为使以调和诸药。水煎，每日1剂，口服。1个月为1个疗程。轻者1个疗程，重者2～3个疗程。

随症加减：当急性发作导致出血较多时，宜以止血化瘀为主，兼以调畅气机，防止气血逆乱，使病情恶化，此时，宜在止血明目方的基础上酌情加白及、紫草、蒲黄炭、棕榈炭等以增强止血之功，寓意"急则治其标"；当出血得到控制而眼底以渗出、水肿为主时宜化瘀利水，并于原方酌加大黄炭、川牛膝、猪苓、泽泻之类以通腑泄热，使水液有出路，防痰湿互结使病情迁延反复。此外，还应考虑日久虚热内生之变，临床化瘀之时，清虚热之法亦不容忽视，可在原方基础上酌用生地黄、麦冬、黄柏之类。总之，综合考虑RVO在不同阶段的邪正虚实关系，分期分阶段辨证治疗，止血不留瘀，活血不动血，祛邪兼扶正，从而取得较好疗效。

3. 西医治疗

目前的临床治疗方法主要有视网膜激光治疗、手术治疗、糖皮质激素治疗、抗血管内皮生长因子（vascular endothelial growth factor，VEGF）治疗等。

（1）激光治疗：治疗方式包括黄斑格栅样光凝、局部光凝、全视网膜光凝。其中黄斑格栅样光凝主要用于治疗黄斑囊样水肿或黄斑弥漫性水肿。视网膜光凝主要通过激光的热效应，破坏光感受器，封闭或者破坏视网膜血管无灌注区，减少组织耗氧量，增加内层视网膜供氧，从而导致血管收缩，减少毛细血管渗漏并且阻止毛细血管渗出的液体和出血进入黄斑中心凹，减轻黄斑水肿，沟通视网膜与脉络膜之间的联系，促进视网膜出血和水肿的吸收，同时可减少VEGF的生成，预防新生血管形成。通过激光治疗可有效缓解视网膜缺血缺氧状态，控制病情进一步发展，但对视力提高较为有限。

（2）手术治疗：主要针对 CRVO，包括视神经放射状切开术（radial optic neurotomy，RON）、玻璃体切除联合内界膜撕除。RON 手术操作危险性较大，会对视神经及血管造成一定程度的损伤，同自然病程比较，手术本身并不能改善 CRVO 的预后。近年临床关注较多的是玻璃体切除或联合内界膜撕除，但手术风险较大，恢复时间较长。

（3）糖皮质激素治疗：常用药物有曲安奈德注射液 TA、醋酸氟轻松眼部植入剂 Retisert、地塞米松眼内植入物 Ozurdex。主要通过抑制花生四烯酸途径，减少前列腺素的生成，降低血管通透性，稳定血 – 视网膜屏障，从而减少黄斑渗漏。

（4）抗 VEGF 治疗：VEGF 是 RVO–ME 的重要介质，是潜在的新生血管刺激物，能够导致血管生成和血管通透性增加，在黄斑水肿的发生、发展中起重要作用。抗 VEGF 药物能够靶向性的作用于 VEGF 或其受体信号传导通路，降低血管通透性以及减少血管渗漏，从而减轻因血管源性眼病而继发的黄斑水肿，因此，使用抗 VEGF 治疗是有效的治疗方法。近年来，康柏西普、雷珠单抗、阿柏西普等抗 VEGF 药物广泛用于视网膜静脉阻塞所致黄斑水肿，可显著提高视力和减轻黄斑水肿，在临床上获得了公认的效果，但需要反复注射维持疗效。

4. 中西医结合治疗

CRVO–ME 的高发病率、高致盲性使研究者一直在寻找一种安全、有效、经济的治疗方法，单一的治疗方式均不能取得令人满意的效果时，扬长避短，联合治疗成为研究的热点和临床中越来越多被采用的方式。例如抗 VEGF 类药物、黄斑格栅样光凝、玻璃体内注射曲安奈德、药物口服等各种组合治疗方案都在探索。中药作为中医学的瑰宝，在血证治疗方面有其独特优势。RVO 属于中医"血证"范畴，多由人体情志抑郁，气滞血瘀或气机紊乱，血随气逆致脉络阻塞，瘀阻眼底，血行不畅，泛溢络外。《血证论》指出：血与水本不分离，血病而不离乎水，并谓血积既久，其水乃成。《素问·至真要大论》曰："诸湿肿满，皆属于脾。"《素问·阴阳应象大论》曰："中央生湿，湿生土，土生甘，甘生脾，脾生肉，肉生肺……其在天为湿，在地为土，在体为肉，在脏为脾，在色为黄……"黄斑居中，色黄属脾，脾主湿，水湿内停而黄斑水肿。因此，对于反复黄斑水肿的 RVO 患者，吕海江教授坚持中西医联合治疗，一方面，中药可以改善视网膜静脉阻塞后血液回流障碍，瘀血内阻，水湿内停状态，使气血贯通，水道通利，减轻、消除视网膜出血和黄斑水肿；另一方面，由于中药起效缓慢，容易使患者失去信心，不能积极配合，而抗 VEGF 药物眼内注射能够短期快速提高视力，二者结合能够延长患者一定水平视功能的维持时间，减少眼内注药的注射次数，降低手术风险，缓解经济压力。因此，在中医辨证论治的基础上联合抗 VEGF 治疗能够取长补短，标本兼治。

【典型病例】

病例 1：甲某，男，46 岁，教师。初诊时间 2017 年 4 月 17 日。

主诉：右眼视力下降 1 月余。

现病史：患者 1 个月前因情绪激动后突然出现右眼视力下降，当地医院诊断为"右眼视网膜分支静脉阻塞"，给予口服药物治疗（具体用药不详），自觉视力无明显提高，来诊。

既往史：无高血压、糖尿病等病史。

检查：右眼视力 0.3，左眼 1.0，双眼前节正常。眼底：右眼视盘边界清，视乳头色泽正常，视网膜动脉变细，反光增强，静脉迂曲扩张，管径不匀，A/V≈1∶2，颞上支近视盘处见视网膜出血、水肿，呈火焰状，波及黄斑区，周围可见渗出，黄斑中心凹光反射未窥及。左眼未见明显异常。外院行 FFA 检查提示右眼 BRVO。

症状：右眼视物模糊，变形，自觉眼胀，面赤，性情急躁，饮食可，睡眠较差，夜间难以入睡，二便正常，舌质红，苔黄腻，脉弦数。

西医诊断：右眼视网膜分支静脉阻塞。

中医诊断：暴盲（气滞血瘀证）。

治法：止血化瘀，疏肝理气。

方药：止血明目方加减。

茜草 30g，仙鹤草 20g，墨旱莲 20g，白及 10g，新疆紫草 15g，生蒲黄 12g（另包），蒲黄炭 12g，棕榈炭 10g，藕节炭 10g，凌霄花 6g，麸炒枳壳 6g，醋香附 10g，石菖蒲 12g，三七粉 5g（冲服）。7 剂，每日 1 剂，水煎，分早晚 2 次温服。

二诊：2017 年 4 月 24 日。患者症状较前稍有好转，自述睡眠时出汗较多，醒来即消失，今日发现口腔溃疡，无痛感，右眼视力 0.3，眼底出血较前色暗，余症状基本同前。治疗：上方加生地黄炭 20g，牡丹皮 20g，知母 15g。14 剂，煎服同前。

三诊：2017 年 5 月 10 日。自觉右眼视物模糊稍减轻，视物变形无明显好转，饮食可，睡眠改善，盗汗较前略减轻，口腔溃疡明显减轻，二便正常，舌脉同前。右眼视力 0.5。治疗：4 月 24 日方去紫草、蒲黄炭、棕榈炭、藕节炭，加黄芩 10g，白术 12g，茯苓 15g，泽泻 30g。20 剂，煎服同前。

四诊：2017 年 6 月 2 日。患者视物变形较前明显好转，大便干，2～3 日一行，右眼视力 0.6，右眼视网膜出血色变淡，周围渗出稍有增加，其余症状基本同前。查黄斑区 OCT：右眼黄斑区神经上皮脱离，神经上皮增厚，可见点状高反射，与 2017 年 4 月 17 日比较，明显减轻。治疗：于上方基础上去生地黄、知母，加川牛膝 10g，大 6g，泽兰 15g。20 剂，煎服同前。

五诊：2017 年 6 月 25 日。右眼视物模糊较前明显减轻，视物变形面积缩小，小便正常，大便稀，1～2 次/日，眼部检查：右眼视力 0.8，眼底：右眼视网膜出血明显吸收，水肿减轻，周围仍可见点状渗出斑，黄斑中心凹光反射隐约可见。治疗：于上方基础上加醋三棱 10g，醋莪术 10g，夏枯草 20g，醋鳖甲 20g，并嘱大黄另包，当大便日 3 次以上时，去之，反之继用。28 剂，煎服同前。

六诊：2017 年 7 月 26 日。患者视物模糊及视物变形较前均明显好转，右眼视力 0.8^{+3} 眼底：网膜渗出较前有所吸收，黄斑中心凹光反射可见，余症状同前。治疗：于上方基础上加海藻 20g，昆布 20g，打粉制水丸，继服 2 个月以巩固治疗。

按语：BRVO 为常见的眼科疾病，可引起黄斑水肿者视力严重受损，该病临床诊断容易，但因黄斑反复水肿治疗却相对棘手，中医药在治疗本病上有一定优势。病案中患者因情志内伤，肝气郁结，肝失条达，气机阻滞，血行不畅，瘀于脉内，久则脉络破损而出血，从而出现右眼视物模糊，变形；气血逆乱，心神失宁，则出现夜间难以入睡，结合舌脉，四诊合参可辨证为气滞血瘀证。治疗上，合理应用止血明目方，随症加减，对于提高临床疗效尤为重要。在此，吕海江教授着重强调以下几点：①"气为血之帅"。止血之时酌用理气之药，以防止血留瘀之弊，一诊中以止血化瘀为主，加入少量麸炒枳壳及醋香附即为此意。②血不利则为水。临床中应酌情运用利水渗湿之品以助血行、消水肿，本案猪苓、泽泻、茯苓均为淡渗利水之品，对 BRVO 引起的黄斑水肿有较好的利水消肿之用，配合川牛膝及少量大黄使水有出路，增强利水之功。③大胆运用行气消积、软坚散结之品。本病后期，出血吸收且黄斑区视网膜渗出较难吸收者，可用醋三棱、醋莪术、夏枯草、醋鳖甲等，取其软坚散结、除坚消癥之势，以消因气、血、水渐积而成的有形之邪，切不可忧虑因其破血出血之势而却步，致使有形之邪长久难消。

病例 2：王某，男，56 岁。初诊时间 2011 年 3 月 6 日。

主诉：左眼视力下降伴眼前暗影半个月。

现病史：半个月前无明显诱因出现左眼视物不清，眼前暗影遮挡，当地医院诊断为"左眼眼底出血"，给予复方血栓通胶囊、烟酸、维生素 C 等治疗，效果欠佳，为求进一步诊治，遂来就诊。

既往史：既往有高血压 8 年，用药情况下病情稳定。嗜酒。

检查：右眼视力 1.0，左眼视力指数 /30cm，双眼前节正常。眼底：右眼视网膜动脉略细，A ∶ V=1 ∶ 2，未见出血和渗出；左眼视盘边界清楚，颞上分支区静脉明显扩张、迂曲，动脉变细，A：V=1：3，视网膜水肿，沿血管走形放射状、火焰状出血，累及黄斑。荧光素眼底血管造影检查：左眼视网膜颞上支静脉充盈时间延长，静脉迂曲，静脉管壁荧光染色，出血区遮蔽荧光，造影晚期黄斑部荧光素渗漏，囊样水肿。

症状：微感头晕，睡眠、饮食、二便正常，舌暗红，苔黄稍厚，脉沉数有力。

西医诊断：左眼视网膜分支静脉阻塞。

中医诊断：左眼暴盲（气滞血瘀证）。

治法：凉血止血，活血化瘀。

方药：茜草 30g，旱莲草 20g，仙鹤草 15g，白及 12g，牡丹皮 12g，茺蔚子 12g（包煎），香附 12g，石菖蒲 10g，蒲黄 10g，川牛膝 15g，生杜仲 10g，三七粉 4g（冲服）。15 剂，水煎服，每日 1 剂。

诉服药 15 剂后，视力恢复至 0.08，患者由于出外打工未能及时来诊，电话报告病情后，原方连续服药 3 个月。

二诊：2011 年 6 月 12 日。视力恢复至 0.5，眼底检查示视乳头边界清，静脉迂曲明显改善，但仍较健眼充盈，视网膜出血大部分吸收，黄斑中心凹光反射隐见，但有少量黄白色硬性渗出。荧光素眼底血管造影静脉充盈时间有明显改善。

按语：《景岳全书·杂证论·血证》曰："血动之由，唯火唯气耳。"说明眼底出血与气、火有着密切的关系。方中茜草味苦寒入肝，具有凉血止血化瘀之功，用治血证；三七粉之化瘀止血，并解血中毒素，为治血证之上品，两味相伍，既能止血又无留瘀之弊；仙鹤草收敛止血，且能消瘀；蒲黄凉血止血，活血消瘀，均有止血而不留瘀的特点，可用于各种眼部出血；川牛膝活血祛瘀，引血下行；石菖蒲化湿通络，开窍醒神，有利于眼底出血及渗出的吸收；牡丹皮味苦寒，善清降，入心、肝走血分，具有清热凉血、活血散瘀之功，可清透阴分伏热；茺蔚子补益肝肾，行气开郁，疏肝醒脾而止血化瘀。诸药合用，共奏止血化瘀、通络明目之效，从而使血脉通利，出血吸收。

病例 3：患者，女，51 岁。初诊时间 2006 年 9 月 4 日。

主诉：右眼视物不清 9 个月。

现病史：半年前右眼视物不清，先后多家医院就诊，诊断为"右眼视网膜中央静脉阻塞""右眼黄斑水肿"，口服复方血栓通胶囊、益脉康片、迈之灵、维生素 C 等，并行抗 VEGF 治疗 4 次，激光治疗 3 次，视力略有改善。20 天前，无明显诱因出现右眼视力骤降，眼前黑影漂浮，头晕耳鸣，心烦不寐。

既往史：无高血压病、糖尿病等。

检查：视力：右眼手动 /5cm，左眼 1.0。双眼前节正常，右眼玻璃体血性混浊，眼底无法窥清；左眼视盘边界清，色淡红，网膜平伏，血管走形基本正常，黄斑中心凹反光可见。B 超示右眼玻璃体后界膜下混浊。

症状：口干舌红，苔微黄，脉弦细数。

西医诊断：①右眼玻璃体积血；②右眼视网膜中央静脉阻塞。

中医诊断：右眼暴盲（阴虚火旺证）。

治法：凉血止血，滋阴降火。

处方：生蒲黄 15g，炒蒲黄 15g，旱莲草 20g，茜草 20g，白茅根 15g，牡丹皮 15g，生地黄 20g，郁金 10g，地骨皮 10g，黄柏 10g。10 剂，水煎服，每日 1 剂，早晚分服。

二诊：2006 年 9 月 15 日。右眼视力 0.03，玻璃体仍有血性混浊。继续守上方，去炒蒲黄、茜草，加当归 10g，三七粉 3g（冲服）。15 剂，水煎服，每日 1 剂，早晚分服。

三诊：2006 年 9 月 30 日。右眼视力 0.15，玻璃体积血明显减少，见灰黄色混浊，隐约可见部分网膜散在激光斑，心烦不寐症状较前改善，拟加强活血化瘀。9 月 15 日方去旱莲草、白茅根，加桃仁 10g，红花 10g，车前子 15g，半夏 15g。15 剂，水煎服，每日 1 剂，早晚分服。

四诊：2006 年 10 月 16 日。右眼视力 0.3，玻璃体积血大部分吸收，下方玻璃体可见灰白色机化物，视盘边界清，色淡红，中周部视网膜散在激光斑及色素增殖，黄斑反光不清，下方视网膜遮挡不清。患者情绪好转，心烦不寐症状明显改善。拟活血散结清热：桃仁10g，红花10g，当归12g，赤芍15g，川芎10g，生地黄20g，丹参20g，浙贝母15g，半夏15g，海藻15g，昆布15g，醋香附15g。20剂，水煎服，每日1剂，早晚分服。

五诊：2006年11月3日。右眼视力0.3，玻璃体内积血吸收，残留少量机化物，FFA提示视网膜新生血管形成，下方部分网膜遮挡。OCT提示黄斑区椭圆体带断裂不连续，给予补充视网膜激光光凝。上方打粉制水丸，继服1个月，随访3个月未见复发。

按语：CRVO病程较长，出血量多，吸收慢，黄斑水肿反复发作，部分非缺血型可以转化为缺血型，故治疗起来需要根据病程长短、病情轻重、是否合并黄斑水肿等多种手段综合治疗。病案中患者发病9个月，曾行4次玻璃体腔抗VEGF注药术，行3次视网膜激光治疗，之后自觉病情好转，后期治疗中视力改善不明显，未遵医嘱复诊，直到20天前右眼视力骤降就诊。病案中患者女性，玻璃体积血20天，急则治其标，出血期止血为要。头晕目眩，心烦不寐，口干舌红，苔微黄，脉弦细数，为一派虚热之象。热病伤阴，水不治火，火性上炎，灼伤脉络，血溢脉外，涌入神膏。患者阴精亏虚，清窍失养，复受虚火扰动，故头晕耳鸣，心烦不寐。故治疗中，一诊给予滋阴降火、凉血止血、血停瘀散治疗，视功能好转，阴虚火热之象亦有改善。此谓全身症状突出时，以全身辨证为要，兼顾眼部固有症状。随着病程进展，玻璃体出血吸收减少，部分出现机化，全身阴虚症状减轻，则以局部辨证为主，减少止血药物，加大化瘀力量，后期酌加化痰散结之品。如案例中患者复诊中逐渐停用旱莲草、茜草、白茅根，加用桃仁、红花、丹参、半夏、海藻、昆布，正是遵循眼底出血的病理发展规律。对于出血性疾病，吕海江教授常采用眼底病变局部辨证与全身辨证相结合、辨证与辨病相结合的方法，特别在全身无证可辨时，根据眼局部不同时期、不同病变而分清不同阶段，区分病机差异进行分期论治。

十二、缺血性视乳头病变

缺血性视乳头病变（ ischemic optic neuropathy，ION ）又称血管性假性视乳头炎，是以突然视力减退、视乳头水肿和视野与生理盲点相连的象限性缺损为特点的一组综合征，主要由于供应视乳头的血循环障碍所致，分为动脉炎和非动脉炎两型。视乳头主要由后短睫状动脉供血，所以凡是可以产生睫状动脉狭窄闭塞，或使视乳头灌注压降低的病变，均可造成视乳头缺血。该病常见于小的视乳头以及糖尿病和高血压及动脉硬化、红细胞增多症、严重贫血以及颈动脉狭窄、急性大出血、休克、眼内压增高等疾病。常见于40～70岁的中老年人，如不及时治疗，可致视神经纤维发生变性和坏死，最终导致视神经萎缩，给患者的视功能造成严重损害。

缺血性视神经病变属中医"暴盲"或"视瞻昏渺"范畴。

【诊疗思路】

缺血性视乳头病变病因较为复杂，首先要借助于现代的仪器检查眼部情况，寻找全身可能的病因。中医方面首先要四诊合参，辨病机。从发病情况来看，该病发病突然，视力下降较快，视乳头颜色偏淡，边界模糊，大多会有轻度的隆起，视乳头及其附近视网膜上常可见到线状或火焰状出血，有阳伤的征象。《审视瑶函·暴盲症》曰："病于阳伤者，缘忿怒暴悖，恣酒嗜辣，好燥腻，及久患热病痰火人得之。"多由于过食肥甘厚味、油腻酒酪等饮食，伤及脾胃，脾运不及，聚湿生痰，痰阻窍道而发为本病。脾为后天之本，气血生化之源，脾健则气血生化有源，五脏六腑、四肢百骸皆得其养。目为清窍，需要后天之气的滋养，脾虚则失其运化之职，水泛为湿，为滞，湿浊、痰瘀、积滞由此而生。脾主升清，胃主降浊，脾的功能正常，能将后天之气血精微源源不断供给目窍，气机升降正常则目络通畅，反之，升降异常则目络瘀阻，气血不能上注于目，目系失养而发病。本病还和肝经关系密切。肝主疏泄，肝之疏泄功能正常，则气机调畅，血行通利，脾可健运，不致痰癖膏浊积滞内停。肝气通于目，肝气条达，肝血旺盛则目得其养而视物精明。肝气郁结，肝脏疏泄功能失调，目系失养则视物精明的功能不能正常发挥而视昏。《审视瑶函》也指出："真血者，即肝中升运滋目经络之血也。"目为肝之窍，肝藏血，性喜条达，恶抑郁，肝气条达，肝血旺盛则目得其养而视物精明。若平素情志抑郁，肝气郁结，肝脏疏泄功能失调，则脏腑精气不能上荣于目，另外也直接影响气机的条畅，气血郁滞，玄府闭塞，目系失养则视物精明的功能不能正常发挥而视昏，血溢于脉外而出血。因此，本病主要病机在于肝脾功能失调，气机不畅，最终导致痰湿化生，瘀阻脉络，目失濡养发为本病。治疗上，健脾助运，有利于痰湿膏浊的消退和气血的化生；疏肝解郁则可使气血调达，目络通畅，在此基础上再增加通络、活血、化瘀之品常能收到较好的效果。

【常见证型】

1. 肝经郁热型

视物模糊，眼前暗影遮挡，视乳头充血，边界模糊，伴头晕目眩，情志不舒，善太息，口苦咽干，舌质红，苔薄黄，脉弦数。

2. 气滞血瘀型

视物模糊，眼前有黑影遮挡，视乳头充血，边界模糊，盘周有少量出血，静脉稍有迂曲，伴胸胁胀满，舌质暗，脉弦涩。

3. 痰浊阻络型

视物模糊，眼底视乳头边界不清，微隆起，伴胸闷纳呆，痰多，舌淡苔腻，脉滑。

4. 气血两虚型

视物模糊，目涩难睁，视乳头颜色淡白，边界模糊不清，伴神疲乏力，面色无华，舌淡，脉细。

【治疗大法】

1. 辨证论治

（1）肝经郁热证

治法：疏肝解郁，清热明目。

方药：丹栀逍遥散加减。

牡丹皮 15g，栀子 12g，柴胡 10g，赤芍 10g，当归 12g，茯苓 15g，薄荷 6g，郁金 10g，丹参 15g 等。

随症加减：口苦较为明显者加夏枯草、黄芩、野菊花；视盘水肿明显者加泽泻、白茅根等。

（2）气滞血瘀证

治法：行气活血。

方药：桃红四物汤加减。

桃仁 12g，红花 12g，熟地黄 15g，当归 10g，川芎 9g，赤芍 12g，丹参 30g，枳壳 15g，玄参 10g，三七粉 3g 等。

随症加减：气虚乏力者加党参、黄芪、白术；口苦、咽干者加夏枯草、石决明、菊花；失眠多梦者加酸枣仁、柏子仁、夜交藤、合欢皮等。

（3）痰浊瘀阻证

治法：化痰通络，祛瘀活血。

方药：化浊祛瘀明目汤加减。

法半夏 10g，白术 15g，茯苓 15g，陈皮 10g，车前子 15g，桃仁 10g，川芎 10g，三七 3g，茺蔚子 18g，柴胡 10g，防风 6g。

随症加减：眼底视盘色红者加金银花、栀子、连翘、夏枯草、牡丹皮；伴有出血者加茜草、炒蒲黄、小蓟、大蓟、旱莲草；伴咳嗽痰多者加贝母、葶苈子、桔梗等。

（4）气血两虚证

治法：补气养血。

方药：八珍汤加减。

党参 15g，黄芪 30g，白术 12g，茯苓 15g，熟地黄 20g，川芎 12g，白芍 9g，当归 10g 等。

随症加减：伴视盘色白淡者加丹参、葛根、蔓荆子等补气活血升阳；伴视网膜水肿者加薏苡仁、苍术健脾利湿等。

2. 专方治疗

化浊祛瘀明目方

适应证：缺血性视乳头病变。

方药：法半夏、白术、茯苓、陈皮、桃仁、川芎、三七、茺蔚子、车前子、柴胡、防风。

方解：本方为吕海江教授经验方。方中半夏具有燥湿化痰、降逆止呕、消痞散结作用。《药性论》记载："消痰涎，开胃健脾。"白术能健脾益气，燥湿利水。《医学启源》记载："除湿益燥，和中益气，温中，去脾胃中湿，除胃热，强脾胃，进饮食，安胎。"二者共为君药。茯苓能利水渗湿，健脾，宁心。《本草正》中记载："能利窍去湿，利窍则开心益智，导浊生津；去湿则逐水燥脾，补中健胃；祛惊痫，厚肠脏，治痰之本，助药之降。"车前子能利水、清热、明目、祛痰，与桃仁、三七、川芎活血化瘀之药共为臣药。柴胡疏肝解郁，茺蔚子凉血活血、明目，陈皮理气调中，防风载药上行共为佐使。全方配伍，共奏健脾利湿、活血化瘀、疏肝解郁明目之功效，从而达到祛痰湿、化瘀血以治其标，健脾胃、强脾气，和肝气以治其本，标本兼顾。

3. 针灸治疗

常用穴位：合谷、太阳、风池、睛明、攒竹、球后、百会、四神聪、足三里、三阴交、丰隆、光明等。每次远端取穴 2～3 个，局部穴位 4～5 个。

4. 穴位注射

复方樟柳碱注射液，每日 1 次，每次 2mL，患侧颞浅动脉旁皮下注射。

【西医疗法】

缺血性视乳头病变临床上病因复杂，和高血压、动脉硬化、糖尿病等多种全身病有关，治疗上，要针对全身病进行治疗。全身应用糖皮质激素，以缓解由循环障碍所导致的渗出水肿。对动脉炎性者糖皮质激素的应用尤为重要，以保护第二眼免于发作。口服或静脉滴注改善眼底微循环，增加血液供应量的药物，口服醋氮酰胺片降低眼内压以相对提高眼灌注压，以及支持疗法如维生素类药物，营养神经类药物等。也有文献报道在非炎性缺血性视乳头病变的患者中用视神经减压术，以缓解视乳头水肿，保护视力，取得了一定的效果。

【典型病例】

病例 1：张某，女，63 岁。初诊时间 2015 年 11 月 23 日。

主诉：左眼视力下降 3 天。

现病史：2015 年 11 月 20 日，左眼突然视力下降，于 11 月 21 日去当地某医院诊治，当时视力：右眼视力 0.8，左眼视力 0.05。视野示左眼鼻上方扇形缺损，右眼视野正常。造影示左眼动脉前期视盘充盈迟缓，诊断为左眼缺血性视乳头病变，未曾治疗，今来诊。

既往史：高血压 10 年。

检查：视力：右眼 1.0，左眼视力 0.02。左眼角膜透明，前房清，晶体皮质轻度混浊，瞳孔圆，直接对光反应迟钝。眼底检查：左眼视乳头下缘色淡，边界欠清，轻度水肿，动脉变细，反光增强，静脉稍迂曲，A：V≈1：2，黄斑部中心凹反光未见，色素紊乱。右眼未见明显异常。

症状：情志抑郁，胸胁胀痛，乏力，纳呆，脉细弦，苔白腻，舌质暗红伴齿痕。

西医诊断：①左眼缺血性视神经病变；②双眼动脉硬化眼底改变。

中医诊断：左眼暴盲（肝郁气滞，痰瘀阻络证）。

治法：疏肝解郁，祛瘀化浊。

方药：化浊祛瘀明目方加减。

夏枯草 20g，炒栀子 15g，法半夏 12g，白术 15g，茯苓 20g，川芎 10g，车前子 30g（包煎），醋柴胡 15g，桃仁 10g，茺蔚子 12g，陈皮 12g，防风 6g，白茅根 20g，三七 4g。7 剂水煎服，每日 1 剂，早晚各 1 次。

配合强的松片 40mg，每日 8 时饭后服；雷尼替丁片 1 片，甲钴胺分散片 500μg，每日 3 次口服；球后注射地塞米松注射液 1mL+654–2 0.5mL。

二诊：2015 年 11 月 30 日。患者自觉左眼视力较前好转。左眼视力 0.3，视盘水肿减轻，色泽稍淡。守前法，前方加黄芪 30g，全蝎 5g，蜈蚣 3g。10 剂，水煎服，每日 1 剂。激素用量递减。

三诊：2015 年 12 月 12 日。左眼视力 0.6，视盘水肿基本消失，色泽正常，边界稍模糊。守上方，继服 1 个月，复查视力，左眼 0.8，视盘边界清，色泽正常，中心周边视野均正常，右眼同前。

按语：本病发病急，病情重，对视力影响较大，早期应采用强的松片联合球后注射糖皮质激素地塞米松注射液，以快速消退视神经水肿，快速控制病情发展，挽救视力、缩短病程、防止转变为青盲（视神经萎缩），体现了急则治其标的理念，同时进一步寻找病因。根据全身情志抑郁，胸胁胀痛，乏力，纳呆，脉细弦，苔白腻，舌质暗红伴齿痕的临床表现，辨证为肝郁气滞。肝气郁结导致气机不畅，情志抑郁，肝经循行之胸胁部位胀痛。肝木克脾土则脾功能受到影响，脾气不足则乏力，食欲不振；脾运化水湿功能不足，则痰湿内生，阻于脉络则发病。故吕海江教授采用经验方"化浊祛瘀明目方"，疏肝解郁，祛瘀化浊。二诊时患者症状明显减轻，患者视力有所提高，增加虫类药全蝎、蜈蚣等助气活血，化瘀消肿。三诊时患者眼底及全身症状进一步改善，守方治疗，取得了较好的效果。

病例 2：王某，女，56 岁。初诊时间 2018 年 8 月 11 日。

主诉：右眼前有黑影遮挡，视力下降 3 个月。

现病史：3 个月前，右眼前有黑影遮挡伴视力下降，当时由于工作繁忙，未及时治疗。现自觉病情没有好转，来诊。

既往史：无特殊。

检查：右眼视力 0.2，矫正无提高，左眼视力 1.0。右眼角膜透明，前房深浅正常，瞳孔圆，直径约 3mm，直接对光反应稍迟，间接对光反应正常，晶体轻度混浊，眼底视盘边界模糊，色偏淡，视网膜动脉变细，A/V=1：2，黄斑部反光可见。左眼眼前节及眼底正常。视野：右眼下方视野缺损和生理盲点相连，左眼视野正常。眼 B 超：双眼玻璃体轻度混浊。

症状：乏力，失眠，纳差，舌质淡，边有齿痕，苔正常，脉细。

西医诊断：①右眼缺血性视神经病变；②双眼老年性白内障。

中医诊断：左眼视瞻昏渺（气血不足证）。

治法：补气养血，健脾安神。

方药：归脾汤加减。

党参 20g，黄芪 15g，炒白术 15g，蔓荆子 10g，龙眼肉 9g，茯神 10g，远志 10g，酸枣仁 30g，夜交藤 10g，丹参 30g，当归 12g，熟地黄 15g，川芎 12g，郁金 10g，薄荷 6g。14 剂，水煎服，每日 1 剂，早晚各 1 次。

右颞侧皮下太阳穴部位注射复方樟柳碱注射液 2mL，球旁注射曲安奈德注射液 20mg。

针刺：球后、睛明、攒竹、太阳、风池、三阴交、足三里。每日 1 次，10 天后休息 2 天。

二诊：2018 年 8 月 28 日。患者自觉右眼视力较前好转，暗影变淡，患者乏力、失眠症状缓解，纳差症状同前。查视力，右眼 0.25，矫正不提高。眼底同前。前方加神曲 15g，麦芽 10g，鸡内金 6g。14 剂，水煎服，每日 1 剂。右侧太阳穴部位继续行复方樟柳碱注射液穴位注射，针灸治疗同前。

三诊：2018 年 9 月 13 日。自觉视力进一步改善，乏力症状缓解，失眠症状消失，纳差改善。查右眼视力 0.25。眼底视盘边界仍模糊，无水肿，颜色稍淡。视野检查：视野缺损面积较前明显减小。处方调整为：党参20g，黄芪15g，炒白术15g，酸枣仁30g，夜交藤10g，丹参30g，当归12g，熟地黄15g，川芎12g，枸杞子15g，菟丝子15g，橘络12g，白芍9g，郁金10g，薄荷6g。14剂水煎服，每日1剂。其余治疗同前。

四诊：2018年10月8日。患者服上药期间出差，中断治疗1周，但自觉乏力症状明显缓解，失眠、纳差症状消失。右眼视力0.4，眼底同三诊。患者较满意，心情较放松。9月13日方去夜交藤、郁金、白芍，加女贞子15g，决明子15g，改汤药为颗粒剂，冲服，每日2次。停用复方樟柳碱注射液和针灸治疗。

五诊：2018年11月14日。患者全身症状基本消失，右眼视力0.4，视盘边界稍模糊，颜色淡。停止治疗。

按语：本病患者由于业务繁忙，工作压力大，在最初发病时由于左眼视力较好，因此对右眼视力下降、视野缺损的情况没有引起重视，待发病3个月就诊时，疾病急性期已过，眼底虽然视盘边界模糊，但是已无水肿，视盘颜色偏淡有视神经萎缩的趋势。门诊视野检查：患者表现为和生理盲点相连的下方视野缺损，属于缺血性视神经病变的典型视野，诊断明确。该期患者的治疗和急性期有所不同，急性期主要是快速消退视神经水肿，挽救视功能，多采用糖皮质激素冲击治疗，再根据病因改善微循环，营养神经。中医方面则根据全身辨证采用清热、凉血、化浊、祛瘀、利水等方法进行治疗。到了缓解期或晚期，则主要针对病因治疗，进行全身辨证治疗。本例患者工作压力大，经常加班、熬夜、饮食不规律，就诊时乏力、失眠、纳差症状较为明显，辨证为心脾气血不足，治疗上选用了归脾汤来健脾补气，补血养心，在此基础上增加了养血通络的丹参、川芎，疏肝解郁的薄荷，同时薄荷也可引药上行，配合复方樟柳碱注射液穴位注射改善眼底微循环。针刺选用了眼局部穴位以及足三里、三阴交等补气健脾的穴位，以疏通眼部经络。球旁注射曲安奈德注射液的目的是，虽然视盘已无水肿，但用长效的激素类药物球旁注射希望能够挽救尚没有完全损伤的视神经。通过综合疗法针药并用，患者视力有所提高，乏力、失眠症状缓解，但纳差症状改善不明显，故在二诊时增加了神曲、麦芽、鸡内金以健脾消食。三诊时患者全身症状改善，但视力提高不明显。患者担心预后不佳，情志抑郁，考虑到眼部视盘色淡，发病时间较久，久病多虚、久病多郁的情况，调整处方增加了补肝肾明目的枸杞子、菟丝子等子类药物以补肝肾明目，增加了橘络、白芍、郁金以疏肝解郁、通络。到四诊时，患者视力已经提高到 0.4，增大补肝肾明目药物力度，增加女贞子、决明子。同时，适当减少养心安神药、疏肝解郁药物如夜交藤、白芍、郁金等，继续用药 1 个月，患者视力稳定，停止用药。本例患者是缺血性视神经病变缓解期的典型病例，患者视力稳定持续一段时间后及时停药，也体现了中病即止的思想。

十三、视神经萎缩

视神经萎缩（optic atrophy）系因视神经退行性病变而致的视盘颜色变淡或苍白。临床上习惯将所有视盘颜色变淡、视力下降的眼疾称为视神经萎缩。但是，视盘颜色变淡并不都是视神经萎缩，临床上有少数患者视乳头表面血管分布较少，在检眼镜下颜色偏淡，视力、视野等均无异常。视神经萎缩是多种眼及全身病变对视神经损伤的最终结果，亦可由遗传、外伤等导致，发病率高，治疗困难，为常见的致盲或低视力的主要病种之一。

视神经萎缩属中医学"青盲"（《诸病源候论》）范畴，又名"黑盲"（《外台秘要》）。

【诊疗思路】

本病属于内障眼病，在解剖学上，视神经是中枢神经系统的一部分，来自颅内的软脑膜、蛛网膜和硬脑膜延续包绕着视神经前鞘膜至眼球后，鞘膜间隙与相应的颅内间隙相同，其中蛛网膜下腔亦充满着脑脊液，而肾主骨生髓，脊髓通于脑，髓聚而成脑，肾中精气充盈，则"髓海"得养，为视路功能的发挥提供物质基础。正如《审视瑶函·内外障论》曰："在五脏之中，惟肾水神光，深居瞳神之中，最灵最贵，辨析万物，明察秋毫。"因此，该病用药时当注意补肾之法。从患者的眼底表现上看，视神经乳头苍白或局部颜色偏淡，血管偏细。《证治准绳·杂病·七窍门》中曰"玄府幽邃之源郁遏，不得发此灵明耳"。目窍郁闭，脉络不通。"气血不足，目系失于濡养"是本病的重要因素。另外，对于本病患者应当寻根求源，询问病史，利用现代仪器如CT、MRI、视野检查仪、眼电生理检查仪等，寻找如头眼外伤、脑部肿瘤、药物中毒等原发病因。

吕海江教授认为，本病的病因虽然多种多样，但其病机可以简单地分成两个方面："不足"与"不通"。"不足"是指精、气、血不足，即原动力和能量不足，多见于原发性（上行性）视神经萎缩和下行性视神经萎缩；"不通"是指气血升发的通路不通，人体左升右降，肝主升发，脾主升清，肝与脾为气血升发的主力，肝郁不能升发，脾虚不能升清，致目失濡养，神光不能发越，多见于继发性视神经萎缩。但本病也可能有"不足"与"不通"共同存在的情况，"不足"日久，必有"不通"。"不足"为虚，虚则补之，驻景丸、四物五子汤、补中益气汤、益气聪明汤、明目地黄丸是常用的方剂；"不通"为郁为滞，疏肝健脾，以促升发，小柴胡汤、四逆散、加味逍遥丸为其主方。"不足"与"不通"有者，两类方剂交替运用，总的治法是：补益肝肾，益气养血，疏肝健脾。

【常见证型】

1. 肝郁气滞型

视物昏蒙，视盘色淡白或苍白，或视盘生理凹陷扩大加深如杯状，血管向鼻侧移位，动静脉变细，兼见情志抑郁，胸胁胀痛，口干口苦，舌红，苔薄白或薄黄，脉弦或细弦。

2. 肝肾不足型

外观正常，视力渐降，视物昏蒙，甚至失明。眼底表现同眼部检查。全身症状可见头晕耳鸣、腰膝酸软。舌质淡，苔薄白，脉细。

3. 气血两虚型

眼症同前。全身可见头晕心悸，失眠健忘，面色少华，神疲肢软。舌质淡，苔薄白，脉沉细。

4. 气血瘀滞型

多因头眼外伤，视力渐丧，视盘色苍白，边界清，血管变细。全身兼见头痛健忘，失眠多梦，舌质暗红，或有瘀斑，苔薄白，脉涩。

【治疗大法】

1. 辨证论治

（1）肝郁气滞证

治法：疏肝解郁，开窍明目。

方药：丹栀逍遥散加减。

柴胡12g，当归10g，白芍10g，茯苓15g，白术15g，甘草6g，薄荷6g，牡丹皮15g，栀子12g。

随症加减：情志抑郁者加枳壳、香附以疏肝理气；视神经色淡者加丹参、川芎、郁金以行气活血；加菟丝子、枸杞子、桑椹以滋养肝肾明目；失眠多梦者加远志、石菖蒲以开窍明目；郁热不重者，去牡丹皮、栀子。

（2）肝肾不足证

治法：补益肝肾，开窍明目。

方药：明目地黄汤加减。

熟地黄15g，山药12g，枸杞子15g，山茱萸12g，茯苓15g，炙甘草6g，生地黄15g，泽泻10g，牡丹皮12g，柴胡9g，当归12g，五味子9g。

随症加减：伴腰膝酸软，手足心热者加制何首乌、黄精、鳖甲等养阴清热；伴乏力，少气者加黄芪、党参等；临床中根据眼部及全身情况酌加石菖蒲以开窍明目，加丹参、川芎、牛膝以增活血化瘀之力。

（3）气血两虚证

治法：益气养血，宁神开窍。

方药：人参养荣汤加减。

人参 9g，白术 15g，茯苓 15g，炙甘草 6g，白芍 9g，当归 15g，熟地黄 15g，黄芪 18g，陈皮 9g，桂心 2g，五味子 9g，远志 10g 等。

随症加减：若气虚较轻可将人参改用党参；血虚偏重可加制何首乌、龙眼肉以养血安神；并可加用枳壳、柴胡等理气之品，以通助补。

（4）气血瘀滞证

治法：行气活血，化瘀通络。

方药：通窍活血汤加减。

桃仁 12g，红花 10g，赤芍 10g，川芎 9g，丹参 18g，橘络 10g 等。

随症加减：气滞较重者加枳壳、香附、柴胡；血瘀较重者加丹参、郁金、地龙。

2. 穴位注射

太阳穴注射复方樟柳碱注射液。太阳穴位于眉梢与目外眦连线的中点后方约 1 寸的凹陷处，属经外奇穴，是针刺治疗眼病的主要穴位之一。复方樟柳碱注射液主要成分是氢溴酸樟柳碱，其次是盐酸普鲁卡因。樟柳碱是从茄科植物唐左特山莨菪中分离的一种生物碱，有缓解平滑肌痉挛、抑制唾液分泌等抗胆碱作用，其治疗原理是通过颞前动脉旁皮下的自主神经末梢调整眼缺区的自主神经功能活动，缓解眼血管痉挛，改善视神经缺血状态。

3. 针刺疗法

常用穴：主穴：睛明、攒竹、鱼腰、丝竹空、四白、足三里、光明等。配穴：手三里、合谷、三阴交、血海、曲池、阳陵泉、阴陵泉等，主穴、次穴配合应用。

眼周穴位针刺方法：患者取坐位或卧位，穴位局部常规消毒后针刺方向与皮肤呈15°角进针，少行针。体针针刺方法：患者取坐位或卧位，穴位局部常规消毒后垂直进针，气血瘀滞和肝气郁结型采用泻法；气血不足型则采用补法；肝肾阴虚型则采用平补平泻法，提插捻转至"得气"。另该型可配合应用灸法，灸关元、涌泉、阴陵泉、阳陵泉，起补肾作用。

4. 西医疗法

目前西医对本病的治疗尚无理想药物及技术，确诊后，常规应用西药多不能提高视力。中医采用中药与针刺相结合的治疗方法，可使大多数患者视力有所改善，但眼底视盘颜色难以恢复。

（1）病因治疗：进行全身检查，尽量发现可能的病因，并予以针对性治疗。

（2）支持疗法：维生素B_1、维生素B_{12}、路丁等常规口服；肌苷片400mg，口服，每日3次；能量合剂（5%葡萄糖液500mL，辅酶A100mL单位，三磷酸腺苷40mg，维生素C 2g，适当加用胰岛素）静脉滴注，每日1次，15日为1个疗程。

（3）其他：神经生长因子20～30单位，肌内注射，每日1次，10日为1个疗程。

【典型病例】

病例1：余某，男，12岁。初诊时间2015年6月3日。

主诉：双眼视力下降2年。

现病史：两年前因为高热时间较长，引起双眼视力下降，检查后诊断为双眼视神经萎缩。曾口服复方血栓通胶囊、丹参片、甲钴胺片等，效不佳，遂来诊。

既往史：无特殊。

检查：右眼视力0.1，左眼视力0.08（矫正不提高）；裂隙灯检查无明显异常；眼底检查：双眼视盘颜色苍白，边界清晰，动静脉走行正常，动脉变细，动静脉比为1：3，黄斑区中心凹光反射消失。

症状：饮食、睡眠佳，二便调，舌质淡，苔薄白，脉沉细。

西医诊断：视瞻昏渺（气血两虚兼肝肾不足证）。

中医诊断：双眼视神经萎缩。

治法：益气养血，滋补肝肾，明目。

方药：生熟地黄各30g，黄芪20g，天冬15g，川芎10g，白芍15g，炙甘草10g，白术12g，当归10g，茺蔚子15g，菟丝子15g，醋鳖甲12g，醋龟甲12g，防风6g。10剂，水煎服，每日1剂。

配合每天在双侧太阳穴注射复方樟柳碱注射液，每侧每次1mL，针刺穴位选用睛明、攒竹、四白、合谷、血海、足三里，采用补法。

二诊：2015年6月14日。患者自诉视物较前发亮，上方去天冬、炙甘草，加全蝎4g。15剂，每日1剂，分两次温服。穴位注射方案不变。

三诊：2015年7月1日。右眼视力0.1，左眼视力0.15（不能矫正），眼底无明显变化。原方不变，续服15剂。

四诊：2015年7月17日。患者自诉用药舌质边尖红，苔少，脉细。患者用药后病情稳定，应患者要求将汤药改为丸剂，处方：黑羊肝30g，熟地黄30g，山萸肉12g，山药20g，牡丹皮6g，泽泻10g，茯苓12g，石菖蒲12g，枸杞子15g，菟丝子20g，女贞子30g，楮实子20g，五味子10g，车前子15g，覆盆子10g，沙苑子12g，茺蔚子10g，醋柴胡12g，制香附12g，防风6g，桑椹子15g，桑寄生15g，决明子12g，醋鳖甲1g，醋龟甲12g，沉香2g（包），三七粉3g（包），琥珀粉3g（包），炮山甲6g，全蝎5g，蜈蚣4g，煅磁石15g，除煅磁石外，其他药物研细粉，用煅磁石水制成丸，口服。

五诊：2015年9月20日。口干症状消失，舌脉正常，右眼视力0.15，左眼视力0.3（不能矫正）；眼底无明显变化。

按语：患者病程较长，视神经萎缩后期大多为久病入络，肝肾亏损，故补肝肾、益气血、通络活血为晚期治疗大法。本例早期用黄芪、白术补气，熟地黄、当归、白芍、川芎四物补血，再增加菟丝子、茺蔚子、龟甲、鳖甲，滋阴补肝肾明目，防风等药疏风，引药上行使气血通畅，水谷精微上乘来滋养萎缩的视神经。二诊患者自觉眼前发亮，说明辨证准确，故守方治疗，加大疏风通络之力，增加全蝎。患者服用 1 个月后，视力有所提高，但舌尖红，少苔等阴虚症状仍在，吕海江教授拟加大滋阴养血之力，但考虑到患者年龄较小，长期用汤剂依从性差的特点，将汤剂改为丸药口服。本例患者在治疗过程中，配合了穴位注射及针灸的方法。太阳穴的血供非常丰富，针刺该穴可活血通络，调和阴阳，从而达到提高视力和扩大视野的作用，穴位注射后药物在穴位处存留时间较长，增强与延长了穴位的治疗效能，并使之沿经络循行以疏通经气，直达病所，充分发挥了穴位和药物的共同治疗作用。此外，通过针刺治疗，还可以活血通络，疏通眼区经气，改善眼局部血液循环，增强视神经、视网膜、脉络膜组织的新陈代谢，有利于视神经细胞功能恢复，视力提高，视野扩大。

病例 2： 张某，男，25 岁。初诊时间 2013 年 5 月 19 日。

主诉：右眼外伤后视物不清 6 个月。

现病史：患者 6 个月前被人击中右眼，当时右眼睑皮肤肿胀青紫，难以睁眼，视物不清，伴有头痛，恶心呕吐，头部及眼部核磁共振检查无异常。当地医院诊断为"右眼钝挫伤"，给予复方血栓通胶囊、云南白药常规口服，抗生素、糖皮质激素药物静脉点滴治疗。半个月后，右眼睑皮肤肿胀青紫消退，但仍视物模糊，遂来我院就诊。

既往史：无特殊。

检查：右眼视力 0.03（矫正不提高），左眼视力 1.0。右眼瞳孔偏大，直径约 5mm，直接对光反应迟钝，间接对光反应正常。眼底检查：视盘边界清楚，色淡白，视乳头动、静脉和视网膜交界处有白鞘，黄斑部中心凹反光隐约可见。左眼未见明显异常。视野检查：右眼视野缺损。

症状：无特殊。

西医诊断：视瞻昏渺（肝肾不足证）。

中医诊断：双眼视神经萎缩。

治法：滋肾益精，通络明目。

方药：制何首乌25g，黄精20g，熟地黄20g，山茱萸20g，枸杞子20g，菟丝子20g，丹参20g，黄芪30g，升麻10g。28剂，水煎服，每日1剂，每次200mL，早晚饭后半小时温服。

二诊：2013年6月23日。患者自诉右眼视力无明显改变，颞侧方视物较前清晰一些。眼科检查：右眼视力0.03，眼部其余检查同前。处方：守上方加巴戟天15g。28剂。

三诊：2013年7月27日。患者述右眼视物较前稍清晰。眼科检查：右眼视力0.06，矫正不提高。眼部其余检查同前。处方调整如下：丹参25g，制何首乌20g，黄精20g，枸杞子15g，菟丝子15g，覆盆子20g，巴戟天15g，升麻10g，黄芪30g。28剂。

四诊：2013年8月24日。患者自觉右眼视力较前有所改善。眼科检查：右眼视力0.1，矫正不提高。上方加肉苁蓉20g。28剂。

五诊：2013年9月30日。患者自述右眼视物较前明显清晰，饮食睡眠正常，二便调。眼科检查：右眼视力达0.12，矫正不提高，右眼瞳孔偏大，直径约5mm，直接对光反射较前灵敏，眼底检查同前。视野检查：右眼视野较初诊有明显改善。处方：嘱咐患者按上方制成蜜丸，每次9g，每日2次早晚饭后口服，2个月。

六诊：2013年12月14日。自觉右眼视力进一步提高。眼科检查：右眼视力0.2，其余检查同前。停服中药汤剂，改用明目地黄丸2个月。

按语：本例患者就诊时距发病已有6个月，视力一直较差，视野有明显损害。视盘出现颜色淡白，能够确定为视神经萎缩。此时病机以虚为主，治法应为益精明目，兼以通络。制何首乌、黄精、熟地黄、山茱萸、枸杞子、菟丝子补益肝肾，益精明目；丹参、黄芪、升麻化瘀通络，益气升阳，后期增加巴戟天、肉苁蓉增加温阳之力。本病病程缓慢，应守主方。注意调理脾胃，以防药物滋腻，后期可予丸药口服，缓缓图功。有部分本病患者是能够改善一定程度的视功能的。

病例 3：宋某，女，19 岁。初诊时间 2009 年 9 月 5 日。

主诉：双眼视物模糊 2 年。

现病史：2 年前经期时与人吵架，致精神不振，时有恍惚感，纳食差，不寐，先求治于内科，药用逍遥散、越鞠丸、柏子养心汤等，皆不应。继而发现双眼视物模糊，方到眼科就诊，拟诊视瞻昏渺，用药如明目地黄汤、归脾汤，然视力继续下降，故来郑州求治。

既往史：既往体健。

检查：双眼外观无明显异常改变，右眼视力 0.1，左眼视力 FC/50m。查眼底：双眼视神经乳头颜色变淡，边界欠清，右眼黄斑区中心反光点隐约可见，左眼则不可见，周边视野检查呈向心性缩小。

症状：身倦乏力，头眩，心悸，四肢沉重疼痛，时有腹痛，小便不利，大便稍溏，每日 2 次，舌质淡，苔白厚，脉沉细。

西医诊断：视瞻昏渺（脾肾阳虚证）。

中医诊断：双眼视神经萎缩。

治法：滋肾益精，通络明目。

方药：炮附子 12g，桂枝 10g，白茯苓 20g，焦白术 12g，赤白芍各 10g，淫羊藿 10g，菟丝子 15g，鸡血藤 30g，黄芪 30g，全蝎 6g，制马钱子粉 0.2g（分冲）。14 剂，日 1 剂，水煎服。

配合球后注射硝酸士的宁 1mg 加维生素 B_{12} 500mg，每周 2 次。连用 2 周，电话复诊诉视物较前清楚，肢困腹痛均轻。效不更方，嘱其继服 14 剂后来诊。

二诊：2009 年 10 月 8 日。右眼视力 0.2，左眼视力 0.1。眼底无明显改变，腹痛愈，乏力改善，饮食可。遂于上方中加制何首乌 20g，石菖蒲 12g，50 剂，每日 1 剂分两次温服。

三诊：2010 年 12 月 8 日。患者视力右 0.3，左 0.1，其余症状同前，守 10 月 8 日方 60 剂，每日 1 剂，分两次温服。

四诊：2011 年 4 月 18 日。右眼视力已达 0.6，左眼视力 0.3。检查眼底：双眼视神经乳头色淡，边界较清，黄斑区中心光反射存在。1 年后随访，视力稳定，周边视野较原来明显扩大。

按语：患者心悸、头晕、小便不利、肢体沉重、苔白、脉沉，其病机因肾中真阳不足，不能化气行水，致水气上泛，玄府闭塞，目窍被阻，精气失荣而成。临证时宜据证而遣方，不可认病而选药。真武汤温阳利水散邪，且蕴含有活血抗凝之作用，具有明显的改善循环、调整胃肠、促进代谢等功能。对于阳虚水郁所致眼科诸病，用之恰当，多收桴鼓之效。

十四、中心性浆液性脉络膜视网膜病变

中心性浆液性脉络膜视网膜病变（central serous chorioretinopathy，CSC）是指黄斑区或者后极部视网膜色素上皮屏障功能受损，液体进入神经上皮下导致神经上皮脱离，可伴有色素上皮的脱离。中心性浆液性脉络膜视网膜病变在我国发病率较高，属于最常见的眼底病之一，患者大多为青壮年男性，发病年龄 20～45 岁，发病高峰在 40 岁前后，男女之比为 5：1～10：1，90% 以上单眼受害，左右眼无差别，大多能在 3～6 个月内自行恢复，是一种自限性疾病，但也易复发，多次反复后可导致视功能不可逆性损害。本病确切病因还不清楚。近来研究表明除血清中儿茶酚胺浓度升高外，与外源性和内源性糖皮质激素等有关。该病诱发或加重因素包括睡眠不足、压力大、情绪波动、妊娠及大剂量全身应用糖皮质激素等。A 型性格易患病。本病有自限性，发病者应消除可能的诱因，禁用糖皮质激素和血管扩张药。治疗方法包括激光光凝治疗、光动力治疗及药物治疗等方法。

本病相当于中医学的视瞻有色，又名"视直如曲""视大为小"等，该病

名见于《证治准绳·杂病·七窍门》。书中载："视瞻有色证，非若萤星、云雾二证之细点长条也，乃目凡视物有大片甚则通行（有色阴影）……"并对其病因病机有较详细记载，认为"……当因其色而别其证以治之。若见青、绿、蓝、碧之色，乃肝肾不足之病，由阴虚血少，精液衰耗，胆汁不足，气弱而散……若见黄赤者，乃火土络有伤也……"

【诊疗思路】

吕海江教授认为，视衣中心部（黄斑）名谓"黄睛"，是人眼中心视力的发源区，乃脾脏的精华所形成。患者常嗜食辛辣，脾胃积热蕴毒，或房事过度，肾阴亏损，或郁怒伤肝，相火妄动，热毒上炎，聚结在部分视衣上（黄斑区部分视网膜），耗伤阴液，灼伤部分视衣，故出现以上诸症。若脾胃素虚，湿浊夹热凝聚，侵及视衣四周则形成黄睛肿胀（黄斑区水肿），亦会出现以上证候。

治疗上，根据眼部及全身症状多分为三型。如伴有胸闷纳呆，大便稀薄者多辨证为水湿上犯证，采用利水渗湿为治法，方用五苓散或者四苓散加减；如果伴有脘腹痞满，小便短赤，舌苔黄腻，湿热或痰湿症状的辨证为痰湿化热型，常选用清热化痰，健脾利湿治则，用三仁汤为主加减治疗；如果伴有腰膝酸软，眩晕耳鸣的常辨证为肝肾不足型，采用杞菊地黄丸、明目地黄丸或内障症主方等治疗。当然，在临床辨证中要灵活，不能局限于以上几种情况，像脾虚湿困型、心脾两虚型、阳虚水泛型也不少见，可以酌情选用参苓白术散、归脾汤、真武汤、猪苓散等加减治疗。对于临床上全身症状缺如的，则从脾、从肝、从肾论治。脾主运化水湿，肝主疏泄，肾主水，通调水道。根据眼底黄斑病视网膜水肿的情况可以酌情选用，健脾利水之茯苓、萆薢、芡实、泽泻、薏苡仁；疏肝、活血利水之香附、泽兰、滑石、陈皮；归肾经，且具有利水功能之猪苓、车前子、地肤子等。

病情日久，患者黄斑部水肿基本吸收，视力较前好转，眼前中央部暗影颜色稍淡，但眼底仍残留有少量痕迹久不消退者，多考虑气阴两虚，血气未能复原，经络尚不能舒展，需要增加补气养阴活血之力，可以选用八珍汤或六味地黄丸类方加减，在此基础上酌情选用，化痰软坚散结之半夏、陈皮、昆布、海藻、川贝母；活血利水之丹参、炒山楂、川芎、三七粉；补肝肾明目之枸杞子、菟丝子、楮实子、女贞子等。

【常见证型】

1. 水湿上泛型

视物模糊，眼前出现有色阴影，视物变小或变形，眼底可见视网膜反光晕轮明显，黄斑水肿、中心凹反光减弱或消失；胸闷，纳呆呕恶，大便稀溏；舌苔滑腻，脉濡或滑。

2. 痰湿化热型

视物模糊，眼前棕黄色阴影，视物变小或变形，眼底可见黄斑水肿及黄白色渗出；脘腹痞满，纳呆呕恶，小便短赤；舌红苔黄腻，脉濡数。

3. 肝肾不足型

视物模糊，眼前可见暗灰色阴影，视物变小或变形，眼底可见黄斑区色素紊乱，少许黄白色渗出，中心凹光反射减弱；或兼见头晕耳鸣，梦多滑遗，腰膝酸软；舌红少苔，脉细。

【治疗大法】

1. 辨证论治

（1）水湿上泛证

治法：利水渗湿。

方药：四苓散加减。

白术 15g，茯苓 15g，猪苓 15g，泽泻 15g，丹参 10g，三七粉 3g 等。

随症加减：黄斑区水肿明显者，宜加车前子、琥珀以利水化痰；纳呆便溏者，宜加莲子、芡实、薏苡仁、陈皮以健脾利湿。

（2）痰湿化热证

治法：清热化痰，健脾利湿。

方药：三仁汤加减。

杏仁 12g，滑石 30g，通草 6g，竹叶 6g，白蔻仁 10g，厚朴 12g，薏苡仁 30g，半夏 12g。

随症加减：黄斑区黄白色点状渗出较多者，可加丹参、郁金、山楂以理气化瘀；脘腹痞满者，宜加鸡内金、莱菔子以消食散结；纳呆呕恶者，宜加陈皮、半夏、白术、茯苓、生姜以健脾止呕；小便短赤者，宜加车前子、泽泻、黄柏以助清热利湿。

（3）肝肾不足证

治法：滋补肝肾，和血明目。

方药：四物五子汤或加减驻景丸加减。

熟地黄 15g，当归 12g，地肤子 15g，白芍 9g，菟丝子 15g，川芎 9g，覆盆子 15g，枸杞子 15g，车前子 10g 等。

随症加减：黄斑区渗出较多、色素紊乱者，加山楂、昆布、海藻以软坚散结。

2. 针刺疗法

主穴：瞳子髎、攒竹、球后、睛明。

配穴：合谷、足三里、肝俞、脾俞、翳明、头临泣、风池、肾俞等。

每次主穴选 2 个，配穴选 2 个。

每日 1 次，10 次为 1 个疗程，均留针 30 分钟。

3. 西医疗法

（1）激光光凝法：激光光凝渗漏点是本病首选疗法。光凝后 1 周左右，神经上皮层浆液性脱离开始消退，2～3 周内完全消失。但本病是一种自限性疾病，有自愈倾向，如果激光光凝法使用不当，反而给病者造成灾难性结果。

适应证如下：①有明显荧光渗漏，渗漏点位于视盘－黄斑纤维束以外，离中心小凹 250μm 以上，浆液性脱离严重者；②有面积较大的神经上皮层脱离，伴有直径 1PD 以上的色素上皮层脱离者；③病程 3 个月以上仍见到荧光渗漏，并有持续存在的浆液性脱离者。

（2）**光动力疗法**：持续 6 个月以上的色素上皮失代偿，一般无明确渗漏点的慢性 CSC 可以采用 PDT 治疗，尤其是伴有脉络膜新生血管膜的患者。急性 CSC 有报道采用光敏剂维速达尔进行治疗，所需药量为治疗湿性老年性黄斑变性所需量的 30%～60%，其余治疗参数不变，可以有效封闭渗漏点，安全有效，缩短病程。

（3）**药物治疗**：维生素 C、维生素 E、路丁、安络血等减少毛细血管通透性药，可以试用。睡眠不良者，可口服镇静剂。肾上腺皮质激素禁用，因为可以诱发本病或使神经上皮层下浆液性漏出增加，甚至形成泡状视网膜脱离。

【典型病例】

病例 1：刘某，男，38 岁。初诊时间 2005 年 11 月 21 日。

主诉：右眼视物模糊、变形 1 周。

现病史：1 周前，患者饮酒后呕吐，第 2 天出现右眼前有暗影，视物变色，变小，伴乏力、食欲不振、大便稀薄等。未引起重视，休息后不能缓解遂来诊。

既往史：既往体健。

检查：右眼视力 1.0，左眼视力 0.5（矫正不提高），双眼前节（－）。眼底检查：右眼后极部浆液性水肿，可见一近圆形水肿，反光轮，中心凹光反射消失。OCT：黄斑水肿，神经上皮层脱离。

症状：乏力、胸闷、食欲减退、大便稀，舌苔滑腻，脉滑。

西医诊断：右眼中心性浆液性脉络膜视网膜病变。

中医诊断：视瞻有色（脾虚水泛证）。

治法：补气健脾，渗湿利水。

方药：四君子汤合四苓散加减。

党参15g，炒白术15g，茯苓15g，车前子15g，薏苡仁30g，猪苓15g，泽泻20g，丹参15g，黄芪15g，神曲15g，三七粉3g。7剂，水煎服，每日1剂。

嘱注意休息，饮食忌生冷、肥甘厚味。

二诊：2005年11月28日。右眼视力0.6，自诉乏力，胸闷减轻，纳差症状缓解，大便成形。上方加桂枝10g，7剂，每日1剂，分两次温服。

三诊：2005年12月6日。右眼视力1.0，视物变形消失，胸闷乏力消失。守上方继服15剂。OCT：神经上皮下积液完全消失。随访2个月患者视力稳定，全身不适症状消失，未再出现复发。

按语：本病案为水湿上泛证的一位患者，症见胸闷，纳呆呕恶，大便稀溏，舌苔滑腻，脉濡或滑，治以益气健脾，利水渗湿。方用四君子汤联合四苓散加减温阳化气以助利水。吕海江教授使用四苓散以利水渗湿，主要针对热重于湿者，而湿重于热者，则加桂枝以温阳化气以利水。

病例2：刘某，女，21岁。初诊时间2006年12月20日。

主诉：右眼视物模糊，伴眼前暗影1周。

检查：右眼视力1.0，左眼视力0.6（矫正不提高），双眼前节（－）。眼底检查：右眼黄斑部浆液性水肿，偏下可见一近椭圆形水肿反光轮，中心凹反射消失。

症状：脘腹痞满，小便短赤，大便黏腻不畅，舌质红，苔黄腻，脉滑数。

西医诊断：右眼中心性浆液性脉络膜视网膜病变。

中医诊断：视瞻有色（痰湿化热证）。

治法：清热利湿，化痰。

方药：杏仁15g，滑石30g，通草10g，竹叶10g，白蔻仁10g，厚朴

10g，薏苡仁 18g，半夏 15g，茯苓 18g，丹参 15g，防风 10g。7 剂，水煎服。

配合针刺治疗（取穴：睛明、球后、合谷、脾俞），每日 1 次，留针 30 分钟。

二诊：12 月 28 日。患者不适症状消失，右眼视力提高至 1.0，眼底水肿消退，全身不适症状消失。

按语：本病案为痰湿化热证的一位患者，眼部症见视物模糊，眼前棕黄色阴影，视物变小或变形，眼底可见黄斑水肿及黄白色渗出。症见脘腹痞满，纳呆呕恶，小便短赤，舌红苔黄腻，脉濡数。痰湿化热证明确。吕海江教授使用三仁汤治疗以清热利湿，宣畅气机，并配合针刺治疗，以开窍利水，7 剂而愈。

病例 3：张某，男，62 岁。初诊时间 2020 年 4 月 9 日。

主诉：左眼视物模糊，伴眼前暗影 5 天。

现病史：患者 5 天前，劳动后大汗出，次日出现左眼视物模糊，眼前有暗影，伴口干，喜饮，头晕，心悸、失眠，到北京某医院就诊诊断为双眼黄斑水肿，同时进行头部 CT 检查，未发现颅内出血等，给予银杏叶提取物注射液静脉滴注效果不佳，今来诊。

既往史：高血压 10 年。

检查：右眼视力 0.8，左眼视力 0.12（矫正不提高）。双眼前节（－），眼底检查：双眼视盘边界清，色淡红，A/V=1：2，后极部盘状黄斑水肿，无出血、渗出，中心凹光反射消失。

症状：头晕，失眠，太阳穴胀痛，口渴、喜饮，大小便正常，舌质红，苔薄黄，脉正常。

西医诊断：双眼中心性浆液性脉络膜视网膜病变。

中医诊断：视瞻昏渺（气血不足，阳虚水泛证）。

治疗：补气养血，温阳利水。

方药：附子 10g，茯苓 30g，炒白术 15g，白芍 12g，川牛膝 10g，泽泻

10g，黄芪 10g，北沙参 6g，麦冬 12g，生地黄 15g，当归 18g，川芎 15g，五味子 9g，夏枯草 18g，香附 18g，茺蔚子 12g，桃仁 12g，甘草 10g。7剂，水煎服，每日 1 剂，温服。

配合针刺治疗（取穴：睛明、太阳、百会、风池、合谷），每日 1 次，留针 20 分钟，当日行双耳尖放血 1 次。

二诊：2020 年 4 月 16 日。患者头晕、头胀症状缓解，口渴缓解，患者自诉大便干，左眼视力 0.4，眼底黄斑病水肿稍有改善。右眼同前。去附子，改桂枝 9g，加麻仁 6g。7剂，每日 1 剂，分两次温服。

三诊：2020 年 4 月 24 日。患者头痛、头胀消失，口渴缓解，大便正常，舌苔基本正常。左眼视力 0.5，黄斑部水肿较前明显减轻。调整处方如下：

茯苓 30g，炒白术 15g，白芍 12g，大枣 9g，川牛膝 10g，泽泻 10g，黄芪 10g，北沙参 6g，麦冬 12g，生地黄 15g，当归 18g，川芎 15g，五味子 9g，香附 18g，茺蔚子 12g，桃仁 12g，车前子 15g，地肤子 15g，生姜 3 片，大枣 3 枚。7剂，每日 1 剂，分两次温服。

四诊：2020 年 4 月 30 日。患者全身症状缓解，左眼视力 0.6，左眼黄斑部水肿吸收，中心凹反光可见。该处方为杞菊地黄丸成药。随访 1 个月未见复发。

按语：患者在劳作大汗后发病，耗阴伤阳，脾肾阳气受损。头目眩晕，眼底黄斑水液蓄积，为脾肾阳虚导致，水湿上泛之证。脾主运化水谷，盖水之制在脾，水之主在肾，脾阳虚则湿难运化，肾阳虚则水不化气而致水湿内停，水湿中阻，清阳不升，则头晕、头痛；口干、喜饮为汗出津伤；故本病应辨证为阳虚水泛，气血不足之证。治疗当以补气养血，温阳利水为基本治法。方中附子辛甘性热，用之温肾助阳，以化气行水，兼暖脾土，以温运水湿。茯苓利水渗湿，使水邪从小便去；白术健脾燥湿，佐以生姜之温散，既助附子温阳散寒，又合苓、术宣散水湿。白芍一者利小便以行水气，二者柔肝缓急，三者可防附子燥热伤阴，以利于久服缓治。在此基础上用张望之老师内障病主方加减，补气养血活血利水，共同起到标本兼治的目的，同时配合针刺放血疗法，疏通经络，缓解头部胀痛症状。用药7剂，全身症状改善，黄斑水肿有所吸收，但患者大便干，遂减附子，加桂枝以温阳，同时用麻仁润肠通便。三诊时患者全身及局部症状很大程度缓解，但水肿仍在，加大活血利水之力，加车前子、地肤子等。四诊时患者眼底黄斑水肿消退，但视力没有完全恢复，考虑到久病及肾，故改为杞菊地黄丸进行治疗取得较好的疗效。

病例4： 高某，女，41岁。初诊时间2020年3月21日。

主诉：左眼视物变小10天。

现病史：10天前，患者由于工作繁忙、熬夜后出现左眼视物变小，眼前有暗影，伴乏力，食欲不振，休息后未曾好转，遂来诊。

既往史：无特殊。

检查：右眼视力1.2，左眼视力0.8（矫正不提高），双眼前节（－）。眼底检查：左眼视盘边界清，色淡红，A/V=1：2，后极部盘状黄斑水肿，无出血、渗出，中心凹反光增强，右眼底正常。

症状：乏力、食欲不振，大便溏，眠差，经行期间伴少腹冷疼，舌脉正常。

西医诊断：左眼中心性浆液性脉络膜视网膜病变。

中医诊断：视瞻昏渺（脾虚湿困证）。

治法：健脾利湿。

方药：党参15g，白术15g，茯苓20g，陈皮10g，砂仁3g，黄芪30g，茯神10g，远志10g，酸枣仁30g，丹参15g，三七粉3g，车前子15g，泽泻12g，猪苓15g。14剂，每日1剂，分两次温服。

嘱注意休息。

二诊：2020年4月14日。右眼视力1.2，左眼视力1.0，患者自诉用上药后视物变小及眼前暗影完全消失，遂上班。上班后由于工作过于紧张，于3日前再次出现视物变小症状，全身乏力、食欲不振、大便溏症状明显好转，但仍失眠伴耳鸣，遂再次来诊。处方调整为：

党参 15g，白术 15g，茯苓 20g，陈皮 10g，黄芪 30g，柴胡 12g，白芍 10g，当归 12g，珍珠母 15g，枸杞子 15g，酸枣仁 30g，丹参 15g，三七粉 3g，煅磁石 15g，车前子 15g，泽泻 12g，猪苓 15g，香附 6g，砂仁 3g。10 剂，每日 1 剂，分两次温服。

三诊：2020 年 4 月 24 日。右眼视力 1.2，左眼视力 1.2，患者视物变小、眼前暗影完全消失。乏力、便溏症状消失，失眠、耳鸣改善。守上方，去珍珠母、陈皮、砂仁、猪苓、三七粉加女贞子、菟丝子各 15g，15 剂以巩固疗效。随访 2 个月，患者未见复发。

按语：患者为中青年女性，白领，是一名社区工作者，由于工作劳累，思虑过度，导致脾气不足出现乏力、食欲不振、便溏症状。脾主运化，脾气不足，升清降浊之力受到影响，运化水湿功能减退，水湿停滞于眼内则出现眼底的水肿。治疗上则针对主要病因，补其不足，损其有余。以健脾利水为主要治法，方用参苓白术散联合归脾汤加减。方中，党参、白术、茯苓、陈皮、黄芪补气健脾利湿治本，茯神、远志、酸枣仁、丹参养心安神，车前子、泽泻、猪苓利水渗湿，香附、砂仁健脾暖胃疏肝和血，治标。为患者开假条，暂缓工作，配合在家休息。14 剂后，患者眼部视物变小、眼前发暗症状消失，患者自认为眼部痊愈，未能及时复诊。上班后，患者因精神紧张，于 3 日后发病，再次就诊。就诊时患者乏力、便溏消失，失眠偶有发生，但又出现耳鸣症状，眼部黄斑轻度水肿。考虑仍为水气不利，正气未复所致。因工作后压力大，导致血虚肝郁，经络不畅而诱发，治疗上仍用上方，联合逍遥散加减治疗，10 剂后，黄斑水肿消失，继续服用 15 剂巩固疗效，随访 2 个月，未见复发。提示：医患的配合很重要，眼病治疗要彻底，邪气除，正气完全恢复，则不易复发。

十五、视网膜色素变性

视网膜色素变性（retinitis pigmentosa，RP）是一组以遗传性、进行性光感受器细胞丧失，最终导致视网膜变性萎缩为主要特征的疾病。病变通常从视网膜赤道部开始，并向黄斑和中心凹推进。典型症状：夜盲，伴有进行性视野缺损、眼底色素沉着和视网膜电流图显著异常或无波型。目前，临床尚无有效治疗方法，多数视力下降的患者会在接下来的几十年里出现失明，严重影响患者的生活。鉴于此，研究人员正积极寻找治疗 RP 的新策略，如药物疗法、基因疗法、干细胞疗法、神经保护疗法等。

本病相当于中医学的高风内障，该病名见于《证治准绳·杂病·七窍门》，又名高风雀目、高风内障、阴风障等。病至后期，视野渐窄，《秘传眼科龙木论·高风雀目内障》形容"惟见顶上之物"。同时书中对其并发症也有一定认识："多年瞳子如金色。"而《目经大成·阴风障》中对夜盲和视野缩窄的记载更为形象："大道行不去，可知世界窄。未晚草堂昏，几疑大地黑。"《杂病源流犀烛·目病源流》对其病因病机的认识和现代极为一致。"有生成如此，并由父母遗体，日落即不见物。"一般双眼罹患，病程漫长，日久则成青盲，或瞳内变生翳障。

【诊疗思路】

吕海江教授认为：高风内障属元阳不足，阳衰不能抗阴。夜间阴盛，故入暮无睹；白昼阳盛，故晓复明。阴阳互根，阳虚日久，必及于阴，阴阳俱衰，视衣得不到充分营养，故目呆滞，只能向前直视见物，而周围事物如无所见（视野狭窄）。结合临床将该病的病机归纳如下：①禀赋不足，命门火衰：肾阳不足，命门火衰，温煦失职，生化不力，气虚血少，不荣于目，且阳衰不能抗阴，神光衰微，故夜盲而昼明，视野渐窄。阳虚阴盛者常血凝脉涩，瘀阻不通，致目窍痿闭而失明。②肝肾亏损，精血不足：肝肾精虚，精亏血少，不濡目窍，目络枯涩，玄府渐闭，则眼罹本症。③脾胃虚弱，清阳不升：脾胃虚弱，受纳运化失职，脏腑精华不足，清阳不升，目失濡养，且气虚血滞，脉道不利，眼络枯涩，遂致眼部诸症。治疗上，则根据不同的证型采用温补肾阳、滋养肝肾、补气健脾、气血双补等治法选用相应的方药。在此过程中酌选丹参、川芎等补血活血类药物；密蒙花，谷精草等明目退翳类药物以及夜明砂、望月砂、枸杞子、女贞子、茺蔚子、菟丝子、地肤子等补肝肾明目药物；阳虚者则选用附子、肉桂、巴戟天、肉苁蓉等温肾壮阳类药物等。

【常见证型】

1. 肾阳不足型

夜盲，视野进行性缩窄，视网膜白点状或骨细胞样或不规则状色素沉着，伴腰膝酸软，形寒肢冷，夜尿频频，小便清长，舌质淡，苔薄白，脉沉弱。

2. 肝肾阴虚型

夜盲，视野进行性缩窄，视网膜白点状或骨细胞样或不规则状色素沉着，伴头晕耳鸣，舌质红少苔，脉细数。

3. 脾气虚弱型

夜盲，视野进行性缩窄，视网膜白点状或骨细胞样或不规则状色素沉着，兼见面色无华，神疲乏力，食少纳呆，舌质淡，苔白，脉弱。

【治疗大法】

1. 辨证论治

（1）肾阳不足证

治法：温补肾阳。

方药：右归丸加减。

熟地黄 15g，山药 12g，山萸肉 12g，枸杞子 15g，鹿角胶 6g，菟丝子 15g，杜仲 10g，当归 10g，肉桂 3g，制附子 9g。

随症加减：原方温补肾阳，益精养血，用于本证，宜加川芎、牛膝，以助肉桂、当归温阳活血通络。

（2）肝肾阴虚证

治法：滋养肝肾。

方药：明目地黄丸加减。

熟地黄 15g，生地黄 15g，山药 12g，泽泻 10g，山茱萸 15g，牡丹皮 10g，柴胡 10g，茯神 9g，当归身 12g，五味子 10g 等。

随症加减：眼底血管变细或色素堆积，视网膜颜色污秽者，宜加丹参、牛膝、夜明砂、毛冬青等，以活血化瘀，通络消滞；虚热重者，宜加知母、黄柏等，以滋阴清热；眼干涩不适者，宜加天花粉、玄参，以养阴清热。

（3）脾气虚弱证

治法：健脾益气。

方药：参苓白术散加减。

人参 9g，白术 15g，白茯苓 15g，炙甘草 6g，山药 15g，桔梗 12g，白扁豆 10g，莲子肉 6g，薏苡仁 15g，缩砂仁 6g，陈皮 10g 等。

随症加减：气滞血瘀，脉道不利者，宜加丹参、川芎、三七、鸡血藤等，以活血通络。

2. 其他中医治法

（1）针刺疗法

主穴：睛明、上明、承泣、光明、球后。

配穴：攒竹、鱼腰、丝竹空、太阳、四白、百会、新明一、新明二等。

肾阳不足证加用肾俞、命门、关元、太溪等穴；肝肾阴虚证加用太冲、肝俞、肾俞、三阴交、太溪、复溜等穴；脾气虚弱证加脾俞、胃俞、足三里、中脘、太白等穴。

每次主穴选 2～3 个，配穴选择 2 个，交替应用，每日 1 次，10 次为 1

个疗程，均留针 30 分钟，治疗 3 个疗程。

（2）穴位注射疗法

常用穴位：足三里、肾俞、肝俞、脾俞。

常用药物：舒血宁注射液、复方樟柳碱注射液。

疗程：每日选择一个穴位，交替选择，15 天 1 个疗程。

3. 西医疗法

目前，临床上治疗的主要方法是药物维持疗法。补充高剂量的维生素 A 和部分营养因子，但只能减缓视网膜色素变性患者丧失视觉的病程，在一定限度内提高生活质量。针对视网膜色素变性的发病机制和临床表现，有 3 种治疗策略：第一，从根本上或在疾病的早期阶段防止感光细胞凋亡。主要手段为基因治疗，将正常基因导入视网膜靶细胞，更正缺陷基因，使其产生正常的基因表现型，并稳定表达；第二，尽可能延缓视网膜色素变性的病程，减缓感光细胞凋亡。主要依靠神经营养因子、抗凋亡药物、钙离子阻滞剂、抗氧化剂及维护视网膜的营养剂，这些物质可以改善视杆细胞和视锥细胞的营养供给，维持视网膜血管的完整性，抑制视网膜细胞的氧化损伤等；第三，在疾病的晚期用新生的细胞替换凋亡的感光细胞，主要依赖干细胞疗法。以上这些疗法均处于探索阶段。

【典型病例】

病例 1：赵某，男，19 岁。初诊时间 2005 年 11 月 20 日。

主诉：双眼视物模糊 3 年。

现病史：3 年前，患者无意间发现晚间视物不清，未引起重视，后视力下降，视野变窄，到当地眼科就诊，诊断为双眼视网膜色素变性，给予甲钴胺分散片等营养神经类药物，疗效不佳，为进一步求治，遂来诊。

既往史：无特殊。

家族史：爷爷自幼视力欠佳，具体眼病不明。

检查：右眼视力 0.1，左眼视力 0.5（矫正不提高），双眼前节（-）。眼底查见：双眼视盘边界清，色蜡黄，视网膜动脉变细，静脉稍迂曲扩张，视网膜可见散在骨细胞样色素沉着，黄斑区中心凹光反射未窥及。

症状：双眼视物模糊，腰膝酸软，夜尿多，舌质淡，苔薄白，脉沉。

西医诊断：①双眼视网膜色素变性；②双眼视神经萎缩。

中医诊断：高风内障（肾阳不足证）。

治疗：补肾壮阳。

方药：熟地黄 30g，菟丝子 30g，黄芪 20g，枸杞子 15g，桂枝 10g，制附子 10g，香附 12g，茺蔚子 10g，炙甘草 10g。7 剂，水煎服，每日 1 剂，分两次温服。

舒血宁注射液穴位注射（足三里、肾俞、光明交替注射），每日 1 次。

二诊：2005 年 11 月 28 日。右眼视力提高至 0.12，腰膝酸软减轻，自诉腰部发冷，原方去桂枝，加肉桂 10g，10 剂，以温补肾阳。

三诊：2005 年 12 月 11 日。右眼视力 0.12，左眼视力 0.1，腰部酸冷缓解。守上方继服 2 个月，视力稳定，眼底同前，全身不适症状消失。

按语：本病案为肾阳不足证的一位患者，全身症见腰膝酸软，夜尿多，舌质淡，苔薄白，脉沉。吕海江教授使用右归丸加减治疗，熟地黄、菟丝子、枸杞子滋补肝肾；桂枝振奋心阳，同制附子温经散寒，峻补元阳。因久病多郁，用茺蔚子、香附散郁行滞，黄芪补气，以助以上药物温通升发以达病所，炙甘草调和诸药而健脾益气，促使阴阳协调。

病例 2：王某，女，30 岁。初诊时间 2006 年 10 月 12 日。

主诉：双眼夜间视物不见自幼至今，加重 1 个月。

现病史：患者幼年和同伴玩耍时发现晚间视物不清，未曾治疗，1 个月来自觉视力下降明显，视野明显缩窄，遂来诊。

既往史：无特殊。

检查：右眼视力 0.5，左眼视力 0.4（矫正无提高），双眼前节（-）。眼底查见：双眼视盘边界清，色泽尚可，视网膜动静脉走行、比例大致正常，视网膜周边部可见少量骨细胞样色素沉着，黄斑区中心凹光反射存在。

症状：神疲乏力，食少，舌质淡，边有齿痕，苔薄白，脉弱。

西医诊断：双眼视网膜色素变性。

中医诊断：高风内障（脾气虚弱证）。

治疗：益气健脾。

方药：党参30g，炒白术30g，茯苓30g，炒山药15g，桔梗10g，白扁豆15g，莲子10g，炒薏苡仁30g，砂仁6g，陈皮15g，炙甘草10g，当归20g，川芎10g，丹参20g，升麻6g，柴胡6g。14剂，水煎服，每日1剂，分两次温服。

针刺治疗（取穴：睛明、承泣、攒竹、合谷、四白、太阳、新明一、光明、足三里），每日1次，留针30分钟；复方樟柳碱注射液穴位注射（足三里、脾俞、光明交替注射），每日1次。

二诊：2006年10月29日。双眼视力提高至0.8，全身不适症状明显减轻，再服10剂，视力稳定，夜间视力较前稍改善，神疲乏力，食少症状改善，守方继服2个月，视力稳定，夜间视力改善。此后每年服中药4个月，随访两年视力未见下降。

按语：本病案为脾气虚弱证的一位患者，全身症见神疲乏力，食少，舌淡，边有齿痕，苔薄白，脉弱。吕海江教授使用参苓白术散加减治疗。方中党参、炒白术、茯苓健脾益气，燥湿渗湿；炒山药、莲子助党参、炒白术健脾益气；白扁豆、炒薏苡仁助炒白术、茯苓健脾祛湿；砂仁醒脾和胃，行气化滞；桔梗宣利肺气，通调水道，又能载物上行，补益肺气，即培土生金；炙甘草益气健脾，并调和诸药；并加用当归、丹参、川芎，以活血通络。

十六、风牵偏视

风牵偏视是以眼珠突然偏斜、转动受限、视一为二为临床特征的常见眼病，类似于西医学之麻痹性斜视。该病发病突然，病因复杂，可以由外伤、炎症、肿瘤、中毒、高血压、糖尿病及眼外肌肌炎等引起。发病后患者常出现复视，眼球斜向麻痹肌作用的对侧，第二斜视角大于第一斜视角，并有不同程度的眼球转动受限等。风牵偏视相当于西医的眼外肌麻痹，是指因先天发育或后天因素影响，所导致眼外肌功能障碍，眼球运动受限，临床上以斜视、复视、头痛，伴或不伴上睑下垂等为主要表现。

【吕海江教授诊疗经验】

吕海江教授认为风牵偏视常见于后天，多是由于正气不足，外邪侵袭所引起，在治疗上则要标本兼治，扶正和祛邪通络并举，可以从以下几方面考虑：

1. 气血不足，风邪外侵

吕海江教授认为，眼外肌病五轮辨证属于肉轮和脾胃关系密切。脾胃为后天之本，气血化生之源，若脾气虚弱，气血生化乏源，正气不足，御外功能减退，则容易受外袭侵袭。风为阳邪，善行数变，容易袭人头目。正气不足，则腠理开，风邪袭目或协同其他外邪如火邪、痰湿等阻塞经络，导致眼外肌功能受损，出现目珠偏斜，视一为二。《诸病源候论·目病诸候》曰："人脏腑虚而风邪入于目，而瞳子被风所射，睛不正则偏视。"风邪犯目具有风邪的特点，常表现为发生迅速，短则数小时就可致病。风有内外，外风多见于外感，伤风感冒后发病，眼部可以表现为目痒、羞明、白睛红赤、黑睛生翳等；内风多由于正气不足，气血乏源引起。脾虚则运化水谷精微乏力，气血化生不足，血不荣络，脾胃所主眼外肌不能得到充分滋养，致血虚受风，一旦被外邪所侵则内外合邪，引起眼外肌运动失常。在整个发病过程中，脾虚气血不足是其本，外风侵袭为之标。在治疗上，对于初犯该病的患者应当内外兼修，双管齐下，补气养血健脾与祛风通络祛邪相结合，常选用熟地黄、当归、川芎、党参、白术、茯苓、山药、神曲等进行治疗。

2. 活血通络贯穿始终

风牵偏视患者以中老年人多见。人至老年全身机能日渐减退，正如李东垣在《医学发明·中风有三》中记载"中风者，非外来风邪，乃本气病也。凡人年逾四旬气衰之际，或因忧喜忿怒伤其气者，多有此疾。壮岁之时无有也，若肥盛则间有之。亦是形盛气衰而如此"。正气虚，推动无力，则血液瘀滞；脾气虚，运化水湿之力减弱，则痰湿内生，无形之痰留滞经络之间则进一步加重病情。瘀血、痰饮、湿浊是脉络阻塞的病理产物。因此，在整个治疗过程中，酌加祛风通络药（如蜈蚣、全蝎）、祛痰通络药（如橘络、地龙、白僵蚕）、活血通络药（如丹参、川芎）、祛湿通络药（如伸筋草、黄松节、木瓜）等，使经络畅达，药到病所，常常收到较好的效果。

3. 详查病因，治病求本

吕海江教授认为风牵偏视的病因较为复杂，主要涉及动眼神经、滑车神经、外展神经，临床表现也有所差别。比如动眼神经受损，可以导致动眼神经支配的全眼外肌麻痹，常出现上睑下垂，外斜并轻度下斜，除外展不受累外，向内、上、下转动均受到影响；外展神经受累可以导致患眼内斜视，外转受累，双眼水平同侧复视，向麻痹侧注视时复像距离大；滑车神经麻痹表现为患眼上斜视，内转时上转，内上转过强，头常向健侧倾斜，下颌内收等表现。在诊治的过程中既要认真检查，确定受累肌肉，还要详查病史，仔细询问发病时间、急缓、症状的变化、全身状况以及全身病（如高血压、糖尿病、甲状腺功能亢进、脑血管病，鼻炎咽部疾患、神经系统疾病、眼外伤、传染病等），并借助于现代仪器设备如 CT 及核磁等排查头颅病变，积极治疗原发病。如高血压引起者，常选用天麻、钩藤、石决明等平肝潜阳药物；眼外伤引起者，常加桃仁、红花、三七等活血化瘀之品；甲状腺功能亢进引起者加夏枯草、香附以疏肝解郁；糖尿病者则选用山药、天花粉、葛根、石斛等以益气生津等。

4. 针药并用，疏经通络

吕海江教授认为针灸治疗风牵偏视效果较佳，他常选用的穴位主要有眼局部的穴位睛明、攒竹、鱼腰、太阳、承泣、四白等，全身穴位主要选择脾胃经的穴位如合谷、足三里、三阴交，也会酌情选择丰隆穴以化痰通络等常能收到较好的效果。

【常见证型】

1. 风邪中络型

发病突然，视一为二，眼球转动向某一方向受限，头歪，视物昏花，伴头晕目眩。舌淡，苔薄白，脉浮数。

2. 脾胃虚弱型

发病缓慢，视一为二，眼球转向某一方向受限或者部分受限，头歪，伴少气无力，面色少华纳差。舌质淡，苔薄白，脉沉细。

3. 肝肾亏虚型

视一为二、重影、眼球运动受限，伴头晕耳鸣。舌质红少苔，脉细数。

4. 气滞血瘀型

外伤后视一为二，伴眼胀、闷痛，疼痛固定，眼睑及眶周青紫瘀斑等。

【治疗大法】

1. 辨证论治

本病常因正气不足，导致外邪入侵，风邪，痰饮，瘀血阻滞，损伤脉络或气血运行不畅等引起，和全身病患密切相关。因此，在辨证过程中要以全身辨证为主，目的在于扶正祛邪，使正气充足，脉络通畅。临床上常见以下证型。

（1）风邪中络证

治法：祛风通络，扶正祛邪。

方药：以牵正散加减为主方。

白附子 9g，蜈蚣 2 条，全蝎 6g，白僵蚕 9g，丹参 10g，羌活 10g，防风 10g 等。

随症加减：因风邪中络，筋脉运动受限者，多伴气血瘀阻，辅以桃仁、红花等活血化瘀药，在祛风的同时，给予活血，使筋脉尽快恢复。夹痰者，加半夏、橘络、竹茹以化痰；痰湿偏重者，加薏苡仁、石菖蒲、佩兰之物以除湿祛痰。

（2）脾胃虚弱证

治法：益气健脾，活血通络。

方药：补中益气汤加减。

党参 15g，白术 12g，黄芪 20g，陈皮 9g，生地黄 5g，当归 12g，升麻 6g，柴胡 6g，丹参 30g，炒白术 15g 等。

随症加减：伴肝肾不足者加楮实子、菟丝子、枸杞子；夹风者给予天麻、钩藤、防风、荆芥、白附子、僵蚕、全蝎以增祛风散邪之功。

（3）肝肾不足证

治法：滋补肝肾，通经活络。

方药：六味地黄汤加减。

熟地黄 15g，山萸肉 12g，山药 15g，泽泻 10g，茯苓 18g，牡丹皮 15g，丹参 30g，羌活 10g，防风 10g。

随症加减：兼瘀者加川芎、牛膝、苏木之类；内风者加全蝎、蜈蚣之类；外风者加羌活、防风、荆芥之类。

（4）气滞血瘀，脉络瘀阻证

治法：活血化瘀，通络。

方药：补阳还五汤加减。

桃仁 12g，红花 10g，黄芪 30g，当归 15g，白芍 9g，川芎 12g，丹参

30g，葛根 15g 等。

加减：若中风后遗症可加白附子、僵蚕、全蝎、防风等。

2. 针灸治疗

主穴：睛明、瞳子髎、攒竹、承泣、太阳。

配穴：四白、阳白、丝竹空、颊车、地仓、合谷、太冲、风池、丰隆、足三里、三阴交。

每次眼局部选择 2～3 穴，全身远端选 1～2 穴。斜向左者，针刺右侧，斜向右者，针刺左侧。

穴位注射：取复方樟柳碱注射液眼外肌麻痹侧，太阳穴注射，1 次 2mL，隔日 1 次，注射 10 次为 1 个疗程，治疗 2～3 个疗程。

3. 西医治疗

主要是针对病因进行治疗，常常选用维生素 B_1、维生素 B_6、维生素 B_{12}、肌酐、三磷酸腺苷、辅酶等营养神经类药物；银杏叶提取物、丹参片等改善微循环药物。如果保守治疗 6 个月，病情稳定后仍不见好转，可以考虑手术治疗。

【典型病例】

病例 1：程某，女，58 岁。初诊时间 2009 年 4 月 25 日。

主诉：双眼视一为二 1 周。

现病史：1 周前患者没有明显诱因出现双眼复视，下楼梯及行动困难，不伴眼红眼疼，在当地医院就诊诊断为"左眼麻痹性斜视"，给予甲钴胺分散片、银杏叶片口服，用药后效果不佳来诊。

既往史：否认高血压、糖尿病、脑血管病变等病史。

检查：右眼视力 1.0，左眼视力 0.8；双眼结膜稍充血，角膜透明，前房清，瞳孔圆、直径约 2.5 mm，小瞳孔下检查眼底未见明显异常；左眼内斜约 30 度，眼球向外运动受限；右眼运动无异常。非接触眼压：右眼 13mmHg，左眼 14mmHg。

症状：头晕乏力，纳差，入睡困难，多梦。舌质淡，边有齿痕，脉沉细。

西医诊断：左眼外直肌麻痹。

中医诊断：风牵偏视（脾气虚弱证）。

治法：益气健脾通络。

方药：黄芪 30g，太子参 30g，苍术 12g，白术 30g，当归 15g，川芎 10g，茯苓 20g，茺蔚子 20g，全蝎 5g，柴胡 10g，白僵蚕 10g，炒酸枣仁 15g。10 剂，水煎服，每日 1 剂，分两次口服。

同时用纱布遮盖患眼。

二诊：2009 年 5 月 6 日。患者诉乏力、纳差症状明显减轻，患眼内斜 20 度，向外侧转动较前改善，复视症状减轻。按上方继服 30 剂。

三诊：2009 年 6 月 15 日。患者诉双眼复视症状消失，33cm 照影双眼正位，左眼外肌运动自如。患者乏力、纳差症状消失，睡眠较前明显改善，守上方去全蝎、僵蚕，加柏子仁 15g，夜交藤 10g，患者用药 15 剂后痊愈。

按语：该患者已年近六旬，工作较为忙碌，伴有乏力头晕症状，舌淡，脉沉细。辨证为脾气虚弱。脾虚中焦运化失常，化湿生痰，气虚推动无力，血液运行不畅，脉络瘀滞。痰、湿、瘀三种病理因素互为影响，阻滞经络，眼外肌得不到气血津液等精微物质的充养，引动内风，风邪中络，导致眼肌麻痹的发生。故在选方用药上，吕海江教授选用了黄芪、太子参、白术、茯苓、苍术补气健脾补其本，当归、川芎活血通络，白僵蚕化痰通络，全蝎祛风通络，柴胡疏肝解郁，酸枣仁养心安神等，收到了较好的效果。

病例 2：李某，男，58 岁。初诊时间 2016 年 2 月 23 日。

主诉：双眼视物重影 1 个月。

现病史：1 个月前，患者晨起时发现视物重影，家人发现左眼向外偏斜，到当地医院就诊，诊断为"麻痹性斜视"，具体用药不详，用药后效果不佳，来诊。

既往史：患糖尿病 10 年，用药情况下控制欠佳。

检查：右眼视力 0.6，左眼视力 0.8；双眼结膜无充血，角膜透明，前房清，瞳孔等大等圆，直径约 2mm，晶体轻度混浊，眼底检查可见微血管瘤及散在点状出血斑。33cm 照影：左眼外斜 45°，眼球向内运动受限；右眼运动无异常。非接触眼压：右眼 17mmHg，左眼 18mmHg。查头颅 CT：未见明显异常。空腹血糖：10.3mmol/L。

症状：头晕，腰膝酸软无力，舌质红少苔，脉细数。

西医诊断：①左眼内直肌麻痹；②双眼老年性白内障；③双眼糖尿病性视网膜病变。

中医诊断：风牵偏视（肝肾阴虚，风邪阻络证）。

治法：滋补肝肾，疏风通络。

方药：生地黄 20g，熟地黄 20g，山萸肉 12g，山药 15g，牡丹皮 10g，泽泻 20g，茯苓 20g，白芍 12g，天冬 20g，麦冬 20g，龟甲 15g，玄参 12g，全蝎 6g，蜈蚣 3g，茺蔚子 12g。15 剂，水煎服，日 1 剂，早晚各 1 次。

请内分泌科会诊，调整血糖。

二诊：2016 年 3 月 10 日。患者双眼视物重影好转。33cm 角膜映光照影：左眼外斜 20°。头晕及腰膝酸软症状减轻，乏力同前，前方加黄芪 30g，20 剂，以助气活血。

三诊：2016 年 4 月 3 日。患者诉重影基本消失，查：左眼外斜约 10°。患者头晕，乏力，腰膝酸软症状明显缓解。空腹血糖 7.8mmol/L。守上方继服 30 剂，痊愈。

按语：本例患者为糖尿病患者，年近六旬，突然出现眼外肌麻痹，故吕海江教授认为要详查病因，细问病史，了解患者的血糖情况以及是否有头颅的器质性病变。该患者 CT 检查头部基本正常，血糖控制不佳。治疗上，在控制血糖的基础上，根据患者头晕、乏力、腰膝酸软等症状辨证为肝肾不足型，故选用了六味地黄丸酌加疏风通络作用的全蝎、蜈蚣，化瘀（郁）通络的茺蔚子，滋阴生津的天麦冬、玄参等以缓解消渴日久导致的阴津亏虚症状，从而标本兼治，用药后患者症状有所缓解。考虑到病情发病较久，二诊时患者乏力症状仍较为明显，故在原方的基础上增加了黄芪以补气，起到了很好的效果。

第四章　典型病例临床思辨

　　临床上，中医眼科由于专科的特殊性，许多医生在面对复杂的全身症状或者多种多样的眼底表现时，往往感觉无从下手。针对每一个患者，不知道应该选择以全身症状为主的脏腑辨证，还是应该根据眼底表现进行局部辨证，以及五轮辨证、气血辨证等。在治疗上，也面临着多种选择如专方治疗、分期治疗、辨证分型治疗、针灸治疗、激光、手术治疗等多种治疗方法。本部分将根据吕海江教授及弟子在临床中的实战经验，结合典型病例及古典名方对他的诊疗思路进行剖析。

　　病例 1： 朱某，女，42 岁。初诊时间 2021 年 1 月 11 日。

　　主诉：左眼下睑疼 3 天。

　　现病史：3 天前，患者和同事吵架，情绪激动后左眼下睑红肿疼痛，伴米粒大小硬结来诊。

　　检查：左眼下睑近内眦部皮肤红肿隆起，疼痛拒按，对应睑结膜充血，同侧面部轻度红肿，耳后淋巴结肿大。

　　症状：左侧偏头痛，伴面部疼痛，牙痛，咽疼，大便干，舌苔薄黄，脉弦数。

　　西医诊断：左眼睑腺炎。

　　中医诊断：左眼麦粒肿（火毒炽盛证）。

　　治法：清热解毒，消肿散结。

　　治疗方案：

　　1. 妥布霉素地塞米松眼药膏。每日 2 次，涂患处。

2. 放血疗法：取耳尖和少商穴刺破皮肤后用力挤出 15 滴血液。

3. 针刺治疗：取左侧睛明、攒竹、太阳，四白，百会、角孙、风池、翳风、合谷；右侧太阳。

4. 中药颗粒剂：金银花 20g，牛蒡子 12g，栀子 12g，连翘 15g，黄芩 12g，玄参 12g，蒲公英 10g，野菊花 10g，白芷 12g，当归 10g，陈皮 9g，薄荷 6g，川贝母 9g，皂角刺 6g，生石膏 20g，大黄 9g。3 剂，每日 1 剂，温水冲服。

患者耳尖放血、针灸后头部、眼睑部疼痛即刻缓解。嘱用放血疗法每日 1 次，按时点眼、服药，调畅情志，忌食辛辣。

二诊：2021 年 1 月 14 日。患者头部疼痛消失，左眼下睑皮肤红肿硬结基本消退，面部肿胀及耳后淋巴结肿胀消失，大便基本正常，每日 1 次。继续点眼，上方调整为：

金银花 20g，牛蒡子 12g，栀子 12g，连翘 15g，黄芩 12g，玄参 12g，蒲公英 10g，野菊花 10g，白芷 12g，当归 10g，陈皮 9g，薄荷 6g，川贝母 9g，川牛膝 6g，柴胡 9g。

患者继服 3 剂而愈。

吕海江教授诊疗思路：

该患者在生气后发病，气机不畅，肝郁化火，上炎于上，则左侧头面部肝胆经循行部位，疼痛，耳后淋巴结肿大；大热不止，热盛则肉腐，复感风热火毒，客于胞睑则下睑出现红肿硬结，疼痛拒按，发为针眼。该病发病迅速，时间较短，虽然由肝气不疏为诱因，但在火毒炽盛之时还是应当直折其上炎之火，采用清热解毒，消肿散结法进行治疗。吕教授采用"仙方活命饮"（金银花、白芷、贝母、防风、赤芍、当归尾、皂角刺、穿山甲、天花粉、乳香、没药、陈皮、甘草）加减进行治疗。该方见于《校注妇人良方》，被前人称之为"疮疡之圣药，外科之首方"。主要用于疮疡肿毒初起，局部红肿热痛，脓未成者。方中金银花清热解毒，疏风清热为君；当归、赤芍、乳香、没药、陈皮活血化瘀，兼行气通络为臣；防风、白芷疏风解表，贝母、天花粉清热化痰散结可以使未成即消；炮山甲、皂角刺通行经络，解毒活血消痈，可使未成脓者消散，已成脓者即溃为佐药，甘草为使，调和诸药。共同达到清热解毒、化瘀散结、消肿的功效。

对于本病患者而言，初诊时气郁化火，火热之毒较为凶猛，故增加了栀子、连翘、黄芩、蒲公英、野菊花等大量清热解毒之品，选用生石膏是患者伴随牙痛，清阳明之热，大黄通腑泄热，釜底抽薪。配合放血和针刺疗法，火毒快速消散。3日后，眼部及全身症状减轻，大便恢复正常。去大黄、皂角刺、生石膏，增加川牛膝引热下行，增柴胡配合薄荷疏肝解郁而愈。

病例2：庞某，女，3岁。初诊时间2020年12月14日。

主诉：左眼下睑红肿硬结3个月。

现病史：3个月前左眼下睑有一红肿硬结伴疼痛拒按，用红霉素眼药膏后效果不佳，在当地儿科医院全麻后进行"左眼麦粒肿切开手术"治疗。术后1个月，右眼上睑又发一麦粒肿，再次行全麻下手术治疗。半个月前，左眼下睑其他部位又长出一红肿硬结，家长不愿再次手术，采用热敷、涂抗炎眼药膏，效果不佳来诊。平时患儿偏食，不爱吃蔬菜水果，喜甜食，肉类，三餐饮食不佳。舌脉正常。

检查：左眼下睑皮肤发红赤，微隆起，按压疼痛，有一硬结，对应皮肤发红局限，其余（-）。

症状：纳差，食欲不佳，舌脉正常。

西医诊断：左眼睑腺炎。

中医诊断：左眼麦粒肿（脾胃伏热证）。

治法：清热散结，健脾消肿。

治疗方案：

中药颗粒剂，内服联合外敷。

石膏6g，栀子5g，连翘3g，陈皮6g，茯苓6g，山甲3g，浙贝母3g，半夏5g，麦芽6g，鸡内金3g，神曲3g，升麻3g，木贼6g，防风6g，皂角刺 4g，甘草 3g。14 剂，每日 1 剂，分两次饭后温服。

同时，用中药蘸纱布湿热敷患眼，每次 10～15 分钟；嘱纠正偏食习惯，多喝开水，不喝含糖饮料，多吃蔬菜、水果。

二诊：2021 年 1 月 4 日。患儿下睑皮肤红赤局限，硬结减小，按压疼痛消失。患儿食欲较前大增，上方加山楂 3g，去栀子、连翘。每日 1 剂，口服，分两次温服兼热敷。

三诊：2021 年 1 月 11 日。患儿皮肤红肿消失，皮下残留有一小硬结，守 1 月 11 日方，继续以上治疗。

四诊：2021 年 1 月 26 日。患儿下睑皮肤正常，皮下硬结消失。随访 2 个月未见复发。

吕海江教授诊疗思路：

脾为后天之本，胞睑疾病在五轮属于脾土，患儿针眼反复发作，饮食偏嗜，属于脾胃伏火上攻胞睑，阻滞脉络，复感外邪而发，治疗上应当以清、以消为主。采用清热散结，健脾消肿治法进行，选用清脾散加减治疗。该方见于《审视瑶函·土疳症》。傅仁宇认为该病是"脾家燥热，瘀滞难行。微则自然消肿，甚则出血流脓。若风热乘虚而入，则脑胀痛而眸子俱红……所病不一，因其病而治之"。宜服、敷清脾散（石膏、栀子、黄芩、赤芍、枳壳、陈皮、藿香、薄荷、防风、升麻、甘草）。方中石膏、栀子、黄芩清脾胃伏热，赤芍凉血活血，散血分瘀热，陈皮、枳壳、藿香、甘草，行气化湿，和胃调中，振奋脾胃气机；薄荷、防风、升麻，疏散风热，透邪外出，火郁发之，引诸药上行头目。以上药物合用，共同达到清脾胃伏火、调脾胃气机、散气血瘀滞的功效。

本例患儿患针眼后病情反复发作，余邪未清，平时喜食肥甘，导致脾胃运化五谷能力减退，容易化湿生痰；近日再次复发，到我处就诊时眼睑红肿疼痛之火热之象已明显减退，故金银花、野菊花、蒲公英等清热解毒苦寒中药未曾应用，仅在清脾散的基础上加用二陈汤（陈皮、半夏、茯苓、甘草）消癖散结化痰，焦三仙（神曲、麦芽、山楂）化食消积，皂角刺消肿排脓。

用药后患儿眼局部红肿明显消退，肿物也较前减小，减栀子、连翘以防寒凉太过。坚持内服外敷一个半月，患儿痊愈，随访 1 个月未见复发。

病例 3：张某，女，49 岁。初诊时间 2019 年 3 月 12 日。

主诉：左眼红伴畏光反复发作半年。

现病史：半年前，患者左眼突然发红，伴疼痛、畏光，视力减退。在当地医院诊断为左眼虹膜炎，用扩瞳眼药水、抗炎眼药水、口服激素后左眼视力改善，左眼红、畏光消失。此后，左眼每 1～2 个月复发一次，遂来诊，求助于中医治疗

检查：左眼视力 1.0，睑球结膜轻度充血，角膜透明，角膜后有少量灰白色 KP，前房闪辉（＋），瞳孔圆，对光反射灵敏，晶体透明，前囊膜有少量点状色素颗粒，眼底（－）。

症状：乏力，夜梦多，饭后腹胀，舌质淡，苔薄白，脉细弱。

西医诊断：左眼虹膜炎。

中医诊断：左眼瞳神紧小（心脾两虚证）。

治法：健脾安神，疏散风热。

治疗方案：

1. 氟美龙眼药水，每天 3 次，点左眼；复方托吡卡胺滴眼液，每晚 1 次，点左眼。

2. 中药处方：黄芪 20g，党参 15g，炒白术 15g，茯神 10g，当归 10g，白芍 10g，川芎 10g，酸枣仁 30g，熟地黄 15g，知母 10g，蔓荆子 12g，柴胡 10g，佛手 9g，麦芽 15g，神曲 15g，木贼 6g，厚朴 10g。14 剂，每日 1 剂，分两次温服。

二诊：2019 年 3 月 27 日。患者畏光，眼红消失，自觉乏力减轻，睡眠改善，食欲较前增加，饭后腹胀缓解。检查前房闪辉（－）。嘱氟美龙调整为每日 2 次 1 周，后每周 1 次后停止。复方托吡卡胺滴眼液继续，中药守上方继续治疗。

三诊：2019 年 4 月 10 日。患者角膜后 KP 及房水闪辉消失，眼部球结膜发红及畏光症状完全消，全身症状缓解。停用眼药水。中药继续应用半月。随访半年，患者未曾复发。

吕海江教授诊疗思路：

本病患者发病之初，球结膜混合充血，角膜后 KP，房水混浊，瞳孔缩小，属于中医"瞳神紧小"范畴。经局部抗炎，散瞳后眼部症状基本消失，但经常复发。该类疾病初发期，大多和火热有关，或肝经风热，或肝胆火邪，或外感风湿，郁久化热。发病较久则容易损及肝肾，导致阴虚火旺。本例患者虽有结膜充血，角膜后 KP，但热象并不明显，长期出现乏力，眠差，饭后腹胀等心脾两虚征象，因此应当补气健脾，养心安神法治其本，疏风清热治其标。采用归脾汤（黄芪、龙眼肉、人参、白术、当归、茯神、酸枣仁、远志、木香、炙甘草）加减治疗。归脾汤见于《济生方》，主要用于心脾两虚、气血不足之证。患者年近 50 岁，平素工作压力较大，经常加班，饮食不规律，日久则导致脾胃虚弱，纳差，食后腹胀。脾为后天之本，气血生化之源，脾虚则气衰血少。心主血脉，血少则心无所养，心藏神，神不守舍则眠差。方中黄芪、龙眼肉补气健脾、养心安神为君，人参、白术补气和黄芪相配伍增加补气健脾的功效，当归养血补血和龙眼肉配伍，增加养血补心之力，以上三个药物共为臣药；酸枣仁、远志、茯神养心安神，木香行气健脾，调畅气机为佐药；甘草调和诸药，理气和中为使。以上药物应用共同达到气血双补、健脾养心的功效。本例患者眼局部症状不甚明显，而全身症状较重，因此以全身辨证为主，采用归脾汤加减治疗一个半月患者痊愈，随访半年未见复发，发挥出了中医治疗的优势。

病例 4：杜某，男，75 岁。初诊时间 2020 年 12 月 2 日。

主诉：左眼视力下降下方视野偏暗 2 个月。

现病史：2 个月前左眼视力突然下降，在当地医院诊断为缺血性视神经病变。给予改善微循环及营养神经药物治疗，自觉视力改善不明显，颞下方视野缺损，遂来诊。

检查：左眼视力 0.05，左眼睑球结膜无充血，角膜透明，瞳孔圆，晶体轻度混浊，视盘颜色偏淡，动静脉压迹（+），黄斑部可见。视野：下方视野缺损和视盘相连。

症状：晨起时痰多，色白，舌质暗，苔白厚腻，苔薄白，脉正常。

西医诊断：左眼缺血性视神经病变。

中医诊断：左眼视瞻昏渺（气血不足，痰湿阻络证）。

治法：补气养血，化痰通络。

治疗方案：

1. 甲钴胺分散片，250mg，口服，每日 3 次；银杏叶片，19.2mg，口服，每日 3 次。

2. 复方樟柳碱注射液，2mL，颞侧皮下注射，每日 1 次。14 天为 1 个疗程，治疗 3 个疗程。

3. 针灸治疗

眼针：睛明、球后、上睛明、承泣、四白、攒竹、太阳。

头针：四神聪、枕区。

体针：风池、合谷、足三里、三阴交、光明。

眼针、头针每次选 3～4 个穴位，体针选三个穴位，每次 8～10 个穴位。每周治疗 5 天，休息两天。

4. 中药汤剂

黄芪 18g，当归 12g，白芍 10g，川芎 10g，丹参 15g，枸杞子 15g，桃仁 10g，三七粉 2g，陈皮 10g，半夏 10g，茯苓 18g，浙贝母 12g，僵蚕 6g，香附 12g，丝瓜络 10g，柴胡 6g。14 剂，每日 1 剂，分两次温服。

二诊：2020 年 12 月 23 日。患者自诉视物较前发亮，范围扩大，晨起时白痰减少，脉正常。上方调整为：

黄芪 18g，当归 12g，白芍 10g，川芎 10g，丹参 15g，枸杞子 15g，桃仁 10g，三七粉 2g，玄参 10g，决明子 15g，地龙 9g，香附 12g，丝瓜络 10g，

制何首乌 15g，黄精 10g，柴胡 6g。14 剂，每日 1 剂，分两次温服。

西药及针灸、穴位注射同前。

三诊：2020 年 12 月 30 日。患者晨起时白痰明显减少，厚腻舌苔变薄。查左眼视力 0.15，眼底症状同前，视野较前改善。守上方继续治疗 1 个月后，停针灸和穴位注射，中药再服 3 个月，患者左眼视力进一步提高，达 0.2，眼部症状同前，随访 3 个月，视力、视野维持。

吕海江教授诊疗思路：

该患者为缺血性视神经病变，中医属于视瞻昏渺。患者发病时间较久，从眼底看视盘色淡白，从气血角度看属于气血不足之证；从全身晨起时痰多的体征看兼有痰湿；在辨证方面本例患者采用局部辨证为主，兼顾全身的方法。探寻该病的病机是气血不足，痰湿阻络证。治疗上采用补气养血、祛湿化痰通络的方法治疗。方用张望之先师内障病主方联合二陈汤加减治疗。方中黄芪补气，当归、白芍养血，川芎为血中气药，走窜升散，载药上行，丹参、桃仁、三七养血活血，通络；陈皮、半夏、茯苓健脾化痰，僵蚕、浙贝母、丝瓜络通络化痰散结；再配以柴胡、香附开气滞，散郁结，气行则血行，从而达到补气养血，开郁导滞的目的。针灸方面，眼局部主要选择了眼周的特殊穴位如睛明、球后、承泣等针刺。该类穴位位于眼球与眼眶之间，针刺时要格外小心，要推开眼球，在眼球与眼眶的凹陷之间刺入，位置不可太深，针刺后尽量不要提插捻转，起针后用棉签按压，以防眼眶内出血，或误刺入眼内造成医疗事故。全身取穴方面，主要是根据辨证选用脾胃、肝肾经穴位以补为主。本治疗除中药和针灸外还选用了复方樟柳碱注射液太阳穴注射。复方樟柳碱注射液是氢溴酸樟柳碱和盐酸普鲁卡因的复合制剂，能够恢复微小血管的自律运动，改善组织的缺血状态，主要用于缺血性视神经病变等眼科疾病。对于该药的应用，我们的体会是给药量要足，每次 1～2mL；用药周期要长，每个疗程 10～14 天，至少要用 2～3 个疗程，直到各项指标稳定，没有持续改善后，再坚持治疗 7～10 天，往往会收到较好效果。本例患者综合治疗 14 天后，虽然患者视力同前，但自觉视物范围稍有扩大，眼前较治疗前亮，患者痰多症状基本消失。减健脾化痰之陈皮、半夏、茯苓、浙贝母，增加制何首乌、黄精等补益肝肾明目之品。1个月后患者视力提高到0.15，视野改善；再用1个月视力达0.2；患者视力、视野持续改善，患者信心充足，坚持治疗3个月，各项指标稳定后停药。本例患者提示对于视神经病变患者，根据发病的轻重、缓急及病程长短，视神经充血、水肿状态及颜色的变化以局部辨证为主，兼顾全身症状体征，采用针药并用的方法，坚持治疗，往往会收到意想不到的疗效。

病例 5：贾某，女，84岁。初诊时间2020年12月15日。

主诉：右眼视力下降4年。

现病史：4年前右眼视力突然下降，在当地医院诊断为右眼湿性黄斑病变，给予改善眼底微循环等药物治疗，效果不佳，视力继续下降遂来诊。

检查：右眼视力：指数/30cm，右眼睑球结膜无充血，角膜透明，瞳孔圆对光反射存在，散瞳查眼底，双眼视盘边界清，血管走形可，右眼黄斑部隆起水肿，病灶大小约2PD，黄斑部少量鲜红色出血和暗红色瘀血并见。眼压：右眼17.8mmHg，左眼15.4mmHg，左眼（−）。OCT：右眼黄斑水肿，新生血管突破RPE层，达神经纤维层，周边神经上皮层水肿。

症状：未见明显异常。

西医诊断：右眼湿性老年性黄斑变性。

中医诊断：右眼视瞻昏渺（脾肾阳虚，水湿瘀血阻络证）。

治法：温阳利水，凉血化瘀。

治疗方案：

1. 玻璃体腔注射抗VEGF药物阿柏西普注射液0.05mL。

2. 针灸

眼针：睛明、球后、承泣、攒竹、太阳。

体针：风池、合谷、足三里、三阴交、光明。

眼针、头针每次选3个穴位，体针选2个穴位，每次5个穴位，交替应用。每周治疗 5 天，休息两天。

3. 中药：苍术 10g，白术 15g，茯苓 15g，猪苓 15g，桂枝 6g，泽泻 10g，车前子 12g，薏苡仁 30g，蒲黄 15g，姜黄 12g，女贞子 15g，墨旱莲 18g，丹参 15g，小蓟 10g，生侧柏 15g，茜草 12g。14 剂，每日 1 剂，分两次温服。

二诊：2020 年 12 月 29 日。患者自觉视力改善，右眼视力 4.3，黄斑部水肿隆起基本消退，黄斑部出血明显减少。守上方治疗。

三诊：2020 年 1 月 18 日。右眼视力 4.6，左眼视力 4.7，黄斑水肿基本消失，黄斑部出血基本消失。再次抗 VEGF 药物玻璃体腔注射。上方调整为：苍术 10g，白术 15g，茯苓 15g，猪苓 15g，桂枝 6g，泽泻 10g，车前子 12g，三七粉 3g，女贞子 15g，墨旱莲 18g，茺蔚子 15g，牡丹皮 15g。14 剂，每日 1 剂，分两次温服。针灸治疗同上。

四诊：2020 年 2 月 22 日。患者右眼视力 4.7，左眼视力 4.7，右眼黄斑水肿基本消失，出血完全吸收。行第 3 次抗 VEGF 药物治疗，处方调整为：苍术 10g，白术 15g，茯苓 15g，猪苓 15g，桂枝 6g，泽泻 10g，车前子 12g，三七粉 3g，女贞子 15g，墨旱莲 18g，枸杞子 12g，菟丝子 15g。每日 1 剂分两次温服。

中药再服 2 个月，针灸 1 个月后停止治疗。随访 2 个月患者病情稳定，未见复发。

吕海江教授诊疗思路：

本例患者是湿性老年性黄斑变性，根据中医症状可以称之为"视瞻昏渺"或"视直为曲"。老人全身没有明显的气血、阴阳亏虚的症状，舌脉也基本正常，因此辨证采用眼局部辨证，从气血津液的中医病机上来辨。患者黄斑部有水肿、渗出，根据《黄帝内经》中"中央黄色入通于脾"的论断及五轮学说瞳神疾病归于肾，考虑老人已经 84 岁，虽然全身状况尚可，但各个器官功能实则减退，特别是后天之本的脾，先天之本的肾，随年龄的增长各项功能日渐衰弱，最终导致脾肾阳虚，气化不利，引起水湿内停，瘀滞于黄斑，视力下降。眼底出血也可以解释为脾不统血或阴虚火旺引起新旧出血此起彼伏，引起视力的进一步减退。因此，中医治疗主要是针对可能的病因进行，采用温阳利水、凉血化瘀、化湿消肿的方法，根据眼底出血、渗出情况增加凉血止血化瘀之品以促进水肿、出血、渗出的快速吸收。从该病的现代病因病机上来看，黄斑部代谢产物沉积导致局部缺血、缺氧，引起眼内 VEGF 因子和抗 VEGF 因子之间的平衡被打破，VEGF 因子占优势，诱导黄斑部脉络膜新生血管生长。在疾病发展的过程中，炎症因素也参与其中，因此现代治疗手段主要是围绕着脉络膜新生血管进行。抗 VEGF 药物的应用为该病的治疗带来了希望，该类药物的优势在于起效快，玻璃腔注射药物后患者黄斑部水肿 1～2 周内可以快速吸收，视力迅速得到提高，但是存在药物持续时间短，需要反复注射等不足。本例患者充分发挥中西医优势，先在玻璃体腔内注射抗 VEGF 药物阿柏西普注射液，迅速消退黄斑水肿，提高患者视力，增强患者治疗及战胜疾病的信心。其次，配合针灸和中药进行治疗，方用五苓散联合国医大师唐由之教授经验方进行加减治疗。方中苍术、白术、茯苓健脾化湿，脾主运化，运化水谷精微上注于目，运化水湿，不瘀（郁）不滞，不在眼内停留则目能够视万物；因此要消除眼内水肿，不能只是利水，关键在于一个"运"字，让脾胃功能健运则水湿消除大半。薏苡仁淡渗利湿，消肿，以助苍、白术、茯苓健脾利水；泽泻归肾、膀胱经，利水渗湿。肾主水，为州都之官，泽泻和车前子、薏苡仁、茯苓同用，则水湿重浊之邪可祛；桂枝用量宜小，主要是振奋阳气，助膀胱气化，增加利水之力。眼底虽以黄斑部水肿为主但新旧出血并见，联合国医大师唐由之教授治疗湿性老年性黄斑变性出血期的经验方（蒲黄、姜黄、旱莲草、女贞子、生侧柏、小蓟、茜草、黄芪等）加减治疗。综合治疗后，患者视力改善，眼底出血消失，水肿仍在，减少凉血化瘀类药物，保留旱莲草、女贞子等。疾病后期，水肿消退，但视力提高较慢，考虑患者病程已有 4 年之久，久病必然损及肝肾，增加补肝肾明目的子类药物，坚持治疗，患者视力改善，病情稳定。本例患者的诊疗思路是局部辨证为主，针药并用联合西医治疗。

病例 6：高某，女，30 岁。初诊时间 2020 年 1 月 14 日。

主诉：右眼反复发生红肿硬结 2 个月。

现病史：6 个月前，怀孕生产，产后睡眠差，2 个月前右眼上下眼睑反复发生红肿硬结，用抗炎眼药膏效果不佳来诊。

检查：右眼上睑红肿疼痛，球结膜高度隆起，余（−）。

西医诊断：右眼睑腺炎。

中医诊断：右眼针眼（脾胃积热证）。

治法：清脾健胃，凉血解毒。

治疗方案：

1. 放血疗法：耳尖、太阳、少商每日 1 次，局部消毒后挤出血液 15 滴。连用 3 天。

2. 耳穴压豆：神门、心、肝、脾、目 1，每日按压穴位，至穴位处发胀微痛，每日 2 次。

3. 中药外敷：金银花 20g，玄参 12g，蒲公英 12g，野菊花 15g，栀子 15g，乳香 6g，没药 6g，生地黄 10g，牡丹皮 10g，赤芍 10g，荆芥 10g，防风 10g，薄荷 6g。外敷，每日 2 次，每次 15 分钟。

患处涂妥布霉素地塞米松眼药膏，每日 2 次。

二诊：2020 年 1 月 17 日。患者右眼肿块变小，眼睑红肿基本消失。上方继续外用 1 周，痊愈。

吕海江教授诊疗思路：

该患者为睑腺炎，中医称之为针眼。患者为产后发病，产后气血受损，血虚则夜眠差，气虚血少则抵御外邪之力减退，邪气留恋，导致胞睑硬结，经久难消，反复发作。治疗上，应当采用清脾泻胃，清热散结法进行治疗。但本例患者正在哺乳期，不愿服药，因此只能采用中医外治。患者就诊时上睑红肿、疼痛，球结膜高度隆起，和《外科启玄》中对眼丹的描述基本一致，书中记载"凡眼胞属脾胃，谓之肉轮，如赤肿甚，不作脓为之眼丹"。治疗上则选用清热解毒、散结消肿之品外用。方用清热解毒之五味消毒饮配合凉血化瘀之品外敷。方中：金银花为疮家圣药和野菊花、蒲公英、玄参、栀子清热解毒；乳香、没药、生地黄、牡丹皮、赤芍凉血化瘀，消肿止痛；荆芥、防风、薄荷疏风散邪，以上药物作用于患处，配合抗炎眼药膏妥布霉素地塞米松外敷，红肿之硬结消退迅速；放血疗法及耳穴给炎上之火毒邪以出路。本例患者仅采用中医外治法效果也佳，3天后红肿基本消失。

病例7：赵某，男，42岁。初诊时间2020年8月31日。

主诉：右眼视力下降2个月。

现病史：2月来右眼视力逐渐下降，不伴眼红、眼疼。在当地医院诊断为右眼黄斑水肿，建议玻璃体腔注射抗VEGF药物，由于担心手术风险及经济压力遂求助于中医治疗。

检查：右眼视力0.3，左眼视力0.6矫正不提高。双眼睑球结膜无充血，角膜透明，瞳孔圆对光反射存在，散瞳查眼底，右眼视网膜静脉血管迂曲，黄斑部可见大量黄白色硬性渗出及散在出血斑，黄斑部水肿。左眼：视网膜微血管瘤，少量出血斑及点状黄白色硬性渗出，中心凹反光可见。眼压：右眼13.5mmHg，左眼15mmHg。

OCT：双眼黄斑水肿，右眼为甚。

症状：乏力，食欲不振，舌苔白腻，脉象和缓有力。

西医诊断：①右眼黄斑水肿；②双眼糖尿病性视网膜病变（Ⅲ期）。

中医诊断：右眼视瞻昏渺（脾气不足证）。

治法：补气健脾，活血利水。

治疗方案：

1.针灸

眼针：睛明、球后、承泣、四白、阳白。

体针：风池、合谷、足三里、三阴交、光明、阴陵泉。

眼针每次每侧各选3个穴位，体针选2个穴位，每次10个穴位，交替应用。每周治疗5天，休息两天。

2. 中药

密蒙花 15g，旱莲草 15g，黄芪 15g，鸡内金 3g，葛根 12g，天花粉 15g，乌梅 12g，丹参 15g，知母 12g，五味子 10g，车前子 15g，茯苓 12g，泽泻 10g，炒白术 10g，防风 10g，防己 10g，桂枝 6g。14 剂，每日 1 剂，分两次温服。

二诊：2020 年 9 月 14 日。患者自觉视力改善，查视力右眼视力 0.3，黄斑部出血、渗出、水肿较前减轻。患者诉饮食不香。去车前子，增加神曲 10g，麦芽 12g，山楂 12g，牛膝 12g。14 剂，每日 1 剂，分两次温服。针灸同前。

三诊：2020 年 9 月 28 日。右眼视力 0.5，左眼视力 0.5，黄斑部出血吸收，水肿稍有改善，渗出同前。守上方，21 剂，针灸同前。

四诊：2020 年 11 月 9 日。患者乏力症状消失，纳差明显改善，右眼视力 0.5，左眼视力 0.5，黄斑部渗出减少，水肿同前。上方调整为：密蒙花 15g，黄芪 15g，天花粉 15g，旱莲草 15g，葛根 15g，乌梅 12g，丹参 15g，女贞子 12g，知母 12g，苍术 9g，浙贝母 10g，茯苓 12g，泽泻 10g，炒白术 10g，防风 10g，桂枝 6g，山楂 12g，炒薏苡仁 30g。30 剂，每日 1 剂，分两次温服。针灸治疗停止。

五诊：2021 年 1 月 4 日。患者自诉视力较前提高，右眼视力 0.6，左眼视力 0.5。矫正：双眼视力 0.8（自镜）。黄斑部水肿基本消失，渗出明显减小，改明目地黄丸口服，随访 2 个月患者未曾复发。

吕海江教授诊疗思路：

该患者为糖尿病性视网膜病变，黄斑水肿的患者，中医称之为"消渴目病"或者根据视物不清的症状也可以称之为"视瞻昏渺"。患者年纪较轻，刚刚 42 岁，是一位公交车司机，由于平时工作较忙，虽然糖尿病病史 5 年，但是一直没有进行过眼底的检查。一般而言，糖尿病患者 5～10 年，眼底就会发生病理性的损害，需要做好患者宣教，让他们了解该病的发展过程，定期复查眼底，一旦发现眼底病变就要及时解决，避免眼底无灌注区大面积存在，新生血管产生，甚至玻璃体反复出血，视网膜脱离等并发症对眼底造成不可逆的损害。本例患者来我院前进行过眼底血管造影检查，眼底有微血管瘤，出血、硬性渗出、黄斑水肿，但视网膜周边尚没有出现无灌注区，属于糖尿病视网膜病变 Ⅲ 期，属于中医治疗的最佳时机。如果发展到眼底有大面积无灌注区，以及眼底新生血管产生，则需要配合眼底激光，更严重导致玻璃体腔积血甚至视网膜脱离的话还需要手术等进行治疗。该患者全身症状有乏力，食欲不振，舌苔白腻，脉象和缓有力。舍脉求证，辨证为脾气不足。根据四川陈达夫教授"黄斑属脾"的观点，对眼底的局部症状也比较好解释。脾为后天之本，气血生化之源，脾气虚，则乏力，运化水谷之力减退，出现乏力，食欲不振，在眼底水湿内停则出现水肿。气虚推动无力则脉络瘀滞，气不统血，则血溢脉外，导致黄斑部水肿，硬性渗出形成。治疗上，糖尿病性视网膜病变引起的黄斑水肿，国际上多采用玻璃体内注射抗 VEGF 或激素类药物治疗。但是，该类药物存在价格相对较贵，需要反复治疗等不足。多次手术治疗，许多患者存在恐惧、抵触情绪。因此，在没有新生血管及无灌注区出现的情况下，单纯寻求中医药也能起到较好效果。方用《医学衷中参西录》中的玉液汤联合经方五苓散加减以标本兼治。方中，黄芪补中益气，利水消肿；山药益气养阴，补脾固肾；葛根升阳生津，助胃气上升；知母、天花粉、五味子养阴清热，生津润燥，使阳气生，阴津复，治疗消渴之根本；车前子、泽泻、茯苓，淡渗利湿，健脾利水，使黄斑之水从中焦运化，从下焦排出，白术、鸡内金增强脾胃运化水湿之力，脾胃健运则水湿自消，桂枝助膀胱气化。《素问·灵兰秘典论》曰："膀胱者，州都之官，津液藏焉，气化则能出矣。"桂枝入膀胱温阳化气，和以上健脾淡渗利水药物同用，给水湿以出路，从小便而解；用防风、防己一升一降，防风引药上行，除此之外还有"风胜则干"的用意，防己利水，配合旱莲草、丹参、密蒙花清热凉血止血，化瘀促进眼底积血吸收，以上药物应用，共同达到补气健脾、活血利水的目的。针灸方面，选用眼局部的特殊穴位如睛明、球后、承泣等配合脾胃、肝肾经的穴位，以调理全身气机，健脾利水消肿。治疗 2 周，患者眼底症状缓解，但是脾胃功能尚未恢复，仍有纳差症状，增加焦三仙（神曲、麦芽、山楂），经过 4 个多月的坚持治疗，患者视力明显得到提高矫正，视力达 0.8，眼底水肿、出血、渗出基本消失随访 2 个月未见复发。

病例 8：王某，女，41 岁。初诊时间 2020 年 5 月 4 日。

主诉：左眼红畏光，视力下降 1 个月。

现病史：1 个月来，患者左眼红，畏光。在当地医院诊断为左眼结膜炎。给予抗生素眼药水后效果不佳，在休息劳累后反复发生，来诊。

检查：右眼视力 1.0，左眼视力 0.8（矫正不提高）。左眼球结膜轻度充血，角膜后有少量羊脂状 KP，房水轻度混浊，瞳孔 3mm，直间接对光反射正常，眼底未见明显异常。右眼未见明显异常。眼压：右眼 16mmHg，左眼 16.5mmHg。

症状：平素性格急，不能控制自己的情绪，口干，微苦，舌苔薄黄，脉数。

西医诊断：左眼虹膜炎。

中医诊断：左眼瞳神紧小（肝经风热证）。

治法：清肝泻火，疏风明目。

治疗方案：

1. 局部用药：复方托吡酰胺滴眼液 每日 3 次，点左眼；妥布霉素地塞米松滴眼液 每日 3 次，点左眼。

2. 中药：栀子 12g，牡丹皮 15g，柴胡 10g，白芍 12g，当归 12g，茯苓 12g，薄荷 9g，石决明 10g，决明子 12g，青葙子 12g，赤芍 12g，荆芥 12g，木贼 12g，蔓荆子 12g，车前子 15g，川牛膝 9g。7 剂，每日 1 剂，早晚分两次温服。

3. 精神疏导，调理情志，缓解紧张情绪。

二诊：2020 年 5 月 12 日。左眼视力 0.8，球结膜充血消失，角膜后 KP 减少，房水清。复方托吡酰胺滴眼液每晚 1 次，复方妥布霉素地塞米松滴眼液，每日 2 次。患者自觉情绪改善，口干、口苦症状明显减轻，舌脉基本正常。5 月 4 日方去赤芍、车前子，继续用药 7 剂后复查，患者角膜后 KP 消失。电话随访 2 个月，无复发。

吕海江教授诊疗思路：

本例患者为虹膜睫状体炎（瞳神紧小），反复发作 1 个月，早期主要是球结膜充血，伴随有轻度畏光症状。由于视力尚没有减退，如果检查不仔细，很容易忽视房水闪辉及角膜后有少量 KP 情况，从而容易造成误诊。该病反复发作，从患者的全身症状上来看，患者性格急躁，爱发火，伴随有口苦，苔薄黄，虽然脉象仅为数，没有典型的弦脉出现，但是从以上症候群不难判断该证属肝经风热。由于情志不舒，导致肝经郁热，上攻头目引起该病。应采用疏肝解郁、清热疏风为治疗原则，选用丹栀逍遥散联合石决明散加减进行治疗。《医宗金鉴·删补名医方论》中记载"肝苦急，急食甘以缓之。盖肝性急善怒，其气上行而顺，下行则郁，郁而火动而诸病生矣"。方中栀子、牡丹皮清热凉血，柴胡疏肝解郁，白芍酸苦微寒，柔肝养血，当归为血中气药，理气养血活血，三药合用使气血调和，血充肝柔。木郁则脾土运化之力受到影响，运化水湿之力减退，房水出现混浊，角膜后有羊脂状病理产物出现，用茯苓健脾利水，薄荷上行头目，疏肝解郁，透达肝经郁热。本方没有用白术是患者食欲尚佳，除此之外加用石决明、决明子、青葙子平肝清肝明目，赤芍清热凉血，木贼、荆芥、蔓荆子清利头目，清热疏风，车前子利水，川牛膝引火下行，以上药物共同应用，标本兼治，再配合西药散瞳、抗炎，心理疏导，调畅情志，7 日后患者局部及全身症状缓解。

病例 9：戴某，女，29 岁。初诊时间 2020 年 5 月 12 日。

主诉：双眼前黑影飘动半年加重 1 周。

现病史：半年来自觉眼前有黑影飘动，注意力集中时存在，不注意时减少，未曾治疗。1 周前患者加班劳累后，眼前出现大量黑影，较前明显加重伴有闪光感，急来诊。

检查：右眼视力0.1，左眼视力0.12。矫正：右眼-8.00DS—1.0，左眼-8.75DS—1.0。双眼睑球结膜无充血，角膜透明，房水清，瞳孔圆，晶体透明，玻璃体混浊。眼底：视盘边界清，色淡红，近视弧形斑，豹纹状眼底，黄斑中心凹反光可见。三面镜：视网膜周边部未发现裂孔，眼B超示双眼玻璃体混浊。眼压：右眼13mmHg，左眼14.6mmHg。

症状：夜眠差，睡后多梦伴乏力，腰膝酸软，月经量少，舌尖红，苔薄白，脉细弱。

西医诊断：①双眼玻璃体混浊；②双眼高度近视。

中医诊断：双眼云雾移睛（心肾不交证）。

治法：宁心安神，补肾明目。

治疗方案：

中药汤剂口服，方药如下：

熟地黄15g，当归12g，白芍12g，川芎12g，知母12g，黄柏12g，山药15g，茯苓15g，山萸肉15g，牡丹皮15g，菊花10g，枸杞子15g，生地黄15g，菟丝子15g，远志10g，石菖蒲10g。14剂，每日1剂，早晚分两次温服。

二诊：2020年5月26日。双眼矫正视力1.0，玻璃体内混浊较前减轻，闪光感偶见，患者睡眠改善，乏力，腰膝酸软症状减轻。中药处方调整为：熟地黄15g，当归12g，白芍12g，川芎12g，丹参15g，知母12g，黄柏12g，山药15g，山萸肉15g，何首乌12g，黄精12g，枸杞子15g，菟丝子15g，决明子15g，浙贝母12g，白蒺藜12g。

服药28剂，眼前闪光感消失，眼前黑影明显减少，全身症状改善。

吕海江教授诊疗思路：

本例患者为眼前闪光感的患者，常见于玻璃体混浊、玻璃体后脱离、视网膜炎症、后葡萄膜炎等。西医主要是详细检查眼底，如果排除了眼底视网膜炎症、裂孔等病变后，只能进行观察，没有其他的治疗手段，但是，眼前出现的闪光感以及眼前的飞蚊等常常让患者痛苦不堪。这个疾病在古代早有记载，称之为"神光自现"（《审视瑶函》）或"电光夜照"（《目经大成》），多是由于肾水亏虚，水不制火，相火妄动，孤阳飞越所致。治疗上，多采用"壮水之主，以制阳光"的方法。该患者虽然很年轻，眼底检查未见明显异常，但全身心肾不交症状明显，出现了夜眠差，睡后多梦伴乏力，腰膝酸软，月经量少等，因此以全身辨证为主，选用补水宁神汤加减治疗。补水宁神汤见于《审视瑶函》，书中记载"补肾水，则火不妄动，宁心神，则光自消散"。原方用熟地黄补肾水真阴之不足，生地黄滋阴退热，麦冬清心降火；当归、白芍滋阴补血；茯神、五味子养精安神定志，敛元精之气；甘草降火安神；达到补肾水，安心神的目的，眼前闪光感自然消失。本例患者高度近视，眼底豹纹状、近视弧形斑明显，根据阴阳理论，眼底符合"阴"的特性，故增多药味、加大药量，在原方的基础上进行了加减，滋阴退热用六味地黄丸＋知母、黄柏、枸杞子、菊花；滋阴补血用四物汤，再增加远志、菖蒲宁神开窍。14 剂后患者症状缓解，患者眼前黑影飘动仍在，增加浙贝母化痰散结，白蒺藜、决明子、菟丝子补肝肾明目，28 剂后患者痊愈。本例在西医上没有该病的病名，但古代医籍中记载较多，在临床中要读书，多思考，在继承古人的基础上创新，往往会有比较好的效果。

病例 10：贺某，女，52 岁。初诊时间 2020 年 3 月 11 日。

主诉：右眼怕光疼痛 3 天。

现病史：8 天前，患者发热，头疼，伴鼻塞流涕症状。用感冒药 5 天后发热、疼痛、流涕症状消失，但患者右眼出现疼痛，畏光，伴右侧眼睑及头面部皮肤发热，有针刺感。在当地医院就诊，诊断为结膜炎，给予抗生素眼药水效果不佳，右眼症状逐渐加重，灼热感，针刺感明显，来诊。

检查：右眼视力 0.8，左眼视力 0.8，右眼下睑近睑缘处有一红色小泡，球结膜充血，角膜透明，荧光染色（－），前房深浅正常，瞳孔圆，晶体皮质轻度混浊，眼底由于患者畏光、疼痛症状明显，未查。眼压：右眼 13mmHg，左眼 14.6mmHg。

症状：患者全身无明显不适，舌脉正常。

西医诊断：右眼病毒性角膜炎。

中医诊断：右眼聚星障（邪毒留恋证）。

治法：清热解毒，疏风散邪。

治疗方案：

1.无环鸟苷滴眼液，点右眼，每日3次，无环鸟苷眼药膏涂抹眼睑疱疹患处，每日2次。

2.中药：金银花20g，玄参20g，黄柏12g，土茯苓20g，黄连12g，野菊花12g，蒲公英15g，牡丹皮12g，赤芍12g，川芎9g，防风10g，柴胡6g。7剂，每日1剂，分两次温服。

二诊：2020年3月14日。患者右眼畏光、疼痛症状同前，角膜上皮有点状灰白浸润发生，右侧额面部皮肤有点状红斑，部分水疱出现，面部及额部皮肤灼热、疼痛加剧。皮肤表面涂抹阿昔洛韦眼用凝胶，配合上方中药冷敷，口服药物同前。

三诊：2020年3月17日。右眼畏光、流泪症状缓解，下睑皮肤水疱结痂，角膜上皮光滑，荧光染色（-），额部皮肤潮红减轻，水疱未增多。上方又坚持治疗10天，患者痊愈。

吕海江教授诊疗思路：

该患者是疱疹病毒引起的角膜炎，属于中医"聚星障"的范畴。本病发生于感冒之后，曾用抗感冒药物治疗发热、头疼、鼻塞，以上症状消失后，眼部出现畏光、疼痛、流泪，属于外感毒邪未清引起。该类眼病在发病之初仅表现为球结膜充血，角膜并不一定发生损害，容易误诊。因此，要观察是否有淋巴结的肿大，眼睑及皮肤是否有颜色的变化，以及是否有水疱等。本例患者球结膜充血，但是角膜透明，仔细观察发现下睑有一疱疹，据此推测该病为疱疹病毒引起的眼病，治疗的重点是预防角膜病变发生，眼局部抗病毒眼药水/膏应用。中药方面，应在清热解毒的基础上用疏风透邪之品。诊疗思路上，考虑患者全身症状不明显，西医诊断较明确，故采用"专方治疗"，选用张望之先师"风轮病主方"加减治疗，预防肺金克肝木，引起角膜病变。方中金银花、玄参、黄柏、土茯苓、野菊花、蒲公英宣散风热，清热解毒；牡丹皮、赤芍、川芎凉血化瘀，通络；防风疏风散邪，柴胡入肝，引经报使，透邪外出，共同达到清热解毒、透邪外出的目的。治疗3天后，患者病情加重，角膜上皮损伤，面部疱疹出现，提示最初诊疗思路正确，前期由于病情较轻，掩盖了疱疹病毒引起该病的本质。守方治疗2周，患者痊愈。该病提示把握疾病基本病因病机的重要性，只要掌握了发病规律，在治疗过程中即使病情反复也能应对自如。

病例11：于某，女，37岁。初诊时间2019年3月18日。

主诉：左眼下睑不由自主抽动1周。

现病史：1周来，患者左眼下睑不由自主抽动，不伴疼痛流泪。在网上买人工泪液（具体用药不详）效果不明显，来诊。

既往史：否认糖尿病、高血压等全身病史。

检查：左眼下睑痉挛，睑球结膜、角膜等未见明显异常。

症状：眠差，夜梦多，舌尖红，苔薄黄，脉细数。

西医诊断：左眼睑痉挛。

中医诊断：左眼胞轮振跳（血虚受风，痰浊阻络证）。

治法：养血疏风，化痰通络。

治疗方案：

1.针灸：①眼局部穴位：攒竹、鱼腰、太阳、承泣透睛明、四白、睑透、颊车、地仓、风池。②全身穴位：合谷、足三里、三阴交、血海。每次局部选4穴，全身选2穴，交替应用。

2.复方樟柳碱注射液，左太阳穴注射 每日1次。

3.中药：熟地黄15g，当归12g，白芍15，川芎20g，半夏12g，炒白术15g，天麻12g，茯苓15g，荆芥12g，防风12g，炒酸枣仁30g，僵蚕6g。3剂，每日1剂，分两次温服。

二诊：2019 年 3 月 22 日。左眼下睑痉挛频率减少，夜间休息好后减轻。以上治疗方案同前，2 日后眼睑痉挛消失。

吕海江教授诊疗思路：

该患者是眼睑痉挛，属于中医之"胞睑振跳"。《证治准绳·七窍门》曰："谓目睥不待人之开合而自牵拽振跳也。乃气分之病，属肝脾二经络牵振之患，人皆呼为风，殊不知血虚而气不顺，非纯风也。"本例患者为青年女性，每日晚上辅导孩子功课，休息的比较晚，常出现眠差，梦多，睡后易醒。每次熬夜或眠差后眼睑痉挛加重，证属血虚受风。五轮学说认为胞睑疾病和脾胃有关。脾胃为后天之本，气血生化之源。长期辅导孩子作业，久视伤血，久坐伤肉。脾胃受伤则气血化生不足，肝血虚则夜梦多，睡眠差；血气同源，血虚者气常不足，气虚抵御外邪之力减退，风邪趁虚而入，客于胞睑则引起本病。治疗上，当以养血息风，健脾通络立法，方用四物汤联合半夏白术天麻汤加减治疗。方中熟地黄、当归、白芍、川芎四物补血，白术、茯苓健脾，荆芥、防风、天麻、僵蚕祛风。处方中选用半夏的目的是健脾化痰。"百病均由痰作祟"，脾为生痰之源，风痰阻络更容易加重病情，酸枣仁养心安神主要是针对全身失眠而设。针灸方面，则选用肝经和脾胃经的穴位进行针刺，疏通经络，再配合复方樟柳碱注射液太阳穴注射，5 天即取得较好的效果。

病例 12：邢某，女，59 岁。初诊时间 2018 年 5 月 15 日。

主诉：双眼上睑反复水肿 1 个月。

现病史：1 个月来，患者双眼上睑皮肤晨起时轻度水肿，反复发作，来诊。

既往史：高血压 10 年。

检查：双眼上睑皮肤水肿。右眼视力 0.8，左眼视力 0.8。双眼球结膜轻度充血，角膜透明，晶体皮质轻度混浊，眼底（－）。肝肾功能正常。尿常规未见明显蛋白。

症状：乏力，便溏，舌质淡，苔白腻，脉细。

西医诊断：双眼睑非炎性水肿。

中医诊断：双眼胞虚如球（脾虚湿困证）。

治法：健脾化湿利水 。

治疗方案：中药汤剂治疗。

党参 12g，茯苓 30g，白术 15g，陈皮 12g，山药 15g，砂仁 6g，薏苡仁 30g，桔梗 12g，扁豆 10g，黄连 9g，柴胡 10g，防风 10g，升麻 6g，丹参 15g，滑石 20g，黄芪 15g。7 剂，每日 1 剂，分两次温服。

二诊：2018 年 5 月 23 日。患者乏力、便溏症状减轻，眼睑偶有水肿。上方滑石、黄芪用量增加到 30g。14 剂，每日 1 剂分两次温服。平时慎起居，适当的运动，嘱睡前不可大量饮水。

三诊：2018 年 6 月 9 日。患者乏力，便溏症状消失，眼睑水肿消失。

吕海江教授诊疗思路：

该患者是眼睑非炎性水肿，属于中医之"胞虚如球"，多为双侧，需要先排除肾病、糖尿病、甲状腺相关疾病等全身性病引起的水肿，以及眼局部病变如上睑皮肤松弛症等。本例患者肝肾功能及尿常规正常，全身及局部器质性病变可以排除，故诊断较为明确。肉轮疾病多由脾胃运化失常、水湿积聚、浊气上泛或肺虚气机不利不能通调水道或肾虚不能温阳化气，湿邪上泛引起。本例患者症见乏力，便溏，舌淡，苔白腻，脉细，故可以辨证为脾虚湿困，方药选用参苓白术散联合补中益气汤进行治疗。方中以党参、茯苓、白术补气健脾，配伍山药、陈皮、砂仁、白扁豆补脾和胃，薏苡仁、滑石利水渗湿；生黄芪补气升阳，利水消肿；丹参活血化瘀，通络；桔梗入肺经，轻清上扬，升麻、柴胡载药上行，共同达到补气健脾渗湿、利水消肿的功效。对于该类患者主要是以全身辨证为主，如果全身症状不明显的可以参照可能的病机从脾、肺、肾三脏的功能入手，选方用药。

病例 13：张某，女，29 岁。初诊时间 2016 年 4 月 2 日。

主诉：左眼畏光、流泪反复发作 2 月，加重 3 天。

现病史：2 个月前左眼不甚被小朋友手指划伤，当时畏光、流泪、疼痛，到当地医院就诊发现左眼角膜上皮损伤，给予促进角膜上皮生长类药物后缓解。此后反复发作，特别在长期看电脑、手机等电子产品后容易复发。3天前，晨起睁眼后左眼突然疼痛，畏光，流泪，点眼药水（具体用药不良）后效果不佳，来诊。

检查：右眼视力1.0，左眼视力0.8，左眼球结膜轻度充血，角膜上皮缺损，面积约2mm×3mm，荧光染色（+），前房深浅正常，瞳孔圆，晶体透明，眼底未查。眼压：右眼12mmHg，左眼14mmHg。

症状：患者全身无明显不适，舌脉正常。

西医诊断：左眼角膜上皮剥脱。

中医诊断：聚星障（正虚邪恋证）。

治法：扶正祛邪。

治疗方案：

1.聚乙二醇滴眼液，点左眼，每日3次。红霉素眼膏，每晚1次。

2.中药：金银花12g，玄参10g，黄柏9g，木贼10g，茺蔚子9g，连翘9g，防风10g，薄荷6g，黄芪10g，川芎9g，当归9g，熟地黄9g，牡丹皮9g，密蒙花9g。7剂，每日1剂，分两次温服。

3.做好宣教，嘱咐多休息，尽量少看电子产品。

二诊：2020年4月10日。左眼畏光流泪症状缓解，角膜透明，上皮损伤基本愈合。眼部继续点聚乙二醇滴眼液，每日3次。患者口服中药暂停，改用中药外熏。处方：桑叶10g，菊花10g，沙参12g，麦冬10g，防风10g，薄荷6g。每日1剂，分3次，加热后用蒸汽熏眼。

三诊：2020年3月20日。左眼畏光、流泪症状消失，视力1.0，左眼球结膜透明，角膜透明，上皮损伤愈合，荧光染色（-）。随访2个月，未出现复发。

吕海江教授诊疗思路：

本例患者是角膜上皮剥脱患者，外伤后角膜上皮损伤，反复发作。详细问病史，患者每日因工作需要用电子产品相对较多，平时休息欠佳，熬夜加班时有发生，乏力症状经常出现，故辨证为正虚邪恋。气血不足，无力抗邪，以致角膜上皮创面难敛，劳累时复发，余邪未清，故眼部球结膜轻度发红，畏光、眼疼。治宜扶正祛邪。在补气养血鼓舞正气的基础上，增加疏风清热退翳散邪之品。方中黄芪补气，熟地黄、当归、川芎补血养血，用张望之先生"风轮病主方"金银花、玄参、黄柏、芜蔚子、牡丹皮清热解毒，佐以活血；木贼、密蒙花、防风、薄荷等疏风清热，退翳。以上药物共同达到扶正祛邪的目的。用药 1 周后，患者角膜上皮损伤区域愈合，患者不愿继续口服药物，改为外用药。选用桑叶、菊花、沙参、麦冬、防风、薄荷，疏风清热，养阴退翳，使用外用药，通过热蒸汽使药物直达病所，再注意生活调护，最终痊愈。本例提示虽然角膜病变以实证为多见，但虚证也不可忽视，要详查病史，找准患者的基本病因病机进行治疗。

病例 14：张某，男，28 岁。初诊时间 2017 年 4 月 15 日。

主诉：左眼红痛反复发作 2 个月。

现病史：2 个月前，左眼发红且痛，不伴有视力下降，在当地医院诊断为结膜炎，点含激素类眼药水后疼痛，稍有缓解，但眼红一直不能消退，来诊。

检查：左眼视力 1.0，球结膜轻度充血，鼻上方浅层巩膜充血，部位局限，退之不移，有轻度压痛感，角膜透明，房水清，瞳孔圆，晶体透明，眼底（–）。

症状：未见明显异常。

西医诊断：左眼浅层巩膜炎。

中医诊断：火疳（肺经郁热证）。

治法：清热宣肺散瘀。

治疗方案：中药汤剂。

桑白皮 12g，石膏 18g，栀子 12g，地黄 15g，川芎 12g，芜蔚子 12g，牛蒡子 12g，牡丹皮 15g，黄芩 9g，木贼 10g，荆芥 10g，薄荷 6g。14 剂，水

煎服，每日 1 剂，分两次温服。

二诊：2018 年 4 月 29 日。左眼疼痛症状完全消失，浅层巩膜轻度扩张，充血，左眼红痛消失，球结膜透明。守上方，继服 7 剂患者痊愈。

吕海江教授诊疗思路：

该患者是浅层巩膜炎，属于中医之"火疳"。患者全身症状不明显，故从局部辨证入手探寻病因病机。本病发于白睛深层，五轮辨证属于气轮，故以肺热蕴结为主。患病部位局限，颜色深红，说明病变部位较深，除气分受累外也累及血分，故治疗上当以清肺经郁热为主，活血通络散结为辅，方用"气轮病主方"加减治疗。方中石膏清肺胃之燥热，桑白皮、栀子、黄芩泻肺热，清燥气，使肺气得以肃降下行；生地黄、牡丹皮、川芎凉血化瘀，散结消肿，牛蒡子、木贼、薄荷疏风散邪，共同达到散肺经郁热、活血消肿的目的。对于单纯用激素类或非甾体类药物效果不好的巩膜炎等疾病患者，根据五轮辨证或全身辨证进行中医治疗也是一种较好的选择。

病例 15：王某，女，29 岁。初诊时间 2018 年 2 月 8 日。

主诉：左眼上睑抽动 2 天。

现病史：2 天前，患者熬夜在外看电影后，由于户外天气寒冷，受风后出现上睑痉挛来诊。

既往史：高血压 10 年。

检查：左眼上睑皮肤痉挛，睑球结膜充血，角膜透明，前房可，瞳孔圆，晶体透明，眼底（﹣）。

症状：恶风，伴左侧口唇轻度偏斜，不由自主流口水，舌脉正常。

西医诊断：左眼睑痉挛、面瘫。

中医诊断：左眼胞轮振跳（风痰阻络证）。

治法：疏风通络化痰。

治疗方案：中药汤剂。

羌活 10g，防风 10g，秦艽 10g，白附子 6g，胆南星 10g，薄荷 9g，松节

10g，木瓜 10g，法半夏 9g，僵蚕 9g，橘络 10g，白芍 10g，当归 12g，柴胡 10g。7 剂，每日 1 剂，分两次温服。

嘱注意保暖，避免受风。

二诊：2018 年 2 月 10 日。患者眼睑痉挛消失，左侧口唇倾斜减轻，口水自动流出症状改善。守上方增黄芪 18g，白术 10g，继服 14 剂。

三诊：2018 年 2 月 26 日。患者眼睑痉挛消失，左侧口唇倾斜消失，面部症状恢复正常。

吕海江教授诊疗思路：

该患者左眼睑痉挛伴随有面瘫，熬夜后受风。百病均由痰作祟，风邪夹痰上壅，阻滞经脉，气血运行不畅，则眼睑肌肉功能失常，面部肌肉弛缓，故猝然导致眼睑不由自主地抽动，面部肌肉无力，嘴角流涎，主要病机是风痰阻络。治疗上以正容汤（羌活、防风、秦艽、白附子、僵蚕、胆南星、半夏、木瓜、松节、甘草、生姜）加减治疗。正容汤出自《审视瑶函》，主要治疗因外感风邪，痰湿阻滞，引起经脉挛急，口眼歪斜患者。本例患者熬夜受风后发病，出现胞轮振跳以及口眼歪斜症状，两者病机相同，均为风痰阻络证，故用正容汤加减。方中羌活、防风祛风散邪；白附子、胆南星、法半夏、僵蚕祛除风痰；橘络、秦艽、松节舒筋通络；当归、白芍、木瓜，养血活血；柴胡、薄荷引药上行。7 天后，患者症状缓解，但面部症状仍在，增加黄芪、白术配合方中防风为玉屏风散，鼓舞正气，促进疾病康复，14 日后患者痊愈。

病例 16：陈某，男，56 岁。初诊时间 2015 年 3 月 7 日。

主诉：左眼视力突然下降 1 周。

现病史：3 日前，左眼视力突然下降，不伴眼红眼疼，在当地医院诊断为左眼玻璃体积血，建议到我院眼科行玻璃体内注射抗 VEGF 药物，遂来诊。

既往史：糖尿病视网膜病变 15 年，冠心病、高血压 8 年，用药情况下病情稳定。

检查：视力指数 /20cm，左眼睑球结膜无充血，角膜透明，前房深浅正常，瞳孔圆，晶体轻混，玻璃内可见血性混浊，眼底看不清。右眼视力 0.6，前节（－），晶体皮质混浊，玻璃体轻度混浊，眼底可见微血管瘤及少量出血斑及黄白色硬性渗出，黄斑中心凹反光可见。眼部 B 超示左眼玻璃体重度混浊，积血可能性大，右眼玻璃体轻度混浊。

症状：乏力、痰多，心前区疼痛，大便干，小便正常，舌质暗，苔黄腻，脉滑数。

西医诊断：①左眼玻璃体积血；②双眼糖尿病性视网膜病变（右眼 5 期，左 3 期）。

中医诊断：左眼暴盲（气滞血瘀证）。

治法：凉血止血，行气解郁，宽胸散结。

治疗方案：中药治疗。

栀子炭 12g，蒲黄炭 15g，生地黄 15g，大蓟 15g，旱莲草 20g，牡丹皮 15g，小蓟 15g，茜草 15g，生侧柏叶 15g，大黄 9g，黄连 9g，全瓜蒌 12g，薤白 6g，姜半夏，黄芩 9g，川牛膝 6g。7 剂，每日 1 剂，分两次温服。

嘱到内科就诊调整血压、血糖。

二诊：2015 年 3 月 16 日。左眼视力指数 50cm，玻璃体仍有积血块，间接检眼镜下隐约可看到视盘。患者诉能模糊看到人影，乏力改善，胸痛缓解，大便每日一行，厚腻舌苔变薄，但焦虑症状明显。眼部 B 超示左眼玻璃体血性混浊，玻璃体后脱离。上方去大黄，黄连加三七粉 3g，香附 10g，继服 14 剂。

三诊：2015 年 3 月 29 日。左眼视力 0.4，玻璃内积血明显减少，隐约可见视盘及动静脉血管，黄斑部看不清。患者乏力及胸疼症状较前改善。处方：炒蒲黄 15g，生地黄 15g，牡丹皮 15g，旱莲草 30g，丹参 15g，生侧柏 15g，茜草 15g，香附 10g，三七粉 3g，当归 12g，赤芍 10g，全瓜蒌 15g，薤白 6g，半夏 12g，川牛膝 6g。14 剂，每日 1 剂，分两次温服。

四诊：2015 年 3 月 14 日。患者胸闷、痛消失，精神明显好转，左眼视力 0.8，散瞳查眼底左眼玻璃体血性混浊物基本消失。眼底视盘边界清，色淡红，视网膜可见微血管瘤，下方视网膜前可见少量暗红色积血块及黄白色硬性渗出斑块掺杂其间。右眼视力 0.8，右眼底出血、渗出基本消失。FFA 检查：左眼底视网膜可见微血管瘤及荧光遮蔽，新生血管渗漏明显，周边部可见大量无灌注区。右眼视网膜微血管瘤及少量荧光遮蔽。3 月 29 日处方减全瓜蒌、薤白、半夏加浙贝母 9g，山楂 12g 软坚散结。28 剂，每日 1 剂，分两次温服。同时，左眼进行全视网膜光凝，分 4 次完成。嘱调畅情志，适当锻炼，注意血糖、血脂、血压。

随访半年，患者未复发。

吕海江教授诊疗思路：

该患者是糖尿病性视网膜病变继发玻璃体积血。糖尿病性视网膜病变引起黄斑部水肿或视网膜周边无灌注区或新生血管均可以用抗 VEGF 药物治疗，以消退黄斑水肿，缓解该病的进程，部分患者眼底新生血管还会消退，无灌注区缩小。由于该类药物价格不菲，常用于糖尿病视网膜病变黄斑水肿以及需要进行玻璃体切割患者围手术期应用以减少术中出血的发生。本例患者虽然有医生建议进行玻璃体内注射抗 VEGF 药物，但考虑到玻璃体出血时间较短，出血较为致密，在没有充分了解眼内情况的状态下，盲目进行玻璃体腔注药有引发眼内机化膜增生以及其他不可预料情况的风险。故先进行 B 超检查，了解眼内情况。发现该患者为单纯玻璃体积血，建议先用中药治疗。如果 1 个月后患者玻璃体内仍有大量积血存在，则进行微创玻璃体切割手术清除瘀血；如果用药后积血迅速吸收，则根据眼底情况采用玻璃体内注药、激光、药物等治疗。该患者到我院时玻璃体积血发病时间较短，急则治其标，用凉血止血药物，避免再出血，方用四川陈达夫先生经验方——生蒲黄汤（生蒲黄、生地黄、旱莲草、荆芥炭、丹参、牡丹皮、郁金、川芎）加减。方中改生蒲黄为蒲黄炭，加小蓟、茜草、生侧柏叶凉血止血；栀子炭清上、中、下三焦之火，釜底抽薪，取炭剂收敛止血；去丹参、川芎之活血化瘀之品，预防出血不止。根据患者乏力、胸闷、舌苔厚腻之全身症状选用瓜蒌薤白半夏汤行气解郁，宽胸散结。方中用黄连、黄芩、大黄的目的是直折炎上之火，配合川牛膝引火下行，火气消则出血止。7 剂后，患者全身症状改善，视力较前提高，再次做 B 超复查眼底，未发现有玻璃体内机化、牵拉、视网膜脱离等并发症出现，故继续接受中医治疗。在初诊处方的基础上去大黄、黄连以防寒凉太过，加三七粉活血止血化瘀。患者由于担心病情，焦虑状态较为明显，故加香附活血行气解郁。14 剂后，患者视力明显提高，玻璃体内积血已明显吸收。此阶段，病情发展到出血静止期，应在预防出血的基础上增大活血化瘀用量，加丹参、当归、赤芍等养血活血之品，促进残余之血吸收。四诊时患者视力恢复同前，玻璃体内积血吸收，及时进行眼底血管造影，了解眼内状况，明确诊断，在中药治疗的基础上进行了眼底激光光凝治疗，患者痊愈。本例患者在现代诊疗手段的检测下积极运用中药治疗，发挥了中医优势，从而避免了不必要的手术创伤。

病例 17：李某，男，31 岁。初诊时间 2011 年 2 月 20 日。

主诉：右眼红一个半月。

现病史：一个半月以来，右眼红，不伴眼疼、流泪等症状，在社区医院诊断为结膜炎，给予左氧氟沙星滴眼液治疗效果不佳，来诊。

检查：右眼睑球结膜充血，内外眦近角膜缘处为甚，结膜囊内没有分泌物，角膜透明，前房深浅正常，瞳孔圆，晶体透明，眼底（－）。

症状：鼻干，呼热气，涕内有血丝，舌苔薄黄，脉和缓有力。

西医诊断：右眼结膜炎。

中医诊断：右眼白睛红赤（肺经风热证）。

治法：清泄肺热。

治疗方案：

1. 停用所有眼药水。

2. 中药：桑白皮 12g，黄芩 10g，旋覆花 10g，菊花 10g，栀子 15g，桔梗 12g，地骨皮 15g，生石膏 30g，茺蔚子 18g，牡丹皮 12g，桑叶 10g，荆芥

6g，薄荷 6g，防风 6g。7 剂，每日 1 剂，分两次温服。

二诊：2011 年 2 月 27 日。患者鼻干缓解，呼气时鼻中热气消失，球结膜充血基本消失。上方继用 5 剂，患者球结膜充血消失。

吕海江教授诊疗思路：

该患者眼部无不适，仅出现白睛红赤症状，西医属结膜炎。《眼科百问》曰："左眼发病责之于肝，右眼发病责之于肺。"五轮辨证白睛属肺，患者还有鼻干、呼出热气等症状，辨证为肺经蕴热并不困难。治疗上，可以选择的余地比较大，可以用"泻白散"（桑白皮、地骨皮、甘草、粳米）等治疗。对本患者选用的是《审视瑶函》中的桑白皮汤（桑白皮、泽泻、玄参、麦冬、黄芩、旋覆花、菊花、地骨皮、桔梗、白茯苓、甘草）联合张望之先师的"气轮病主方"（生石膏、桑白皮、栀子、滑石、桑叶、牡丹皮、茺蔚子）加减治疗。方中桑白皮、黄芩、旋覆花、菊花、桔梗、地骨皮清泄肺热；内外眦充血较甚，加生石膏、栀子清心肺之火，牡丹皮、茺蔚子凉血化瘀，退白睛之红赤，桑叶、薄荷、荆芥、防风疏风清热明目，透邪外出。以上药物共同应用，肺热清，白睛红赤消失。本例患者停用了所有抗生素眼药水，仅用中药进行治疗，提示在临床中只要辨证准确，中药也可以取得较好的效果。

病例 18：王某，女，41 岁。初诊时间 2016 年 2 月 15 日。

主诉：右眼红痛半个月。

现病史：半个月来，患者右眼红，伴轻度疼痛，夜间较甚，来诊。

既往史：1 年前右眼曾患巩膜炎，否认高血压、糖尿病等病史。

检查：右眼视力 0.8，左眼球结膜充血，外眦部浅层巩膜色暗红，退之不移动，按压轻度疼痛，角膜透明，前房闪辉（－），瞳孔圆，晶体透明，眼底（－）。

症状：口干，夜间为甚，口唇部起泡，伴胁肋部疼痛，大便干，舌尖红，苔薄白，脉数。

西医诊断：右眼巩膜炎。

中医诊断：白睛青蓝（阴虚湿热兼气滞证）。

治法：养阴清热，化湿行气。

治疗方案：

1.中药：生地黄 15g，熟地黄 15g，天冬 12g，麦冬 12g，石斛 10g，枇杷叶 10g，枳壳 12g，黄芩 10g，茵陈 10g，柴胡 10g，白芍 10g，当归 12g，牡丹皮 10g，石膏 12g，桑白皮 10g，薄荷 6g。5 剂，每日 1 剂，分两次温服。

2.妥布霉素地塞米松滴眼液 / 普拉洛芬滴眼液，点眼，每日 3 次。

二诊：2016 年 2 月 21 日。患者口干、胁肋部疼痛缓解，口唇部水疱消失，球结膜轻度充血，外眦部巩膜颜色变浅，按压疼痛消失。减少眼药水用量，每日 2 次，上方继续应用，7 剂而愈。

吕海江教授诊疗思路：

该患者是巩膜炎患者，属于中医之"白睛青蓝"。患者口干，夜间为甚属于阴虚火热炎上，津液亏虚则便干。本例患者和宋代《太平惠民局和剂局方》中所载"甘露饮"的证型相符。脾开窍于唇，唇部有水疱故本例属脾胃阴虚、湿热内蕴之证。方中生地黄、熟地黄、天冬、麦冬、石斛滋养肺、胃、肾上中下三焦之阴，固本；黄芩清肺经之热，茵陈利湿，枇杷叶、枳壳降肺胃之气，使三焦湿热排出，再配伍柴胡、芍药、当归、薄荷、香附行气解郁，石膏、桑白皮、牡丹皮清肺胃郁热，凉血化瘀。以上药物共同应用起到了滋阴清热、行气利湿、凉血化瘀的功效，配合激素类及非甾体类眼药水，患者很快痊愈。本例患者由于眼部症状不重，全身症状明显，故采用全身辨证的方法进行治疗。

病例 19：庄某，女，45 岁。初诊时间 2015 年 3 月 1 日。

主诉：双眼睑皮肤红赤粗糙痒 2 个月。

现病史：2 个月前，患者不明原因出现双眼睑皮肤水肿、发红，给予激素类眼药膏后缓解但反复发作来诊。

既往史：平素体健。

检查：双眼上睑皮肤干燥、粗糙，红赤，微肿，其余未见明显异常。过敏原检测：未发现明显过敏物。

症状：乏力，眠差，伴舌尖红，苔薄白，脉和缓有力。

西医诊断：双眼睑皮炎。

中医诊断：双眼风赤疮痍（气血虚弱，风热上扰证）。

治法：补气养血，疏风清热止痒。

治疗方案：

1.中药：黄芪 15g，党参 12g，生地黄 15g，牡丹皮 12g，赤芍 12g，白芍 12g，当归 15g，川芎 12g，白蒺藜 6g，蝉蜕 6g，薄荷 6g，荆芥 12g，防风 12g，炒酸枣仁 30g，川牛膝 6g。7 剂，每日 1 剂，分两次温服。

2.用上药冷敷，每日 2 次，每次 10 分钟。

二诊：2015 年 3 月 7 日。患者乏力、失眠症状改善，眼睑皮肤水肿、红赤减轻，上方继续应用，14 剂而愈。

吕海江教授诊疗思路：

该患者不明原因出现双眼上睑皮肤红、痒，属于双眼睑皮肤炎症。患者乏力、失眠属于气血虚弱，卫外不固导致风热上泛之证。气虚则乏力，血虚则失眠，风善行数变，风胜则痒，热盛则肉腐，出现眼睑部位皮肤发红。病程迁延日久，则出现皮肤粗糙，起皮。治疗上采用补气养血，疏风清热止痒治则。方用八珍汤加疏风止痒清热之品如白蒺藜、蝉蜕、薄荷、防风、荆芥、川牛膝等内服、外用。本例患者停用含激素类眼药膏，采用中药外敷的方法，使药物直达病所，从而起到了标本兼治的目的。

病例 20：夏某，男，79 岁。初诊时间 2020 年 3 月 31 日。

主诉：左眼视力下降 3 年。

现病史：3 年来患者左眼视力缓降，在当地医院诊断为湿性老年性黄斑变性，给予雷珠单抗注射液玻璃体腔注射，注射后患者视力改善，1 个月后复发。玻璃体腔连续治疗 5 次，患者视力仍不能维持，求助于中医治疗来诊。

既往史：曾患青光眼，10 年前行双眼小梁切除术，术后眼压稳定，5 年前行白内障超声乳化联合人工晶体植入术。

检查：右眼视力 0.5，左眼视力 0.04，双眼睑球结膜无充血，上方结膜滤泡微隆起，角膜透明，前房深浅正常，虹膜根切孔可见，人工晶体位置正，玻璃体轻度混浊，眼底视盘边界清，色淡，C/D 约 0.7，右眼黄斑部大量玻璃膜疣，左眼黄斑部黄白色瘢痕，瘢痕周边有少量暗红色出血斑，黄斑中心凹反光消失。非接触眼压：右眼 12mmHg，左眼 13.5mmHg。

视野：右眼弓形视野缺损，左眼弓形视野缺损伴中心暗点。OCT：黄斑瘢痕。

症状：乏力，懒言，面色无华，情志不舒伴舌质淡，苔薄白，脉弱。

西医诊断：①左眼湿性老年性黄斑变性；②双眼视神经萎缩；③双眼抗青光眼术后。

中医诊断：左眼瞻昏渺（气血不足，脉络瘀阻证）。

治法：补气养血，凉血化瘀。

治疗方案：

1.中药：黄芪 30g，当归 12g，川芎 10g，茺蔚子 15g，香附 12g，桃仁 12g，牡丹皮 18g，熟地黄 15g，丹参 30g，蒲黄 15g，旱莲草 15g，地肤子 15g，泽兰 12g，川牛膝 10g。14 剂，每日 1 剂，分两次温服。

二诊：2020 年 4 月 14 日。患者乏力、少气懒言稍有改善，但由于担心失明，夜眠差。查视力 0.04，患者自觉视物较前稍亮，眼底黄斑部瘢痕边缘处出血减少。守上方加柴胡 10g，炒酸枣仁 30g。14 剂，每日 1 剂，分两次温服。给患者做心理疏导，避免过于紧张焦虑。

三诊：2020 年 4 月 27 日。患者乏力，失眠症状改善，视力 0.06，眼底黄斑部瘢痕边缘处出血消失。上方去地肤子、泽兰、加浙贝母 12g，山楂 15g，14 剂。

四诊：2020 年 5 月 11 日。患者全身乏力，失眠症状消失。视力 0.1，眼底黄斑部瘢痕。处方：黄芪 30g，当归 12g，川芎 10g，茺蔚子 15g，香附

12g，桃仁 12g，牡丹皮 18g，熟地黄 15g，丹参 30g，蒲黄 15g，旱莲草 15g，浙贝母 12g，山楂 12g，枸杞子 15g，女贞子 15g，川牛膝 10g。上方用 30 剂，左眼视力 0.12，眼底黄斑部瘢痕同前。嘱患者调畅情志，注意眼压，定期复查。随访 6 个月，患者视力稳定，未出现复发。

吕海江教授诊疗思路：

该患者为湿性老年性黄斑变性。发病之初，曾行 5 次雷珠单抗玻璃体腔注射，治疗后患者视力改善，停药几个月后复发。到我处就诊时已达湿性黄斑变性晚期，黄斑部瘢痕已经形成。从病理的角度来看，晚期黄斑部瘢痕已经形成的患者治疗效果较差，视力改善的可能性微乎其微。但我们在临床中观察到，对于这一类患者不要过早放弃治疗，该类患者往往会存在着轻微黄斑出血及隐性的黄斑水肿等病理改变。通过中医辨证治疗，如果能促进该类病理产物的减少或消退，则有改善患者视功能的可能。本例患者由于患病时间较久，黄斑部瘢痕已经形成。但是，在瘢痕的周边还残留少量的暗红色出血，提示该病还处于活动期。患者眼底出血量小，故以全身辨证为主，根据患者乏力、少气、面色无华的症状，辨证为气血不足，脉络瘀阻证，方用"内障病主方"增加止血化瘀及活血利水中药蒲黄、旱莲草、丹参、地肤子、泽兰等促进眼底陈旧瘀血及隐形之水消退。用药 1 个月，患者少气懒言症状减轻，眼底出血稍有改善，但视力仍为 0.04。此时，老人情绪出现波动，失眠症状出现，应及时进行心理疏导，加柴胡疏肝解郁，炒酸枣仁养心安神。又坚持治疗 14 天，患者眼底出血消失，视力增加至 0.06，去利水药地肤子、泽兰，加浙贝母、山楂软坚化痰散结，希望能使眼底机化瘢痕缩小；四诊时患者乏力、失眠症状消失，视力提高到 0.1；又坚持治疗 1 个月，视力增加到 0.12。本例患者前后治疗 3 个月，前一个半月患者视力改善不明显，但坚持治疗最终取得了较好的效果。本病例提醒医者，对于该类患者一定要仔细分析病情，大胆尝试，根据全身及局部的症状体征进行辨证，坚持治疗，不可根据主观臆断，过早放弃。

病例 21：王某，男，71 岁。初诊时间 2017 年 3 月 11 日。

主诉：双眼迎风流泪半年。

现病史：半年来，双眼迎风流泪，特别是秋冬遇冷风后为甚，天气转暖后缓解。

既往史：平素体健，无高血压、心脏病、糖尿病等病史。

检查：双眼上下泪小点通畅，睑球结膜轻度充血，角膜透明，前房深浅正常，房水闪辉（–），瞳孔圆，对光反射正常，晶体轻度混浊，眼底（–）。泪道冲洗：双泪道冲洗通畅，无反流，无分泌物。

症状：无特殊。

西医诊断：双眼泪溢症。

中医诊断：双眼迎风流泪（气血肝肾不足，约束无权证）。

治法：益气养血，补肝益肾，收摄止泪。

治疗方案：

1. 中药：熟地黄 15g，山萸肉 15g，山药 12g，茯苓 15g，牡丹皮 10g，菊花 15g，枸杞子 15g，川芎 12g，当归 15g，白蒺藜 10g，炒白术 15g，白芷 10g，细辛 3g，黄芪 18g，防风 10g，羌活 10g。7 剂，每日 1 剂，分两次温服。

2. 温针针刺双侧睛明穴，每日 1 次，每次留针 15 分钟。

二诊：2017 年 3 月 18 日。患者流泪症状明显减轻，守上方继续应用 14 日后痊愈。

吕海江教授诊疗思路：

该患者治疗前经详细检查，排除了倒睫、结膜、角膜炎、虹膜炎等引起流泪的其他眼病。进行冲洗泪道发现患者泪道畅通，没有器质性病变。故可以诊断为中医之迎风流泪。患者全身没有明显的体征可供参考辨证。故从中医基础理论结合古人经验探寻可能的病机，进行对因治疗。《诸病源候论》曰："夫五脏六腑皆有津液，通于目为泪。若脏气不足，则不能收制其液，故目自然泪出。"《审视瑶函》中记载："此症为目无赤病也，只是时长流出冷泪，久则视瞻昏渺。此盖精液耗伤，肝气渐弱，精膏涩枯，肾水不足，幽阴已甚。"张望之先生在《眼科探骊》见风流泪中也强调：肝主泪液，开窍于目，体阴而用阳，火衰则液寒；风善行数变，其性开泄，易袭人阳位，泪窍见风则冷泪出。因此，对于迎风流泪症多考虑虚证。或气血不足，收摄失司；或肝肾两虚，外感风邪，约束无权。治疗上应当益气养血、补益肝肾、收摄止泪立法。选用杞菊地黄丸联合四物汤及玉屏风散加减治疗。方中熟地黄、山萸肉、山药、茯苓、牡丹皮、菊花、枸杞子补肝肾；当归、川芎配合黄芪、白术补益气血，白芷、细辛、防风、羌活、白蒺藜疏风止泪；以上处方配合针刺睛明穴，共同达到补肝肾气血不足、收摄止泪的目的。

病例 22：谢某，女，77 岁。初诊时间 2019 年 2 月 22 日。

主诉：双眼干涩不适 3 个月。

现病史：3 个月前曾行双眼白内障超声乳化联合人工晶体植入术，术后 1 个月，用妥布霉素地塞米松眼药水联合玻璃酸钠眼药水治疗。患者无不适，停药后患者自觉双眼干涩，用玻璃体酸钠眼药水后缓解，但并不持久，半个小时后又感觉眼部干涩，遂来诊。

既往史：平素体健，无高血压、心脏病、糖尿病等病史。

检查：双眼球结膜无充血，角膜透明，切口对位良好，人工晶体为正，眼底（－）。吸墨试验：右眼 2mm/5min，左眼 4mm/5min。泪膜破裂实验：右眼 6s/5min，左眼 6s/5min。

症状：口干、咽干、自觉咽部不适有异物感，吐不出，咽不下，舌红苔少，脉滑。

西医诊断：双眼干眼症。

中医诊断：双眼白涩症（阴津亏虚证）。

治法：养阴生津，化痰散结。

治疗：

1. 中药：沙参 15g，麦冬 15g，玉竹 12g，石斛 12g，地黄 15g，熟地黄

15g，天冬 12g，天花粉 15g，厚朴 6g，半夏 6g，茯苓 12g，苏叶 6g，板蓝根 12g，薄荷 6g。7 剂，每日 1 剂，服中药前用以上药物热蒸汽熏眼，每日 2 次，中药熏眼后口服，最后用以上中药残渣湿热敷。

2. 玻璃酸钠眼药水，每日 3 次，点双眼，红霉素眼膏每晚 1 次点双眼。

二诊：2019 年 2 月 28 日。患者流泪症状明显减轻，守上方每日口服、热敷配合眼药水继续应用，21 剂痊愈。

吕海江教授诊疗思路：

该患者为干眼症，中医称之为"神水干枯""白涩症"等。本例患者是白内障超声乳化联合人工晶体植入术后继发的干眼症。白内障及其他眼部手术后，由于术中药物、手术操作、手术切口、手术瘢痕等因素，对泪液的质、量以及泪液动力学等造成影响。在术后 1 个月内，患者常常会出现异物感、干涩磨等症状，泪液分泌量及泪膜破裂时间也会减少。因此，在眼科围手术期我们常规给患者用人工泪液如玻璃酸钠滴眼液等点眼，以促进眼表损伤的快速修复，预防干眼的发生。但是对于术前已有干眼症或术后继发干眼症者则要细心调理，分析患者属于哪种类型，是泪液缺乏型、蒸发过强型，还是黏蛋白缺乏型或混合型等。在此基础上，根据患者的全身症状体征进行辨证，同时配合眼药水、针灸、眼部刮痧、湿热敷等中医适宜技术进行综合治疗。对于本例患者而言，术后 3 个月，眼睛干涩明显，泪液分泌实验：右眼 2mm/5min，左眼 4mm/5min。说明缺水比较严重。泪膜破裂实验：右眼 3s/5min，左眼 5s/5min。说明泪膜功能尚可。不难判断该患者属于泪液分泌不足型干眼。治疗上，除应用人工泪液外，还用了具有抗炎作用的红霉素眼膏以及全身中药治疗。根据口干、咽干、舌红苔少的体征辨证为阴津亏虚证，方用益胃汤（《温病条辨》）加减。《成方便读》曰："阳明主津液，围着五脏六腑之海。凡人之常气，皆禀于胃，胃中津液一枯，则脏腑皆失其润泽。故以一派甘寒润泽之品，使之饮入胃中，以复其阴，自然输精于脾，脾气散精，上输于肺，通达水道，下输膀胱，五经并行，津自生而形自复耳。"方中沙参、麦冬、玉竹、石斛、熟地黄、天花粉养阴清热，益胃生津，津液生则能疏布全身，目窍得养，干涩症状改善；厚朴、半夏、茯苓、紫苏、板蓝根、薄荷主要是针对咽部异物感，咽之不下，吐之不出的"梅核气"而设。梅核气多为痰气互结咽喉，肺胃宣降失常所致，选用半夏厚朴汤加减，半夏、厚朴、茯苓、苏叶苦温辛燥，故用量宜小，以防伤津，喧宾夺主，配合板蓝根清热解毒利咽，薄荷疏散风热，疏肝明目，引药上行共同达到养阴生津、化痰散结的目的。

病例 23：夏某，女，45 岁。初诊时间 2016 年 12 月 29 日。

主诉：双眼偶有胀痛伴视物不清 2 年。

现病史：2 年前，双眼偶有胀痛，未引起重视，3 个月前晚上经常发生鼻根发酸，前额微微发胀，到医院检查，右眼眼压 29mmHg，左眼 26mmHg，给予美开朗滴眼液，症状缓解但自觉视力较前减退，遂来诊。

既往史：既往体健。

家族史：父亲曾患开角型青光眼，15 年前行双眼小梁切除术。

检查：右眼视力 0.8，左眼视力 1.0。双眼睑球结膜无充血，角膜透明，前房深，瞳孔圆，晶体透明，眼底视盘舌淡红，C/D 右眼约 0.7，左眼约 0.6，黄斑部反光可见。非接触眼压：右眼 21mmHg，左眼 23mmHg。房角镜检查：双眼房角开放。视野：双眼弓形暗影。

症状：情绪紧张，胁肋部胀痛，舌红苔薄白，脉弦。

西医诊断：双眼开角型青光眼。

中医诊断：双眼青盲（肝郁气滞证）。

治法：疏肝解郁，行气利水。

治疗方案：

1. 中药：柴胡 10g，菊花 10g，石决明 15g，楮实子 10g，香附 10g，茯苓 15g，猪苓 10g，泽泻 9g，白术 15g，苍术 9g，陈皮 9g，桂枝 3g，车前子 15g，白芍 12g，川芎 9g，枳壳 15g。14 剂，每日 1 剂，分两次温服。

2. 曲伏前列素滴眼液，每晚 1 次，点双眼。

　　二诊：2017 年 1 月 12 日。患者胁肋部胀痛减轻，眼胀症状消失，眼底症状同前，非接触眼压右眼 17.5mmHg，左眼 18mmHg，但患者自诉点曲伏前列素滴眼液后眼红，涩磨难受，不愿继续点眼，希望尝试单纯用中药治疗。继续点美开朗滴眼液 每日 3 次。处方：菊花 10g，石决明 15g，楮实子 10g，茯苓 15g，猪苓 10g，泽泻 9g，白术 15g，苍术 9g，陈皮 9g，桂枝 3g，车前子 15g，当归 12g，川芎 9g，地肤子 15g，川牛膝 9g。

　　守上方 14 剂，患者胁肋部胀痛消失，非接触眼压右眼 16mmg，左眼 17.4mmHg。守上方，继续服用 21 剂，患者胁肋部胀痛及眼胀消失。随访半年，患者双眼眼压波动在 15~19mmHg，视野及眼底未发生进一步损害。

　　吕海江教授诊疗思路：

　　该患者为开角型青光眼，中医称之为"青盲"等。对于该病的治疗首先是控制眼压，要将眼压降到对视功能如视力、视野及眼底没有损害为止，也就是降到"目标眼压"。如果用 3 种眼药水患者眼压仍高，视力、视野等仍在进一步受损，则需要手术。本例患者眼压虽然并不太高，在没用药的情况下 ≤ 30mmHg，但是眼底和视野已出现典型的损害，必须用降眼压药物将眼压降到"目标眼压"。用美开朗后，患者眼压有所下降，但降低的幅度并不理想。因此，增加治疗开角型青光眼的一线药物前列腺类药物。用药后，患者自觉局部刺激不能忍受，患者曾口服过醋甲唑胺片，但出现了过敏症状，故希望用中药协助控制眼压。从患者的全身症状看，患者性格急，胁肋部胀痛，有肝郁征象。肝开窍于目，喜条达，主疏泄，气机不畅，肝疏泄功能失常，则气机升降出入不畅，目中玄府郁滞，导致眼内房水流出不畅引起眼压升高。治疗上，采用疏肝解郁，活血利水法进行治疗。方药选择上采用柴胡疏肝散联合上海名医陆南山经验方"平肝健脾利湿汤"加减进行治疗。方中柴胡疏肝解郁，香附疏肝理气，助柴胡解肝郁；白芍、川芎行气活血柔肝；枳壳、陈皮理气行滞；菊花、石决明、楮实子疏风平肝使肝气调和，血脉通畅；肝属木，肝气过盛容易克脾土，使脾气虚弱运化水湿功能减退，选用苍术、白术健脾；茯苓、猪苓、泽泻、车前子利水渗湿共同达到疏肝解郁、活血利水的功效。单纯用中药后非接触眼压控制到 15~19mmHg，视野及眼底未进一步受损。随访半年，没有进一步发展，说明中药配合治疗后患者达到了"目标眼压"。

病例 24：冀某，女，44 岁。初诊时间 2015 年 1 月 27 日。

主诉：左眼胀痛红 1 个月。

现病史：1 个月前，患者左眼突然出现胀痛，红赤疼痛，伴眼球突出，运动受限，在当地医院诊断为"炎性假瘤"，给予激素类药物治疗。用药后患者眼胀及眼球运动受限症状缓解，但仍眼红，眼球突出，为进一步求治，来诊。

既往史：平素体检，无甲状腺功能亢进病史。

检查：右眼视力 0.8，左眼视力 0.6。双眼矫正视力（自镜）1.0。眼球运动正常。眼球突出度：左眼 14.5mm，右眼 12mm。左眼睑球结膜轻度充血，角膜透明，前房深，瞳孔圆，晶体透明，眼底（－）。非接触眼压：右眼 18mmHg，左眼 23mmHg。眼 B 超示左眼炎性假瘤。

症状：性格急躁，容易发怒，口苦咽干，舌质暗，苔薄黄，脉弦数。

西医诊断：左眼炎性假瘤。

中医诊断：左眼突起睛高（肝胆火炽证）。

治法：清肝泻火，化瘀消癥。

治疗方案：

1. 中药：夏枯草 15g，龙胆草 12g，栀子 12g，黄芩 12g，车前子 15g，当归 12g，生地黄 15g，桂枝 6g，茯苓 18g，桃仁 12g，赤芍 12g，牡丹皮 12g，浙贝母 10g，郁金 9g，香附 12g，熊胆粉 0.25g。14 剂，每日 1 剂，分两次温服。

2. 球旁注射曲安奈德注射液 20mg。

二诊：2016 年 2 月 12 日。患者眼胀、口苦症状消失。眼球突出度左眼 14mm，舌苔薄黄，脉弦数。非接触眼压右眼 17mmHg，左眼 19mmHg，上方调整为：龙胆草 10g，柴胡 12g，黄芩 10g，车前子 15g，当归 12g，生地黄 15g，桂枝 6g，茯苓 18g，桃仁 12g，赤芍 12g，牡丹皮 12g，半夏 9g，浙贝母 10g，郁金 9g，陈皮 6g，甘草 6g。30 剂。服药后患者左眼胀及眼球突出症状缓解，突出度 13mm，右眼 12mm，全身及眼部不适症状消失。

吕海江教授诊疗思路：

该患者为"炎性假瘤"，中医称之为"突起睛高"。该病多因风热火毒，上冲于目，或五脏毒风所蕴，热极伤目；或兼痰饮，蕴积生热，热冲于目所引起。发病之初，多见眼珠胀痛，剧烈疼痛，目珠突起，转动受限，为眼科急症。西医治疗原则是抗菌消炎，采用激素类药物或 / 和抗生素类药物（白细胞、中性粒高者）治疗；中医则以疏风、清热、解毒为主要治则。本病患者在寻求中医治疗时眼部症状已不甚严重，仅有眼球突出、睑球结膜轻度充血等症状，故治疗上选择球旁注射曲安奈德注射液 20mg 以进一步控制炎症。根据患者性格急、口干、口苦、舌苔薄黄、脉弦数的特点，辨证为肝胆火炽证。选用龙胆泻肝汤合桂枝茯苓丸加减治疗。全方以大苦大寒的龙胆草、夏枯草、熊胆粉清肝胆实火；栀子、黄芩泻火解毒，清热燥湿；当归、生地黄凉血活血，车前子清肝胆，利水明目，再配合郁金、香附解郁，浙贝母软坚使肝火清，痰湿郁结祛。该病例在以上方剂的基础上增加了桂枝茯苓丸。桂枝茯苓丸为《金匮要略》的经典方剂，原方是治疗妇人素有癥块，导致妊娠胎动不安，漏下不止之证。将此方用于该病，主要是从本病的病因及病理机制上考虑。本病突眼是球后炎性假瘤引起，形态上和中医妇科良性肿瘤"癥瘕"相似，和脏腑气机失调、痰湿、血瘀密切相关，故在全身辨证的基础上吕海江教授常选用具有活血化瘀、化痰散结、缓消癥块的方药进行治疗。故本例患者在龙胆泻肝汤的基础上加桃仁以化瘀消癥；牡丹皮凉血化瘀；芍药养血和血，茯苓健脾化湿，消痰利水，配合桂枝温通经脉，消散瘀滞。配合清肝泻火之龙胆泻肝汤加减共同达到了清肝泻火、化瘀消癥的目的。用药后患者口苦咽干等症状缓解，热象减退，故去除夏枯草、熊胆粉等苦寒药物，以防久用伤胃，增加陈皮、半夏、甘草配合茯苓组成二陈汤，以增加化痰散结之力，30 剂后痊愈。本例是以全身脏腑辨证结合专方治疗的思路进行治疗的典型病例。

第五章　吕海江教授常用方剂、中药及药对

第一节　吕海江教授常用方剂

吕海江教授师承眼科名家张望之教授，在临床过程中善用张教授"五轮病主方"及经典方药，并在 40 余年的临床过程中总结出了一些经验方，下面对吕海江教授在临床中常用的方剂进行梳理和总结。

一、肉轮病主方

适应证：眼睑疾病（睑腺炎、睑皮炎、上睑下垂、眼睑痉挛、眼睑丹毒等）。

功效：健脾和胃，清热燥湿。

方药：茯苓 30g，黄连，黄芩，川芎各 10g，牡丹皮 24g，西滑石 24g，薄荷 10g。

方解：肉轮病主方见于《眼科探骊》，为张望之教授经验方。五轮辨证胞睑属脾，根据《黄帝内经》"脾苦湿，急食苦以燥之""脾欲缓，急食甘以缓之，用苦泻之，甘补之"而设。方中茯苓甘淡，补脾渗湿为君，协同黄芩、黄连清热燥湿，泻火解毒。以辛温味薄，能输能通，能升能散，活血行气，走而不守，上行头目之川芎为臣，载芩、连上行胞睑，以免苦寒留滞伤中。以牡丹皮清热活血散瘀，滑石利六腑通窍而行水为佐药，薄荷轻清上扬，辛

凉解表，祛风消肿为使，共同起到健脾和胃、清热燥湿的功效。

加减：

胞虚如球者，去黄芩、黄连、牡丹皮，加桂枝、羌活、生姜、泽泻、车前子等。

上睑下垂者，去黄芩、黄连、牡丹皮、滑石，加黄芪、升麻、柴胡、葛根、党参等。

胞轮振跳者，去黄芩、黄连、牡丹皮、滑石，加党参、当归、丹参、全蝎、钩藤、白僵蚕、菊花等。

眼睑丹毒者，去黄芩、黄连，加当归、红花、金银花、连翘、大青叶、蒲公英等。

麦粒肿者，早期加金银花、炮山甲、皂角刺、栀子、连翘、防风；反复发作者加陈皮、升麻、石膏、山楂、浙贝母、天花粉、鸡内金；溃后难敛者加黄芪、党参、当归等，去黄连、黄芩等。

二、血轮病主方

适应证：两眦疾病（急慢性泪囊炎、翼状胬肉、迎风流泪等）。

功效：凉血清心，祛风解毒。

方药：淡竹叶30g，山栀子10g，牡丹皮24g，茺蔚子18g，陈皮10g，荆芥穗12g。

方解：肉轮病主方见于《眼科探骊》，为张望之教授经验方，五轮辨证血轮两眦属心。血轮疾病多由心经火邪引动风热外邪上扰形成，故选用甘淡微寒功效的淡竹叶，上清心肺之火，下入膀胱、小肠，导心火下行从小便而解，为君；栀子疏风清热，解毒，清三焦之火兼凉血，牡丹皮苦寒清血热，行瘀血，凉血而不致瘀滞，行血不致妄行，配合茺蔚子清热凉血，活血通滞为臣；佐以陈皮以健脾利气，防苦寒太过伤中为佐；荆芥穗疏风清热，清热解毒，行气理血，载药上行为使。以上药物共同应用达到清心火，疏风凉血解毒的目的。

加减：

血脉细小、两眦部白睛微红，用眼过度则更加明显，休息后缓解者，加麦冬、天冬、女贞子。

血脉粗大、颜色深红者加黄连、薄荷、车前子等。

急性泪囊炎、急性期红肿硬结，疼痛拒按者，酌加金银花、连翘、黄连、黄芩、蒲公英、紫花地丁、四季青、白芷、生地黄、赤芍促其消散；若肿核稍软，未溃者加穿山甲、皂角刺、当归、白芷促其破溃；若肿物破溃，脓液流出，红肿疼痛不甚，久不敛者加党参、黄芪、云苓、白芷、败酱草以扶正祛邪，促进脓液排出。

迎风流泪者酌加蕤仁肉、枸杞子、巴戟天、防风、山萸肉、熟地黄等。

三、气轮病主方

适应证：白睛疾病（结膜炎、结膜下出血、巩膜炎、干眼症等）。

功效：清肺润燥，泻火疏风。

方药：石膏 30g，桑白皮 12g，滑石 15g，茺蔚子 15g，栀子 10g，牡丹皮 24g，霜桑叶 30g。

方解：该方见于《眼科探骊》，为张望之教授经验方。白睛属肺，肺外合皮毛，主一身之表，火邪最易循经上冲于肺而引起肺经病变，故气轮疾病多肺热。方中石膏清肺胃之燥热，桑白皮泻肺经之火，使肺气肃降下行为君药；牡丹皮清热凉血化瘀，栀子泻三焦之火，滑石利诸窍，清湿热；茺蔚子化瘀行气滞，助君药疏散肺经郁热，恢复升发肃降之功能共为臣药；桑叶轻清上扬引药上行，向上助肺气宣散，向下滋肝胆以辅助牡丹皮、茺蔚子凉血化瘀为佐使药，共同达到清肺润燥、泻火疏风、解毒之功效。

加减：

白睛充血轻微者加麦冬、熟地黄。

深红者加蒲公英、野菊花、黄芩。

疼痛较为明显者加防风、荆芥。

眼胀者加夏枯草、香附、薄荷；瘙痒者加白蒺藜、苍耳子、蝉蜕。

沙涩疼痛、睑结膜滤泡增生较多者重用西滑石、茯苓、车前子。

眼分泌物多者加鱼腥草、金莲花。

白睛深红、隆起者加木通、羌活、白芷、赤芍。

白睛点片状出血者加茜草、白茅根、生地黄、三七粉、荆芥炭。

口干、口渴者加天花粉、石斛、玉竹、麦冬。

四、风轮病主方

组成：玄参 40g，黄柏 10g，金银花 30g，茺蔚子 15g，三七参 1.5g（外包，冲服），甘草 3g。

功效：清热解毒，平肝明目。

主治：病毒性角膜炎。

方解：该方见于《眼科探骊》为张望之教授经验方。风轮病的形成，不外风、火、热、毒四字。故治法应为：主症宜清热解毒，佐以活血，变症宜兼顾现状。玄参下润肾阴，清热滋阴润燥润以凉血，上清肺热，治心火而解毒，为风轮病之主药；黄柏清热燥湿，泻火解毒；金银花甘寒清热不伤胃，芳香透达不遏邪，乃宣散风热，清解血毒之要药，茺蔚子辛甘微寒，散热活血能引诸药入心肝以解毒；三七参化瘀血，散肿痛，解血中之毒素，力宏效捷；甘草和诸药，清热火毒调补中气，以免苦寒损伤脾胃，合为风轮病清热解毒之主方。但临床上，亦有少数由寒邪所致，因寒为阴邪，其性收引，抑阳而凝血，血凝日久则成疮，虽然为数不多，而亦当注意。

加减：

黑睛点状浸润加桑叶、菊花、牡丹皮、白蒺藜、木贼、青葙子。

黑睛盘状混浊、水肿者加牡丹皮、菊花、土茯苓、野菊花、蒲公英。

黑睛溃疡者加牡丹皮、天冬、羌活、连翘、当归、沙参、白芷。

黄液上冲者加石膏、薏苡仁、车前子、泽泻、桔梗。

黑睛薄层云翳者加蝉蜕、白蒺藜、木贼、升麻。

五、内障病主方

主治：各种内障眼病。

功效：补气养血，开瘀导滞。

方药：黄芪 12g，当归 30g，川芎 10g，茺蔚子 15g，香附 12g，桃仁 10g，生甘草 3g。

方解：该方见于《眼科探骊》为张望之教授经验方。张望之教授根据朱丹溪"气血冲和，万病不生，一有怫郁，诸病生焉"，和《审视瑶函》"内障眼病，多因久病生郁，久郁生病，切莫拘执一偏之论，惟言肝肾之虚，概用补药投之。尚正气虚，而邪气有余，必先开郁祛邪，而后气血双补，或攻补兼施，始无助邪害正之弊"，总结出治疗内障眼病开郁导滞的方剂，命名为内障病主方。张教授认为：肝开窍于目，肝以血为体，以气为用，体阴而用阳，主疏泄，喜条达，故治疗眼病应当理肝为主。方中当归补血、活血、行气，辛温走散，冲和肝血为君药；川芎行气、活血，行血脉内外，载药上行，配合活血化瘀行气之香附开郁滞，破血化瘀之桃仁，凉血化瘀疏肝之茺蔚子，辅助君药行气化瘀导滞；黄芪补气，配合当归补血养肝，共为臣药；生甘草健中和胃，为佐使。以上药物应用则肝血足，肝气条达则眼病不生。

加减：

年老体弱，少气乏力者加党参、茯苓、升麻、柴胡。

大便干、体虚者加肉苁蓉、生何首乌；体格壮实者加大黄、芦荟。

头目胀痛诱发青光眼去黄芪，加熟地黄、防风、白芷、苏子、槟榔、茯苓。

眼底出血加茜草、血余炭、仙鹤草、生侧柏叶、白茅根。

云雾移睛、肝郁化火、口苦咽干者加牡丹皮、栀子、柴胡、黄芩；脾虚湿困、胸闷头痛、舌苔白滑者加陈皮、半夏、茯苓、白术、佩兰、川贝母；湿邪化热、虚烦不眠口苦者加竹茹、枳实、郁金、陈皮、茯苓，昆布、海藻。

六、清肝利湿汤方

主治：肝胆湿热所导致前部葡萄膜炎。

功效：清热利湿，平肝凉血。

方药：夏枯草 20g，龙胆草 12g，黄芩 12g，黄连 9g，栀子 15g，赤芍 15g，茺蔚子 15g，车前子 15g，土茯苓 15g，青葙子 15g，柴胡 6g。

方解：该方为吕海江教授治疗葡萄膜炎经验方。吕教授认为前部葡萄膜和风轮角膜紧紧相连，虽然位于瞳孔之后，但是从临床上看仍应当归属于肝。肝开窍于目，肝胆之火最易和风、湿两邪相搏，上犯清窍，致黄仁展缩受限，发为本病。方中夏枯草、龙胆草、黄芩、黄连、栀子清热泄火；赤芍、茺蔚子凉血解毒，且有散瞳之功；车前子、土茯苓利湿泄热，使邪有出路；青葙子消肿退翳；柴胡疏肝，条达气机，上行目窍。诸药合用，共奏泄热解毒、清肝凉血之功，配合熏浴疗法，诱邪外出，内外合治，收效颇捷。

加减：

口干者加天花粉。

头痛、苔黄者加生石膏。

舌苔黄、便干者加大黄或芦荟或番泻叶。

小便黄赤者加木通、泽泻、白茅根。

胸胁胀满者加瓜蒌、枳壳。

食欲不振者加鸡内金、炒麦芽。

黄液上冲者加蒲公英、败酱草、板蓝根。

七、宁血益明汤

主治：气阴两虚型糖尿病性视网膜病变。

功效：益气养阴，止血化瘀，通络明目。

组成：人参10g，当归15g，枸杞子15g，牡丹皮15g，茜草20g，桑叶12g，三七粉3g。

方解：该方为吕海江教授经验方。方中人参大补元气，补脾益肺，生津止渴，降糖；当归补血，活血，降脂，两药合用补气养血益阴为君药。枸杞子补肝肾，益精血，明目，降糖，助君药发挥功能为臣药。牡丹皮清热凉血，活血化瘀；茜草凉血止血，活血祛瘀；三七化瘀止血，活血定痛，共奏化瘀通络之功为佐药；桑叶既能清肺润燥，清肝明目，凉血止血，又能引药上行为使药。现代药理研究人参、枸杞子有降糖作用；三七对血糖有双向调节作用；当归、三七有改善血液流变学的作用；人参、当归、三七有降低血脂作用；三七、当归有止血作用；茜草具有止血与活血双向功能。以上药物应用，共同起到了补气养阴、凉血化瘀、通络明目的作用。

加减：

乏力气短者加黄芪、升麻。

胸胁不舒气滞者加郁金、柴胡、枳壳。

眼底新鲜出血者加旱莲草、仙鹤草、炒栀子；出血颜色较暗，新血已停止者加丹参、炒山楂、桃仁、红花、葛根；出血致密，陈旧者加三棱、莪术、水蛭。

眼底视网膜水肿者加车前子、泽泻、茯苓。

眼底黄白色渗出者加川贝母、半夏、茯苓。

8. 益气复明汤

功效：益气健脾，活血利水，明目。

主治：老年性黄斑变性干性或湿性，脾气虚弱者。

组成：黄芪 30g，党参 20g、白术 15g，猪苓 15g，茯苓 20g，葛根 15g，当归 12g，白芍 12g，泽泻 10g，三七粉 3g（冲服）。

方解：该方为吕海江教授经验方。《素问·金匮真言论》记载："中央黄色，入通脾胃。"在《兰室秘藏》中亦指出："夫五脏六腑之精气，皆禀受于脾，上贯于目……故脾虚则五脏之精气皆失所司，不能归明于目矣。"提示脾是气血生化的根源，脾虚则气不摄血，血不循经，致黄斑部出血。此外，脾虚气血生化无源，久病致郁。因此，黄斑变性主要病机在于脾气虚弱，治疗应以健脾益气、活血化瘀、利水为根本原则。方中黄芪益气健脾利湿，扶正祛邪；党参健脾益肺，补中益气，主治脾胃气虚，气血不足；白术利水燥湿，益气健脾；茯苓、猪苓利尿消肿；当归润燥滑肠，补血活血；葛根生津止渴，升阳止泻；白芍味甘酸，性微寒，养血补血；泽泻利水渗湿，通淋泄热；三七粉具有散瘀、止血、定痛功能。全方共奏行气化瘀、益气活血作用。

加减：

食欲不振、纳差者加神曲、麦芽、鸡内金。

脘腹胀满者加木香、佛手、青皮。

口干欲饮者加麦冬、玉竹、天花粉、石斛。

大便干者加全瓜蒌、生何首乌。

失眠多梦者加炒酸枣仁、夜交藤、合欢皮。

眼底出血者加仙鹤草、旱莲草、炒蒲黄、茜草。

玻璃膜疣者加浙贝母、半夏、昆布、海藻。

9. 活络散结汤

功效：活络通瘀，化痰散结，通窍明目。

主治：湿性黄斑变性，痰瘀互结型。

组成：桃仁 10g，红花 10g，茯苓 12g，半夏 10g，陈皮 6g，水蛭 10g，茺蔚子 15g，防风 6g。

方解：该方为吕海江教授经验方，主要针对湿性老年性黄斑变性而设。方中桃仁、红花活血化瘀，疏通脉络，使眼内脉外之瘀血消退，旧血不去则新血无生；陈皮、半夏、茯苓燥湿健脾，化痰散结，瘀血祛，痰浊消，则脉道畅通，再佐以虫类药物水蛭通络活血开窍；茺蔚子凉血止血疏肝，防风平肝疏风，引药上行共同达到活血通络、化痰散结、通窍明目的目的。

加减：

眼底新鲜出血者加茜草、生侧柏叶、牡丹皮、赤芍、白茅根。

水肿者加车前子、泽泻、猪苓。

出血浓厚久不消散者加三棱、莪术、三七粉。

渗出较多者加丹参、炒山楂、鸡内金、昆布、海藻。

十、润肝明目汤

方药：熟地黄 15g，党参 15g，当归 12g，川芎 9g，香附 15g，茺蔚子 15g，牡丹皮 15g，枸杞子 20g，生甘草 6g。

功能：补气养阴，润肝明目。

主治：干眼，气阴两虚型。

方解：该方为吕海江教授经验方。干眼症病因病机来看，多因肝肾不足所致，治疗多从肝肾论治，解决泪液的生化之源及分泌、输布调节，使泪液在质和量上得以改善。方中熟地黄滋补肝肾，养阴明目为君；臣以党参、枸杞子益气养阴明目；当归、川芎、牡丹皮补肝养血明目；香附、茺蔚子（包）疏肝理气，养阴明目，并能引药入肝经为佐；甘草调和诸药为使药。以上药物应用，共奏滋补肝肾、益精养血明目之功，从而使神水滋生，目珠滋养，涩证自去。

加减：

口干喜饮者加沙参、麦冬、玉竹、天花粉。

手足心热者，腰膝酸软者加鳖甲、生地黄、赤芍、青蒿。

口苦、咽干者加栀子、连翘、知母。

白睛红赤者加桑白皮、黄芩、桔梗、葶苈子。

白睛微赤者加麦冬、桑叶。

目痒者加白蒺藜、木贼、薄荷。

黑睛点状浸润者加金银花、密蒙花、野菊花、蒲公英。

目胀、涩痛者加防风、薄荷、荆芥。

十一、银翘散

主治：白睛疾病、黑睛疾病、瞳神紧小等风热上扰者。

功效：辛凉解表，清热解毒。

组成：金银花 15g，连翘 15g，桔梗 6g，薄荷 6g，竹叶 6g，荆芥穗 10g，淡豆豉 10g，牛蒡子 15g，生甘草 6g。

方解：银翘散是《温病条辨》中治辛温初起，邪在卫分，发热，微恶风寒，恶寒或有汗不畅，风热之邪上犯，导致咽喉疼痛、咳嗽、口渴等温病初起的方剂。吕海江教授在临床上常用来治疗风热上扰引起的白睛、黑睛、瞳神疾病，如暴风客热、针眼、聚星障、瞳神紧小等，作为疏散风热法治疗眼病的常用方药。方中金银花、连翘辛凉解表，清热解毒，透解卫分表邪为君药；牛蒡子、薄荷疏散风热；清利头目，淡豆豉、荆芥穗发散表邪，透邪外出共为臣药；竹叶清上焦热，引热下行，芦根清热生津，桔梗宣肺止咳共为佐药，甘草调和药性为佐使。诸药合用，共同达到疏风清热、辛凉解表、清热解毒的功效。

加减：

口干、口渴者加天花粉、麦冬、玉竹。

咽喉疼者加板蓝根、玄参、马勃。

干咳者加杏仁、瓜蒌、川贝母。

胞睑红肿者加牡丹皮、赤芍、生地黄。

白睛红赤明显者加黄芩、桑白皮、葶苈子。

黑睛点状浸润者加决明子、木贼、青葙子。

十二、新制柴连汤

主治：聚星障、花翳白陷、瞳神紧小属肝经风热者。

功效：疏散风热，清肝明目。

组成：柴胡 10g，黄连 9g，黄芩 9g，赤芍 12g，牡丹皮 15g，蔓荆子 15g，栀子 15g，木通 6g，荆芥 10g，防风 10g，甘草 6g。

方解：新制柴连汤见于《眼科纂要》，是吕海江教授治疗肝经风热证的常用方剂。方中柴胡、蔓荆子、荆芥、防风疏风散邪，清热解毒；龙胆草、黄连、黄芩、栀子泻肝胆、肺、胃、三焦之热邪，退赤明目止痛；赤芍凉血活血化瘀，退赤，木通导热下行给火邪以通路；甘草清热和中，调和药性。诸药合用共同起到疏散风热、清肝明目、退赤止痛的功效。

加减：热胜者加金银花、连翘、蒲公英、紫花地丁。

风热壅盛、黑睛起点状云翳者加草决明、木贼、菊花。

瞳神紧小、抱轮红赤较甚者加生地黄、牡丹皮、丹参、芜蔚子。

口苦、咽干、目胀者加夏枯草、石决明、香附。

十三、龙胆泻肝汤

主治：胞睑、白睛、黑睛、瞳神等部疾病属肝胆火炽者。

功效：清肝泻火，明目。

组成：龙胆草 12g，黄芩 9g，栀子 9g，泽泻 9g，木通 6g，车前子 15g，生地黄 10g，当归 10g，柴胡 6g，甘草 6g。

方解：龙胆泻肝汤见于《医方集解》，是治疗肝胆经实火上炎或湿热循经上泛目珠引起的各类眼科疾病。肝开窍于目，肝胆之火，最容易上攻头目。因此，该方在眼科应用非常广泛，也是吕海江教授用清热泻火法治疗眼病的常用方。方中龙胆草大苦大寒，上清肝胆实火，下泄肝胆湿热为君药；栀子、黄芩泻火解毒，清热燥湿，泻三焦、肝胆之火，助君药清热除湿；泽泻、木通、车前子导湿热下行，给邪气以出路，从水道而解，为佐药。生地黄凉血养阴，当归补血以防大队苦寒渗利之品伤阴，使邪去而不伤正；肝主疏泄，喜条达，恶抑郁，火邪内郁，容易导致肝气不疏，故用柴胡疏肝解郁。该药还作为肝经的引经药，引诸药到肝胆经发挥药效为佐药。甘草调和诸药，防止苦寒之品伤中，为使药。以上药物共同应用，使肝胆火热清，湿浊祛。

加减：

口苦者加夏枯草、黄连。

湿重热轻者去黄芩、生地黄，加滑石、薏苡仁。

暴风客热、白睛红肿者加桑白皮、葶苈子。

眼部丹毒、疱疹浸润加大青叶、金银花。

瞳神紧小、黄液上冲加石膏、知母、泽兰、牡丹皮。

十四、逍遥散

主治：干眼症、瞳神紧小、视瞻昏渺、视直为曲、暴盲等肝郁血虚证所致眼病。

功效：疏肝解郁，养血健脾。

方解：逍遥散见于《太平惠民和剂局方》。肝为藏血之脏，体阴而用阳，性喜条达，恶抑郁。随着社会生活节奏的加快，现在人们工作生活上的压力增大，由肝气郁结引起的各种眼病日益增多。该方作为和解剂的代表方剂，吕海江教授常用于内障眼病及干眼症方面。方中柴胡疏肝解郁，使肝气条达为君药；白芍柔肝缓急，养血敛阴；当归养血和血，与柴胡相配补肝体助肝用共为臣药。肝木旺则克脾土，木郁则土衰，用白术、茯苓、甘草健脾益气，补土以抑木，煨姜降逆和中，共为佐药；薄荷轻清上扬，归肝经，疏肝解郁为使药。以上药物共同应用起到了疏肝解郁、养血健脾之功效。

加减：

肝气郁结较重者加香附、陈皮、枳壳、木香。

血虚者加熟地黄、阿胶。

肝郁化火者加栀子、牡丹皮、夏枯草。

目珠干涩者加石斛、沙参、五味子、麦冬。

眼内出血者加旱莲草、仙鹤草、侧柏叶。

视神经病变急性发作者加金银花、连翘。

视神经萎缩者加党参、黄芪、丹参、茺蔚子、女贞子、菟丝子。

十五、三仁汤

主治：睑缘炎、干眼症、黑睛疾病、云雾移睛等湿热内蕴证。

功效：清热利湿，宣畅气机。

组成：杏仁 12g，薏苡仁 18g，白蔻仁 6g，滑石 18g，厚朴 6g，通草 6g，半夏 10g，竹叶 6g。

方解：三仁汤见于《温病条辨》，是治疗湿温初期，湿重于热的方剂。吕海江教授把该方作为清热除湿法的代表方，用来治疗睑缘炎、干眼症、花翳白陷、瞳神紧小、视瞻有色、云雾移睛等属于湿热内阻、气机不畅的疾病。方中杏仁宣利肺气。肺主气，为华盖之官，肺气得宣，则上焦气化无阻，气化则湿祛。白蔻仁芳香化湿，行气宽中，畅达中焦脾胃之气；薏苡仁淡渗利湿，清热健脾，疏导下焦，使湿热从小便解；滑石、通草、竹叶清利湿热，半夏、厚朴健脾化痰，行气化湿，脾健则湿邪祛。以上药物应用，则气机条畅，起到宣上畅中渗下的作用，使湿热之邪从三焦分消，诸证自除。

加减：

湿气重者加藿香、佩兰、香薷。

寒热往来者加青蒿、柴胡、白芍。

大便不成形者加茯苓、白术、党参、芡实。

眼干涩明显者加石斛、麦冬、玉竹。

云雾移睛者加昆布、海藻、川贝母。

十六、血府逐瘀汤

主治：各种出血性疾病属瘀血内阻证者。

功效：活血化瘀，行气止痛。

组成：桃仁 12g，红花 12g，生地黄 15g，当归 12g，川芎 9g，赤芍 10g，牛膝 9g，桔梗 12g，枳壳 15g，柴胡 6g，甘草 6g。

方解：血府逐瘀汤见于《医林改错》。眼部各种出血，血溢脉外导致瘀血内阻，应当采用活血祛瘀法进行治疗。该方为吕海江教授治疗该型眼病的常用方，全方由桃红四物汤合四逆散加桔梗、牛膝组成。方中桃仁、红花、当归、赤芍、川芎活血化瘀；牛膝通血脉，祛瘀血，引火下行；柴胡疏肝解郁，桔梗开宣肺气，载药上行，合枳壳行气散结，一升一降，气行则血行，气血运行顺畅，则瘀血得以吸收；生地黄清热凉血，当归养血润燥，使瘀血祛除而不伤阴，甘草调和诸药。以上药物共同达到活血行气、化瘀生新的功效。

加减：

出血早期，颜色鲜红者加旱莲草、栀子炭、荆芥炭。

出血停止，量大浓厚者加三棱、莪术、丹参、三七、水蛭。

出血接近吸收，伴少量瘢痕者加炒山楂、鸡内金、昆布、海藻。

十七、五苓散

主治：视瞻有色、视直为曲、视瞻昏渺等属于水湿内停者。

功效：温阳化气，利水渗湿。

组成：泽泻 15g，猪苓 10g，茯苓 10g，桂枝 6g，白术 10g。

方解：五苓散见于《伤寒论》。原治太阳表邪未解，内传太阳之腑，导致膀胱气化不利，造成太阳经腑同病之蓄水证。吕海江教授多用该方治疗各类由于水湿内停导致的黄斑水肿，如中心性浆液性视网膜病变、糖尿病及黄斑变性等。方中泽泻，利水渗湿，甘淡性寒，直达肾与膀胱为君药；茯苓、猪苓淡渗利水渗湿为臣药；白术健脾化湿，桂枝外解太阳之表，内助膀胱气化为佐使药。五药合用，利水渗湿，温阳化气，使表邪得解，脾气健运，眼部水湿散祛。

加减：

兼表证者加麻黄，葶苈子。

乏力、纳差者加党参、黄芪、鸡内金、薏苡仁。

小便不利者加车前子、地肤子、竹叶。

水肿久不吸收者加丹参、当归、三七。

水肿渗出并见者加贝母、半夏、陈皮、昆布、海藻。

十八、补中益气汤

主治：气虚导致的上睑下垂、麻痹性斜视、眼底出血、视神经萎缩等。

功效：补中益气。

组成：黄芪 18g，人参 6g，白术 9g，甘草 9g，当归 10g，陈皮 10g，升麻 6g，柴胡 6g。

方解：补中益气汤见于《脾胃论》，是根据《素问·至真要大论》"损者益之""劳者温之"的原则而制定，是补气升阳、甘温除热的代表方，吕海江教授常用该方治疗气虚导致的上睑下垂、胞虚如球、麻痹性斜视、眼底出血及视神经萎缩等眼科疾病。方中黄芪补中益气，升阳固表为君药；人参、白术、甘草益气健脾为臣，和黄芪合用增强补中益气的功效。当归养血，因血为气之母，气虚日久，则营血亏虚，以上两味配合人参、黄芪以补气养血；陈皮理气和胃，使补而不腻、滋而不滞共为佐药；升麻、柴胡升阳举陷，协助君药以升提下陷之气，为佐使药，甘草调和诸药为使药。

加减：

头痛者加蔓荆子、川芎。

咳嗽者加麦冬、五味子、紫菀、白芥子。

易感冒者加白术、防风。

自汗多者加浮小麦、牡蛎。

气不统血、血溢脉外者加，旱莲草、仙鹤草、茜草。

十九、六味地黄汤

主治：瞳神紧小、云雾移睛、视瞻昏渺、视瞻有色等阴虚的内障眼病。

功效：滋阴补肾。

组成：熟地黄 24g，山萸肉 12g，山药 12g，泽泻 9g，茯苓 9g，牡丹皮 9g。

方解：六味地黄汤见于《小儿药证直诀》，是治疗肾阴虚的代表方。吕海江教授常用该方治疗肾阴不足引起的瞳神紧小、云雾移睛、视瞻有色、视瞻昏渺等内障眼病以及白涩证等。方中熟地黄滋阴补肾养血为君药；山萸肉补养肝肾，山药补气养阴协助熟地黄补肾阴共为臣药；牡丹皮凉血化瘀，清泻相火制山萸肉之温；泽泻利湿泄浊，防熟地黄滋腻太过，茯苓健脾益气渗湿，助山药补脾益气共为佐药，共同起到滋阴补肾、明目的功效。

加减：

神疲、乏力者加党参、黄芪。

脾虚气滞者加白术、砂仁、陈皮。

黄斑水肿久不吸收者加丹参、猪苓、车前子、地肤子。

瞳神紧小后期，白睛微红兼肾阴不足者加知母、黄柏。

视物昏蒙、眼睛干涩或冷泪长流者加枸杞子、菊花。

二十、驻景丸加减方

主治：视瞻有色、视直为曲、视瞻昏渺、青盲等内障眼病。

功效：补肝肾，明目。

方药：菟丝子 15g，楮实子 15g，枸杞子 15g，茺蔚子 18g，车前子 15g，五味子 9g，木瓜 6g，寒水石 10g，紫河车 3g（冲服），三七粉 3g（冲服）。

方解：驻景丸加减方为四川眼科名家陈达夫教授经验方，广泛用于治肝肾亏虚所导致的各种内外障眼病。方中菟丝子、楮实子、枸杞子滋肾益精明目，五味子益气生津，补虚明目；茺蔚子补肝肾化瘀滞，三七通血脉。紫河车补肝肾之不足；寒水石、车前子、木瓜利水清热除湿，通玄府，化瘀滞，以防滋补太过，使补而不腻，补而不滞共同达到滋阴补肾、明目的目的。

加减：眼底出血后期，久不消散者去紫河车、寒水石，加丹参、桃仁、三棱、莪术等活血化瘀之品，促眼底陈旧出血吸收。

眼底黄斑水肿者加茯苓、泽泻、薏苡仁等利水渗湿，健脾消肿。

眼底渗出者去紫河车、寒水石，加炒山楂、鸡内金、贝母、昆布、海藻等软坚散结，祛湿化痰。

眼底变性、萎缩者去寒水石，加桑椹、何首乌、当归、熟地黄等养血活血，滋肾明目。

玻璃混浊、液化者加郁金、丹参、赤芍、红花等行气活血。

第二节　吕海江教授常用药对及中药

药对是大量存在于复方中的一种比较固定的最小组方单位，是两味中药的配对应用，和单味中药相比药对的合理应用能起到增加药效、减少副作用等作用。吕海江教授在长期的眼科临证过程中也形成了自己的用药特点，下面仅就他在眼科临证中的常用药对及中药做介绍。

一、运用金银花、连翘的经验

金银花为忍冬藤科植物忍冬、红线忍冬、山金银花，或毛花柱忍冬的干燥花蕾或带初开的花，味甘性寒，归肺、心、胃经。连翘为木樨科植物连翘的干燥果实，味苦微寒，归肺、心、小肠经，两药均具有清热解毒、疏散风热的作用。另连翘还具有消肿散结之功效。《本经逢原》曰："金银花解毒祛脓，泻中有补，痈疽溃后之圣药。但气虚脓清，食少便泻者勿用。"《珍珠囊》曰："连翘之用有三：泻心经客热，一也；去上焦诸热，二也；为疮家圣药，三也。"金银花和连翘均有清热解毒的作用，既能透热达表，又能清里热而解毒。现代医学研究发现，两药均具有广谱抗菌作用，能促进白细胞的吞噬作用，有抗炎、解热的作用。

吕海江教授在临床上多用该药对治疗眼部火热之邪引起的眼病。火性炎上，其性升腾，最易上攻头目，引起目疾，其中更多的还是外眼疾病，如角膜炎、结膜炎等，利用该药对清热解毒、疏散风热之功，对抗外眼的炎症反应，临床效果明显。

二、运用栀子、牡丹皮的经验

栀子为茜草科植物栀子的干燥成熟果实，味苦性寒，归心、肺、三焦经，具有泻火除烦、清热利湿、凉血解毒的作用。牡丹皮为毛茛科植物牡丹的干燥根皮，味苦、甘，微寒，归心、肝、肾经，具有清热凉血、活血祛瘀的作用。栀子为气中之血药，善清气分郁火，并有一定的凉血作用。牡丹皮为血中气药，辛以散结，寒以清热，入血分而泄血中伏火。二药相伍，一走气分，一入血分，有气血两清之功。《本草崇原》曰："盖肝喜散，遏之则劲，宜用栀子以清其气，气清火亦清；肝得辛为补，牡丹皮之辛，从其性而醒之，是即为补，肝受补，气展而火亦平。"由此，临床上常用该药对清泄肝热。

吕教授在临床上多用该药对治疗肝火上炎所引起的疾病，无论是外眼疾病还是内眼疾病，均有较好的临床效果。另栀子、牡丹皮均归心经，有清热泻火、解毒凉血之功效，两眦在脏属心，故两眦疾病多为心火上炎引起。吕教授也常用该药对来治疗两眦疾病。现代研究发现，栀子对金黄色葡萄球菌、脑膜炎双球菌等有抑制作用，牡丹皮水煎对致病性皮肤真菌有抑制作用，这与西医中所提出的结膜充血多是炎症引起，应消炎治疗相符合。同时栀子具有泻火除烦的作用，而牡丹皮具有清热凉血的作用，二者配伍，可加强栀子泻火除烦的作用，这与现代研究中的栀子、牡丹皮均具有镇静作用相符合。若患者患眼疾同时还伴有情绪不佳、烦躁失眠者则本药对更适宜，还可配伍柴胡、香附等疏肝理气的药物。

三、运用茯苓、桂枝的经验

茯苓为多孔菌科茯苓的干燥菌核，味甘、淡，性平，归心、脾、肾经，具有利水消肿、渗湿、健脾、宁心的作用。桂枝为樟科植物肉桂的干燥嫩枝，味辛、甘、温，归心、肺、膀胱经，具有发汗解肌、温通经脉、助阳化气的作用。《世补斋医书》曰："茯苓一味，为治痰主药，痰之本，水也，茯苓可以行水，痰之动，湿也，茯苓又可行湿。"茯苓和桂枝配伍，具有较强的除水湿的作用。大凡水湿为患，多责之于中焦脾土。茯苓味甘淡而性平，甘以益脾培土，淡以利水渗湿，其补而不峻，利而不猛，治其生湿之源；水湿为阴霾之邪，又赖阳气以煦，桂枝辛甘而温，辛甘以助阳，甘温以化气，最善散阴霾之邪。桂枝得茯苓不发表而专于化气行水，茯苓得桂枝通阳除湿。二者相使配对，具有较强的利水除湿作用，正所谓"病痰饮者，当以温药和之"。

吕海江教授在临床上常用该药治疗水湿较盛的疾病，如中心性浆液性视网膜脉络膜炎、各种原因引起的黄斑区水肿等。常配伍白术、猪苓、泽泻，以五苓散为基础方，健脾利水，根据患者的症状、体征进行加减。若患者伴有失眠，则改茯苓为茯神，效更佳。

四、运用三棱、莪术的经验

三棱为黑三棱科植物黑三棱的块茎，莪术为姜科植物蓬莪术或温郁金的根茎，两药味均辛、苦，性温，归肝、脾经，具有破血行气、消积止痛的作用。两药为对药，临床上经常同时使用。《医学衷中参西录》曰："三棱气味俱淡，微有辛意；莪术味微苦，亦微有辛意，性皆微温，为化瘀血之要药。若细核二药之区别，化血之力三棱优于莪术，理气之力莪术优于三棱。"二药配伍，相须而用，破血散结之力更雄，可疗一切血瘀气滞之证。现代研究表明，三棱、莪术均能抑制血小板聚集，促进微动脉血流恢复，完全阻止微动脉收缩，明显促进局部微循环恢复，对体内血栓形成有抑制作用。

吕海江教授在临床上常将两药作为药对用于瘀结之证，如各种原因引起的眼底出血的晚期，瘀血阻于络脉，用三棱、莪术以破血化瘀通络；玻璃体混浊和积血，用之均可使混浊物得以消散，但应注意用药时机，在出血早期应慎用，不然易致出血量增加。

五、运用海藻、昆布的经验

海藻为马尾藻科植物海蒿子或羊栖菜的藻体，昆布为海带科植物海带或翅藻科植物昆布的叶状体，二者味均咸、寒，归肝、肾经，均具有消痰软坚、利水消肿的作用。二药同为咸寒之品，咸能软坚，寒能清热，临床上常相须而用，在增强消痰软坚散结药力中起协同作用。

吕海江教授在临床上常用该药对治疗眼睑肿物、玻璃体混浊、眼底有机化物形成的疾病均能收到较好疗效。同时，药理研究显示，所含碘化物可预防和纠正缺碘引起的地方性甲状腺功能不足，并能抑制甲状腺功能亢进和基础代谢率增高，从而减轻症状，故临床上常用该药治疗甲亢性突眼。

六、运用茜草、墨旱莲的经验

茜草为茜草科植物茜草的干燥根及根茎，味苦性寒，归肝经，具有凉血化瘀止血、通络的作用。墨旱莲为菊科一年生草本植物鳢肠的地上部分，味甘、酸，性寒，归肝、肾经，具有滋补肝肾、凉血止血的作用。《本草汇言》曰："茜草治血，能行能止。余尝用酒制则行，醋炒则止。活血气，舒经络，治血郁血瘀诸症最妙，无损血气也。"现代研究表明，茜草具有明显的促进血液凝固的作用，表现为复钙时间、凝血酶原时间及白陶土部分凝血活酶时间缩短，炒炭后效果更佳。《本草经疏》曰："鳢肠善凉血，须发白者，血热也，齿不固者，肾虚有热也。"现代研究表明，墨旱莲有良好的止血效果。

吕海江教授在临床上多用此药对治疗各种原因引起的出血性疾病，如视网膜静脉阻塞、玻璃体积血等眼科血症。早期用该药对止血，多与紫草、仙鹤草等配伍应用，中晚期则用来预防再次出血，同时也因其有轻微的化瘀作用，可配伍当归、川芎等活血化瘀通络，使瘀血吸收，脉络再通。

七、运用全蝎、蜈蚣的经验

全蝎为蝎科动物东亚钳蝎的干燥体，味辛性平，有小毒，归肝经，具有息风镇痉、攻毒散结、通络止痛的作用。蜈蚣为蜈蚣科动物的干燥体，性辛、温。有毒，归肝经，具有息风镇惊、攻毒散结、通络止痛的作用。全蝎乃治风要药，其能治风者，盖亦以善于走窜之故，诸风可祛。蜈蚣走窜之力强而迅速，内到脏腑，外到经络，凡气血凝结之处皆能开之。《开宝本草》曰："全蝎疗诸风瘾疹及中风半身不遂，口眼歪斜，语涩，手足抽掣。"现代研究表明，全蝎具有抑制血栓形成和抗凝作用，蜈蚣煎剂能改善小鼠的微循环，延长凝血时间，降低血黏度，并有明显的镇痛、抗炎作用，与其相作用符合。

吕海江教授善用全蝎、蜈蚣治疗中风后所致的口眼歪斜、眼睑闭合不全、眼球运动受限等疾病效果更佳。吕海江教授认为"久病入络"，血瘀积久往往与气滞、痰湿胶结，在临床上，常将二者作为对药使用，取二者化瘀通络的作用加之活血化瘀类药物治疗瘀阻、络脉不通的眼底病变，如黄斑变性、静脉阻塞、糖尿病视网膜病变等。

八、运用大黄、芒硝的经验

大黄为蓼科植物掌叶大黄或药用大黄的干燥根及根茎，味苦、寒，归脾胃、大肠、肝、心包经，具有泻下攻积清热、泻火、凉血解毒、逐瘀通经的作用。芒硝为硫酸盐类矿物芒硝族芒硝，经加工精制而成的结晶体，味咸、苦，寒，归胃、大肠经，具有泻下通便、润燥软坚、清火消肿的作用。《神农本草经》曰："大黄味苦寒，下瘀血，血闭寒热，破癥瘕积聚，留饮宿食，荡涤肠胃，推陈致新，通利水谷，调中化食，安和五脏。"大黄既走血分，又走气分。走血分，能破瘀血，走气分，能荡涤肠胃积热，清热又破瘀血。芒硝能泻下攻积，二药相须为用，为大承气汤的主药，增强泻下通便的作用。

临床上吕海江教授常用该药对治疗有瘀血的疾病，如视网膜静脉阻塞，糖尿病视网膜病变 III、IV 期等，少量使用大黄，使大便次数增加，瘀血从大便而走，从而达到较好的临床效果。

九、运用藿香、佩兰的经验

藿香为唇形科广藿香的地上部分，性辛、微温，归脾、胃、肺经，可化湿、止呕、解暑。佩兰为菊科植物佩兰的干燥地上部分，性辛、平，归脾、胃、肺经，可化湿、解暑。临床上两者往往作为对药出现。藿香，性辛，微温，芳香而不过于猛烈，温煦而不偏于燥热，醒脾快胃，化湿疏表功佳；佩兰，气香辛平，其醒脾化湿之功较强，并有一定的利水作用。二药合用，使辟秽恶、除湿浊、疏表邪之功有增无减，善除表里内外一切阴霾湿浊之邪。《本草正义》曰："藿香芳香而不嫌其猛烈，温煦而不偏于燥烈，能祛除阴霾湿邪，而助脾胃正气，为湿困脾阳，倦怠无力，饮食不甘，舌苔浊垢者最捷之药。"

吕海江教授喜欢在暑天湿气较重的季节使用该药对，来治疗痰湿瘀滞的各种眼科疾病。

十、运用龙胆草、黄连的经验

龙胆草为龙胆科植物条叶龙胆、龙胆或坚龙胆的干燥根及根茎，味苦、寒，归肝、胆经，具有清热燥湿、泻肝胆火的作用。黄连为毛茛科植物黄连或云连的干燥根茎，味苦、寒，归心、脾、胃、胆、大肠经，具有清热燥湿、泻火解毒的作用。《珍珠囊》曰："龙胆去目中黄及睛赤肿胀，瘀肉高起，痛不可忍。黄连其用有六：泻心火，一也；去中焦湿热，二也；诸疮必用，三也；去风湿，四也；治赤眼暴发，五也；止中部见血，六也。"目为肝之窍，目疾与肝经关系甚密，如肝经火盛，致目赤肿痛，或暑行目涩、赤眼暴发，皆当从肝论治，宜清肝泻火。龙胆草善泻肝胆实火，黄连解毒作用颇著，善清心火，心乃肝之子，实则泻其子，泻心火乃泻肝火。现代药理研究表明二药均有抗菌、消炎的作用。

在临床上，吕海江教授用二药配伍，治疗葡萄膜炎、急性结膜炎、眶蜂窝织炎等初起火毒炽盛者，疗效显著。

十一、运用龙骨、牡蛎的经验

龙骨为古代哺乳动物如三趾马类、犀类、鹿类、牛类、象类等骨骼的化石或象类门齿的化石，味甘、涩、平，归心、肝、肾经。生龙骨具有镇惊安神、平肝潜阳的作用，煅龙骨具有收敛固涩的作用，牡蛎为牡蛎科动物长牡蛎、大连湾牡蛎的贝壳，味咸、微寒，归肝、胆、肾经。生牡蛎具有潜阳补阴、重镇安神、软坚散结的作用，煅牡蛎具有收敛固涩、制酸止痛的作用。《本草从新》曰："龙骨，甘涩平，能收敛浮越之正气，涩肠，益肾，安魂镇惊，辟邪解毒，治多梦纷纭、惊痫、疟、痢、吐衄崩带、滑精、脱肛、大小肠利。"两药均有平肝潜阳、重镇安神、收敛固涩的作用，常相须为用，治疗阴虚阳亢、头晕目眩、心神不安、惊悸失眠的病证。

吕海江教授用生龙骨、生牡蛎配伍，治疗各种眼病伴有心烦失眠症状的患者，疗效佳。现代药理研究也表明二药均有镇静、抗惊厥的作用。

十二、运用柴胡、香附的经验

柴胡为伞形科植物柴胡或狭叶柴胡的干燥根，味辛、苦，微寒，归肝、胆、肺经，具有疏肝解郁、升举阳气的作用。香附为莎草科植物莎草的干燥根茎，味辛、微苦、微甘，平，归肝、脾、三焦经，具有疏肝解郁、理气宽中、调经止痛的作用。《医学启源》曰："柴胡，少阳、厥阴引经药也。"《本草纲目》曰："香附能入手足厥阴、手少阳，兼行十二经，八脉气分。"两药配伍，性善条达肝气，疏肝解郁。在脏主血，在经主气。以之治脏是血中之气药；以之治经是气分之血药，能开郁散滞而通达上下，用于治疗肝失疏泄，气机郁阻所致的情志不畅。

吕海江教授在临床上善用该药对治疗患有内障眼病时间较长、久病情绪不佳、处于更年期的患者。

十三、运用鳖甲、龟甲的经验

鳖甲为鳖科动物鳖的背甲、味咸，微寒、归肝、肾经，具有滋阴潜阳、退热除蒸、软坚散结的作用。龟甲为龟科动物乌龟的背甲及腹甲，味咸、甘，微寒、归肝、肾、心经，具有滋阴潜阳、益肾强骨、养血补心、固经止崩的作用。《本草汇言》曰："鳖甲，除阴虚热疟，解劳热骨蒸之药也。厥阴血闭邪结，渐至寒热，为癥瘕，为痞胀，为淋漓，为骨蒸者，咸得主之。"《本草纲目》曰："龟甲，补心、补肾、补血，皆以养阴也，观龟甲所主诸病，皆属阴虚血弱。"二者均为血肉有情之品，既能滋补肝肾之阴而退虚热，又可潜降肝阳而息内风，为治疗阴虚发热、阴虚阳亢及阴虚风动等证的常用药。

吕海江教授在临床上常用该药对治疗阴虚风动引起的斜视、上睑下垂、眼疾肌痹等疾患，同时也常用于阴虚阳亢型的视网膜静脉阻塞患者。

十四、运用半夏、陈皮的经验

半夏为天南星科植物半夏的干燥块茎，味辛、温，归脾、胃、肺经，具有燥湿化痰、降逆止呕、消痞散结的作用。陈皮为芸香科植物橘及其栽培变种的干燥成熟果皮，味苦、辛，温，归脾、肺经，具有理气健脾、燥湿化痰的作用。《主治秘要》曰："半夏，燥胃湿，化痰，益脾胃气，消肿散结，除胸中痰涎。"《名医别录》曰："陈皮，下气，止呕咳。"二者均有理气化痰的作用，也是二陈汤的主药。半夏长于燥湿化痰，降逆止呕；陈皮长于理气健脾，燥湿化痰。二药配伍应用，半夏得陈皮之助，则气顺而痰自消，化痰湿之力尤胜；陈皮得半夏之辅，则痰除而气自下，理气和胃之功更著。人身以气为主，气顺湿除，则百病散。

吕海江教授认为视网膜上的渗出液及机化膜均为痰，在临床上常用该药对治疗痰湿阻络引起的各种眼疾。

十五、运用升麻、葛根、柴胡的经验

升麻为毛茛科植物大三叶升麻、兴安升麻或升麻的干燥根茎，味辛、微甘，微寒，归肺、脾、胃、大肠经，具有发表透疹、清热解毒、升举阳气的作用。葛根为豆科植物野葛或甘葛藤的干燥根，味甘、辛、凉，归脾、胃、肺经，具有解肌退热、生津止渴、升阳止泻、通经活络的作用。柴胡为伞形科植物柴胡或狭叶柴胡的干燥根，味辛、苦，微寒，归肝、胆、肺经，具有疏散退热、疏肝解郁、升举阳气的作用。《本草正义》谓葛根"最能开发脾胃清阳之气"。《本草纲目》曰："柴胡，治阳气下陷，平肝、胆、三焦、包络相火，及头痛、眩晕，目昏、齿痛障翳，耳聋鸣。"三药均能发表解热，升举阳气。

吕教授善用该药对治疗上睑下垂、角膜溃疡、视神经萎缩等气虚下陷证。

十六、运用酸枣仁、柏子仁的经验

酸枣仁为鼠李科植物酸枣的干燥成熟种子，味甘、酸、平，归肝、胆、心经，具有养心补肝、宁心安神、敛汗生津的作用。柏子仁为柏科植物侧柏的干燥成熟种仁，味甘、平，归心、肾、大肠经，具有养心安神、润肠通便、止汗的作用。酸枣仁性平，味甘酸，凡仁皆可入心，酸者皆入肝，故其能入心肝，养心以安神，疏肝以定魂，主治心烦不得眠。《本草纲目》曰："枣仁，味酸性收，故主肝病，寒热结气，酸痹久泄，脐下满痛之症。其仁甘而润，故熟用疗胆虚不得眠、烦渴虚汗证；生用疗胆热好眠，皆足厥阴、少阳药也。今人专以为心家药，殊昧此理。"

临床上，吕海江教授用该药对治疗眼病伴有失眠、大便干的患者。若为眼底出血性疾病则更对症，可通大便，使眼底瘀血从大便走，促进瘀血的吸收。

十七、运用荆芥、防风的经验

荆芥为唇形科植物荆芥的干燥地上部分，味辛、微温，归肺、肝经，具有解表散风、透疹消疮的作用。防风为伞形科植物防风的干燥根，味辛、甘，微温，归膀胱、肝、脾经，具有祛风解表、胜湿止痛、止痉的作用。《滇南本草》曰："荆芥穗，上清头目诸风，止头痛，明目，解肺、肝、咽喉热痛，消肿，除诸毒，发散疮痛。"《神农本草经》曰："防风，主大风头眩晕，恶风、风邪，目盲无所见，风行周身，骨节疼痹，烦满。"现代研究表明荆芥对金黄色葡萄球菌、白喉杆菌有较强的抑菌作用，对伤寒杆菌、痢疾杆菌、绿脓杆菌和人型结核杆菌均有一定抑制作用。防风有解热、抗炎、镇静、抗惊厥、抗过敏的作用。

临床上，吕海江教授常二药配伍应用以疏风解表，治疗结膜炎、角膜炎、虹膜炎、巩膜炎等眼表疾病。

十八、运用路路通、枳壳的经验

路路通为金缕科植物枫香树的干燥成熟果序，味苦、平，归肝、肾经，具有祛风活络、利水通经的作用。枳壳为芸香科植物酸橙及其栽培变种的干燥未成熟果实，味苦、辛、酸，微寒，归脾、胃经，具有理气宽中、行滞消胀的作用。《本草纲目》曰："枳壳大抵其功皆能利气，气下则痰喘止，气行则痰满消，气通则痛刺止，气利则后重除。"《本草纲目拾遗》曰："路路通，明目，除湿，舒筋络拘挛，周身痹痛，手脚及腰痛。"

吕海江教授在临床上将路路通和枳壳为对药使用，常治疗气滞经络不通及伴随有水肿诸证的内外障眼病。

十九、运用巴戟天、肉苁蓉的经验

巴戟天为茜草科植物巴戟天的干燥根，味甘、辛，微温，归肾、肝经，具有补肾阳、强筋骨、祛风湿的作用。肉苁蓉为列当科植物肉苁蓉或管花肉苁蓉的干燥带鳞叶的肉质茎，味甘、咸、温。归肾、大肠经，具有补肾阳、益精血、润肠通便的作用。《本草备要》曰："巴戟天，补肾益精，治五劳七伤，辛温散风湿，治风湿脚气水肿。"《神农本草经》曰："肉苁蓉，主五劳七伤，补中，除茎中寒热痛，养五脏，强阴，益精气。"现代研究表明，巴戟天能明显提高巨细胞吞噬百分率，肉苁蓉对阳虚和阴虚动物的肝脾核酸含量下降和升高有调整作用，还具有激活肾上腺素、释放皮质激素等功效。

吕海江教授常用此药对治疗肾阳虚之视网膜色素变性、视神经萎缩、黄斑变性等内障眼病，以补肾益睛明目。

二十、运用雷公藤的经验

雷公藤为卫矛科植物雷公藤的根和根的木质部，味苦、辛，性寒，归肝肾经，具有祛风湿、活血通络、消肿止痛、杀虫解毒的作用。现代研究发现雷公藤：①有抗炎、镇痛、抗肿瘤、抗生育的作用；②具有降低血液黏稠度、抗凝、纠正纤溶障碍、改善微循环及降低外周血阻力的作用；③对免疫系统有明显抑制作用，可减少器官移植后的急性排异反应。

吕海江教授在临床上多用雷公藤治疗免疫系统的疾病，如葡萄膜疾病。因该疾病属免疫系统疾病，与风湿、类风湿是同类疾病，常并发于风湿、类风湿、强直性脊柱炎等免疫性疾病。葡萄膜炎的表现是一种无菌性的炎症反应。其中，后葡萄膜炎会导致后极部视网膜水肿，与之相伴随的病理改变有络脉的瘀阻，故用雷公藤祛风湿，活血通络，这也与现代研究说的有对免疫系统有明显的抑制作用，且有抗炎、镇痛等作用相符。

二十一、运用附子经验

附子为毛茛科植物乌头子根的加工品，味辛、甘，性大热，归心、肾、脾经，具有回阳救逆、补阳助阳、散寒止痛的作用。《本草正义》曰："附子，本是辛温大热，其性善走，故为通十二经纯阳之要药，外则达皮毛而除表寒，里则达下元而温痼冷，彻内彻外，凡三焦经络，诸脏诸腑，果有真寒，无不可治。"现代研究表明附子：①有明显的强心作用；②有显著的抗炎、镇痛作用。附子为百药之长，功兼通补，温补阳气，有利于气血复原，散寒通阳，可促使气血畅通，对经治不愈的难治病，每在辨证基础上加附子而获效颇丰。

临床所见之慢性病、疑难病，缠绵不愈，最终均可伤及人体之阳气。吕海江教授在临床上对久病体虚有寒的患者，多给予少量的附子以温阳散寒，尤其是慢性结膜炎、角膜炎，病程较长，迁延不愈，反复发作者，多是寒热错杂之证。若单用清热的药物，病情会愈来愈重，加用少量附子，既可振奋阳气，又可助正气祛邪外出，以达事半功倍之效。用量多为 8 ～ 10g。

二十二、运用蒲黄的经验

蒲黄为香蒲科植物水烛香蒲的干燥天花粉，味甘性平，归肝、心包经，具有止血、化瘀、利尿的作用。现代研究发现蒲黄煎剂及其提取物总黄酮、有机酸、多糖有明显的抗血小板聚集的作用，可增强冠脉血流量，改善循环。而蒲黄中的异鼠李素又有促进凝血的作用，这与中医中所讲的蒲黄具有止血化瘀作用相符合。

吕海江教授在临床上常将蒲黄用于各种原因引起的出血性疾病，如视网膜静脉阻塞、糖尿病性视网膜疾病等。出血早期用蒲黄炭，以止血为主兼以化瘀，中晚期用炒蒲黄或生蒲黄，以化瘀为主兼以止血，以预防再次出血。

二十三、运用黄芪的经验

黄芪为豆科植物蒙古黄芪或膜荚黄芪的根，味甘，性微温，归脾、肺经，具有健脾补中、升阳举陷、益卫固表、利尿、托毒生肌的作用。《神农本草经》曰："主治痈疽，久败疮，排脓止痛，补虚。"现代医学研究表明：①能增强和调节机体免疫功能，对多种病毒和细菌有抑制作用；②能促进机体代谢、抗疲劳、促进血清和肝脏蛋白质的更新，有明显的利尿作用；③能增强心肌收缩力，减少血栓形成，保护心血管系统；④能提高低血糖、降低高血糖。黄芪能补气升阳，在临床上，吕海江教授重用该药治疗上睑气虚型的上睑下垂，效果极佳。

吕海江教授在临床上除了实证、热证不用黄芪外，余证皆可用之，且根据不同的证型，药量也不同。虚证，用量可稍大，最大量可用至120g，无明显虚证表现者，可用少量，10～30g即可。

二十四、运用水蛭的经验

水蛭为水蛭科动物蚂蟥、水蛭或柳叶蚂蟥的干燥全体，味咸、苦、平，有小毒，归肝经，具有破血通经、逐瘀消癥的作用。张锡纯曾谓水蛭"破瘀血而不伤新血，专入血分而不伤气分"。现代研究表明水蛭煎剂有强抗凝血的作用。水蛭的提取物水蛭素对血小板聚集有明显的抑制作用，能改善血液流变学，降血脂，消退动脉粥样硬化斑块，改善局部血循环。

吕海江教授在治疗眼底病时喜用该药。眼底病多瘀，脉络不通，取水蛭之通络化瘀的作用，与现代研究也相符。瘀证有新、久、轻、重之分，水蛭虽有逐瘀之力，若不加辨证，不重配伍，则获效甚微，故临床上进行辨证后，多配伍使用。若辨证为气滞血瘀，则配伍柴胡、枳壳、川芎等；若辨证为瘀血阻络，则配地龙、全蝎、土鳖虫等；若辨证为痰瘀互结，则配伍海藻、昆布、浙贝等；若辨证为寒湿血瘀，则配伍附子、桂枝、细辛等；若为新瘀，则配伍三七粉、蒲黄等以止血化瘀；若辨证为气虚血瘀，则配伍黄芪、党参、白术等。该药破血逐瘀力量较强，应注意中病即止。

二十五、运用麝香经验

麝香为鹿科动物林麝、马麝或原麝成熟雄体香囊中的干燥分泌物，性辛、温，归心、脾经，具有开窍醒神、活血通络、消肿止痛的作用。《本草纲目》曰："盖麝走窜，能通诸窍之不利，开经络之壅遏，若诸风、诸气、诸血、诸痛、惊痫、癥瘕诸病，经络壅闭，孔窍不利者，安得不用为引导以开之通之耶？非不可用也，但不可过耳。"麝香性走窜，通行十二经上下，内透骨髓，外彻皮毛，为芳香走窜之品，擅长开关利窍。

吕海江教授善用麝香治疗视神经萎缩，临床效果颇佳。现代药理研究也表明，麝香对中枢神经系统的作用是双向性的，小剂量兴奋，大剂量则抑制，增强中枢神经系统的耐缺氧能力，改善脑循环。这个理论也表明麝香对于视神经疾病是有效的。临床上，本品多研入丸、散剂内使用，用量很小，但其性能飞扬走窜，有助其他药物功效的发挥与增强。

二十六、运用三七粉的经验

三七粉为五加科植物三七的干燥根和根茎，味甘、微苦，温，归肝、胃经，具有散瘀止血、消肿定痛的作用。《本草纲目》曰："三七，止血、散血，定痛。"现代研究表明，三七能缩短出血和凝血时间，具有抗血小板聚集及溶栓作用；促进多功能造血干细胞的增殖，具有造血作用；扩张脑血管，增强脑血管流量，提高体液免疫功能。三七中含有三七素（三七氨酸），有明显的止血功能。

临床上，吕海江教授常用三七粉入药，治疗角膜炎、巩膜炎、视网膜静脉阻塞、湿性老年性黄斑变性、中心性浆液性视网膜病变、中心性渗出性脉络膜病变等内、外障眼病。

二十七、运用当归的经验

当归为伞形科植物当归的根。味甘、辛，性温，归肝、心、脾经，具有补血调经、活血止痛、润肠通便的作用。《本草正》曰："当归，其味甘而重，故专能补血，其气轻而辛，故又能行血，补中有动，行中有补，诚血中气药，亦血中之圣药也。"现代研究表明，当归多糖能明显促进机体的免疫功能，同时有明显的抑制血小板聚集的作用。

吕海江教授在临床上常用当归尾治疗各种瘀证，如视网膜静脉阻塞、玻璃体混浊、中心性浆液性视网膜病变、慢性结膜炎、复发性角膜炎等。这类疾病均属于病程较长，反复发作，多有瘀证，且当归挥发油对金黄色葡萄球菌、绿脓杆菌、大肠杆菌均有较好的抑制作用，故用之，既能化瘀通络，又能有效地抑制炎症，临床效果多较佳。

二十八、运用桃仁的经验

桃仁为蔷薇科落叶小乔木桃或山桃的成熟种子。味苦、甘，平。归心、肝、大肠经。具有活血化瘀、润肠通便的作用。《本草经疏》中记载"桃仁，性善破血"，桃仁善泄血分之壅滞，祛瘀力量较强，属于破血药物。广泛用于由血瘀引起的各类妇科疾病如闭经、经痛、产后腹痛、癥瘕痞块以及跌打损伤等。也用于肠燥便秘，肺痈肠痈。现代研究表明，桃仁可促进初产妇子宫收缩，有抗凝及较弱的溶血作用，对于血流阻滞、血行障碍有改善作用，能增加脑部血流量等。

吕海江教授在眼科常用桃仁治疗眼底出血日久，难以消散的各类眼底病如玻璃体积血、视网膜静脉阻塞、湿性老年性黄斑变性等，常和红花、牡丹皮、茺蔚子、丹参等配伍；也用来治疗结膜下出血，眼外伤导致的眼睑皮肤瘀血肿痛，可配伍乳香、没药、赤芍等应用。桃仁有小毒，孕妇忌用。

二十九、运用丹参的经验

丹参为唇形科多年草本植物丹参的根及根茎。味苦，微寒。归心肝经。具有活血调经、凉血消痈、清心安神的功效。本品活血化瘀功能较强，善活血补血养血。《妇人明理论》有"一味丹参饮，功同四物汤"之说。该药常用于妇科月经不调、产后瘀滞腹痛，血瘀导致的心痛、脘腹疼痛及癥瘕积聚，风湿痹痛，热病烦躁，心悸失眠等多种疾病。现代研究表明丹参能扩张外周血管，改善微循环、抗凝、抑制血小板聚集、降血脂、抗纤维化、增强免疫力、降低血糖等多种作用。

吕海江教授在眼科中主要取丹参养血活血化瘀、凉血消痈等功效。治疗多种血行不畅、瘀血阻络的眼疾。如眼底静脉迂曲扩张，眼底出血久病消散或有机化条带形成等。该药能祛瘀生新，常用于糖尿病性视网膜病变、视网膜静脉阻塞等出血静止期患者，配伍桃仁、红花、川芎、旱莲草等应用。也用于眼睑疮痈肿毒，配合野菊花、蒲公英、连翘、金银花等清热解毒药物应用。对于萎缩性疾病如视神经萎缩、视网膜色素变性等，大剂量的丹参起到了养血、活血通络改善眼底微循环的作用。

三十、运用大黄的经验

大黄为蓼科多年生草本植物掌叶大黄、唐古特大黄或药用大黄的根及根茎，味苦、寒，归脾、胃、大肠、肝、心经，具有清热泻火、泻下攻积、凉血解毒、活血化瘀、止血的作用。《药品化义》云："大黄气味重浊，直降下行，走而不守，有斩关夺门之力，故号将军。"大黄在临床上运用较广，可以用于大便秘结、胃肠积滞，也可用于血热妄行或火邪上炎导致的目赤，各种类型的出血。因大黄苦降能使上炎之火下泄，具有清热泻火、止血之功效。

也可应用于热毒疮疡、瘀血内停诸证。

　　吕海江教授常用大黄联合夏枯草、龙胆草、栀子、连翘、黄连、黄芩等清热解毒、泄热通腑类中药治疗各种火热毒邪上攻眼目所导致的胞睑红肿，白睛红赤，瞳神紧小，黄液上冲，眼珠灌脓等症。由于火邪上炎，血热妄行导致眼部出血并伴随有大便不通者，常联合白茅根、茜草、藕节炭等凉血止血药；出血停止需要活血化瘀者，常联合当归、川芎、桃仁、红花等活血化瘀药物。临床过程中，要根据病情选用不同的炮制方法。如酒大黄活血作用好，多用于瘀血证，大黄炭多用于出血证，生大黄泻下清热效果好，多用于伴随有大便秘结者。大黄为苦寒制品，要中病即止，以防伤正气。

第五章 吕海江教授眼科常用针刺穴位及处方

十二经脉中有多条经脉与眼相关：手少阴心经夹咽，系目系；手太阳小肠经循咽，至目锐眦，入耳中，抵鼻，至目内眦；足太阳膀胱经起于目内眦，至耳上角，入脑络；手少阳三焦经系耳后，出耳上角，入耳中，至目锐眦；足少阳胆经起于目锐眦，下耳后，入耳中，出耳前；足厥阴肝经过阴器，连目系，环唇内。故吕海江教授通过全身症状及舌脉表现，结合五轮学说，辨证取穴，配穴。

第一节 常用针刺穴位

【手太阴肺经】

中府（募穴）：胸前壁外上方，胸骨正中线旁开6寸，平第1肋间隙处。主治：头痛目赤、咳嗽等症。操作：向外斜刺或平刺0.5～0.8寸。

天府：上臂内侧，腋纹头下3寸，肱二头肌下缘。主治：目昏、目眩、圆翳内障等症。操作：直刺0.3～0.5寸。

尺泽：微曲肘，在肘横纹上，肱二头肌腱的桡侧缘。主治：风热目赤、咽喉肿痛等症。操作：直刺0.5～0.8寸。

孔最：尺泽穴与太渊穴连线上，腕横纹上7寸处。主治：头痛目赤、咽喉肿痛等症。操作：直刺0.5～0.8寸。

列缺：桡骨茎突上方，腕横纹上 1.5 寸。主治：口眼歪斜、眼痛、眼睑脓肿、齿痛、咽喉痛、偏头痛等症。操作：向肘部斜刺 0.3 ～ 0.5 寸。

太渊：掌后腕横纹桡侧端，桡动脉的桡侧凹陷中。主治：睑眩赤烂、目赤肿痛、黑睛生翳、视瞻昏渺等症。操作：直刺 0.2 ～ 0.3 寸。

少商：拇指桡侧指甲角旁约 0.1 寸。主治：眼痛、目赤肿痛、黑睛生翳、夜盲、咽喉肿痛等症。操作：浅刺 0.1 寸，或用三棱针点刺出血。

【手阳明大肠经】

商阳：食指桡侧指甲旁约 0.1 寸。主治：目赤肿痛、黑睛生翳、圆翳内障、青盲、耳聋、耳鸣等症。操作：浅刺 0.1 寸，或点刺出血。

二间：握拳，食指桡侧掌指关节前凹陷中。主治：目昏不见、目痛、瞳神紧小、睑眩赤烂、口眼歪斜、咽喉肿痛等症。操作：直刺 0.2 ～ 0.3 寸。

合谷：手背，在第 1、2 掌骨之间，约第 2 掌骨桡侧中点，或以一手拇指指关节横纹，放另一手拇指食指间的指蹼缘上，当拇指尖所指处即是合谷。主治：睑眩赤烂、目赤肿痛、胬肉攀睛、流泪症、黑睛生翳、瞳神紧小、绿风内障、圆翳内障、视瞻昏渺、青盲、夜盲、口眼歪斜等。操作：直刺 0.5 ～ 0.8 寸。

阳溪：在腕关节桡侧，拇指向上翘起时，拇短伸肌腱与拇长伸肌腱之间的凹陷中。主治：睑眩赤烂、目赤肿痛、黑睛生翳、目眩、头眼痛等症。操作：直刺 0.3 ～ 0.5 寸。

手三里：在曲池穴下 2 寸处。主治：眼目赤痛、齿痛颊肿、失音等症。操作：直刺 0.5 ～ 1.2 寸。

曲池：屈肘，肘横纹外端与肱骨外上髁连线的中点处。主治：睑眩赤烂、目赤肿痛、黑睛生翳、目眩、瞳神紧小等病。操作：直刺 1 ～ 1.5 寸。

臂臑：在臂部，曲池穴上 7 寸，三角肌前缘处。主治：胞轮振跳、上胞下垂、目赤肿痛、黑睛生翳、瞳神紧小、绿风内障、眼痛等症。操作：直刺或向上刺 0.5 ～ 1.2 寸。

【足阳明胃经】

承泣：在目平视，瞳孔圆心垂直向下与眶下缘之间中点处。主治：眼睑瞤动、口眼歪斜、睑眩赤烂、针眼、目赤肿痛、黑睛生翳、瞳神紧小、夜盲、目眩、迎风流泪等症。操作：紧靠眶下缘缓慢直刺 0.3 ～ 0.7 寸。不宜提插，以免刺破血管引起血肿。出针后按压针孔，以预防出血。

四白：在承泣穴下方，眶下孔凹陷处。主治：眼睑瞤动、口眼歪斜、睑眩赤烂、针眼、迎风流泪、目赤肿痛、目痒、黑睛生翳、夜盲等症。操作：直刺 0.2 ～ 0.3 寸。

巨髎：在四白穴正下方与鼻翼下缘平齐，鼻唇沟的外侧。主治：口眼歪斜、眼睑瞤动、流泪症、黑睛生翳、绿风内障、青盲等症。操作：直刺 0.3 ～ 0.5 寸。

地仓：巨髎穴直下，口角外侧旁 0.4 寸处。主治：眼睑瞤动、眼肌麻痹、夜盲等症。操作：直刺 0.2 寸或向颊车方向斜刺 0.5 ～ 0.8 寸。

大迎：下颌角前 1.3 寸，咬肌附着部前缘，闭口鼓气时即出现一沟形凹陷处。主治：眼睑瞤动、眼肌麻痹、目痛、齿痛等症。

颊车：下颌角的前上方一横指凹陷处，咬肌附着部，咀嚼时咬肌隆起最高点即是。主治：口眼歪斜、齿痛等症。操作：直刺 0.3 ～ 0.5 寸，或向地仓方向斜刺 0.7 ～ 0.9 寸。

下关：颧弓下缘，下颌骨髁状突之前方，呈凹陷处，闭口有孔，取穴。主治：口眼歪斜、眩晕、耳鸣、耳聋等症。操作：直刺 0.3 ～ 0.5 寸。

头维：额角发际直上 0.5 寸处。主治：眼睑瞤动、睑弦赤烂、迎风流泪、目赤痛、绿风内障、目眩、视物不明等症。操作：针尖向下或向后沿皮刺 0.5 ～ 0.8 寸。

足三里：距胫骨前嵴一横指，犊鼻穴下 3 寸。主治：上胞下垂、眼肌麻痹、目赤痛、黑睛生翳、瞳神紧小、青盲、视瞻昏渺、绿风内障、头晕目眩等症。操作：直刺 0.5 ～ 1.5 寸。

解溪：足背踝关节横纹线中央凹陷中，踇长伸肌腱与趾长伸肌腱之间。主治：目赤、黑睛生翳、眉棱骨痛、目眩头痛等症。操作：直刺 0.4 ～ 0.7 寸。

【足太阴脾经】

三阴交：内踝高点直上 3 寸，胫骨内侧面后缘。主治：上胞下垂、睑弦赤烂、月经不调等症。操作：直刺 0.5 ～ 1 寸。

【足太阳膀胱经】

睛明：在面部，目内眦内上方眶内侧壁凹陷中。主治：目赤肿痛、流泪、视物不明、目眩、近视、夜盲、色盲、干眼症等目疾；操作：嘱患者闭目，押手轻推眼球，向外侧固定，刺手缓慢进针，紧靠眶缘直刺 0.5 ～ 1 寸。遇到阻力时不宜强行进针，应改变进针方向或退针。不捻转，不提插，出针后按压针孔，以防出血。

攒竹：在面部，眉头凹陷中，额切迹处。主治：头痛、眉棱骨痛、眼睑瞤动、眼睑下垂、口眼歪斜、目视不明、流泪、目赤肿痛。操作：可向眉中或向眼眶内缘平刺或斜刺 0.3 ～ 0.5 寸，或直刺 0.2 ～ 0.3 寸。

曲差：神庭穴（督脉）旁 1.5 寸，神庭穴与头维穴连线的内 1/3 与 2/3 连接点处。主治：头痛目眩、目痛、目视不明、绿风内障等症。操作：平刺 0.3 ～ 0.5 寸。

络却：在通天穴后 1.5 寸。主治：目视不明、绿风内障、青盲、眩晕、耳鸣等症。操作：平刺 0.3 ～ 0.5 寸。

天柱：后发际正中直上 0.5 寸，旁开 1.3 寸，斜方肌外缘凹陷中。主治：目痛、流泪、眩晕、目赤肿痛、目翳、瞳神紧小等症。操作：直刺 0.5 寸，不可向内上方深刺，以免伤及延髓。

肝俞：在脊柱区，第9胸椎棘突下，后正中线旁开1.5寸。主治：目赤、目视不明、目眩、夜盲、迎风流泪等。操作：斜刺0.5～0.8寸。

肾俞：第2腰椎棘突下，旁开1.5寸。主治：头昏目眩、睑弦红赤、瞳神干缺、视瞻昏渺、青盲等症。操作：直刺0.5～1寸。

昆仑：外踝高点与跟腱之间凹陷中。主治：头痛目眩、目痛、目翳、绿风内障等症。操作：直刺0.5～1寸。

申脉：外踝下缘凹陷中。主治：头痛眩晕、目赤痛、绿风内障、目视不明等症。操作：直刺0.3～0.5寸。

京骨：第5趾骨粗隆下，赤白肉际。主治：目眩、睑弦赤烂、黑睛生翳、视瞻昏渺、斜视等症。操作：直刺0.3～0.5寸。

束骨：第5跖骨小头后缘，赤白肉际处。主治：头痛目眩、睑弦赤烂、目眦赤烂、目赤痛等症。操作：直刺0.3～0.5寸。

【足少阴肾经】

涌泉：足底前1/3，足趾跖屈时呈凹陷中。主治：头痛、目痛、目赤、瞳神紧小、目视不明、青盲等症。操作：直刺0.5～0.8寸。

照海：内踝下缘凹陷处。主治：头目昏沉、睑弦赤烂、视瞻昏渺等症。操作：直刺0.3～0.5寸。

【手太阳小肠经】

颧髎：在面部，颧骨下缘，目外眦直下凹陷中。主治：口眼歪斜、眼睑瞤动、面痛。操作：直刺0.3～0.5寸，斜刺或平刺0.5～1寸。

【手少阳三焦经】

中渚：握拳，第4、5掌骨小头后缘之间凹陷中，液门穴后1寸。主治：

目赤、头痛目眩、目昏、目翳等症。操作：直刺 0.3 ～ 0.5 寸。

外关：腕背横纹上 2 寸，桡骨与尺骨之间。主治：目痛、睑缘红赤、针眼、流泪症、目赤痛、胬肉攀睛、目翳等症。操作：直刺 0.5 ～ 1 寸。

角孙：头部，耳尖正对发际处。主治：目翳、目赤肿痛。操作：平刺 0.3 ～ 0.5 寸。

丝竹空：在面部，眉梢凹陷中。主治：针眼、黑睛生翳、瞳神紧小、绿风内障、圆翳内障、视瞻昏渺、青盲、夜盲、头痛、目赤肿痛、眼睑瞤动等。操作：平刺 0.3 ～ 0.5 寸。

【足少阳胆经】

瞳子髎：在面部，目外眦外侧 0.5 寸凹陷中。主治：目赤肿痛、羞明流泪、内障、目翳等。操作：平刺 0.3 ～ 0.5 寸，或用三棱针点刺出血。

阳白：在头部，眉上 1 寸，瞳孔直上。主治：眼睑下垂、口眼歪斜、目赤肿痛、视物模糊、眼睑瞤动等。操作：平刺 0.5 ～ 0.8 寸。

头临泣：在头部，前发际上 0.5 寸，瞳孔直上。主治：目痛、目眩、流泪、目翳等。操作：平刺 0.5 ～ 0.8 寸。

目窗：在头部，前发际上 1.5 寸，瞳孔直上。主治：目痛、目眩、远视、近视等症。操作：平刺 0.5 ～ 0.8 寸。

风池：在颈后区，枕骨之下，胸锁乳突肌上端与斜方肌上端之间的凹陷中。主治：目赤肿痛、口眼歪斜、黑睛生翳、视瞻昏渺、瞳神紧小等症。操作：针尖微下，向鼻尖斜刺 0.8 ～ 1.2 寸，或平刺透风府穴。深部中间为延髓，必须严格掌握针刺的角度和深度。

光明：在小腿外侧，外踝尖上 5 寸，腓骨前缘。主治：目痛、睑弦赤烂、圆翳内障、夜盲、近视、目花、内障病等症。操作：直刺 1 ～ 1.5 寸。

阳辅：外踝高点上 4 寸，腓骨前缘稍前处。主治：目外眦痛、睑弦赤烂、针眼等症。操作：直刺 0.5 ～ 0.8 寸。

丘墟：外踝前下方，趾长伸肌腱外侧凹陷中。主治：目赤肿痛、目生翳膜、目视不明等症。操作：直刺 0.5～0.8 寸。

足临泣：第 4、5 跖骨结合部前方，小趾伸肌腱外侧凹陷中。主治：目眩、目肿、目外眦痛、黑睛生翳、瞳神紧小、绿风内障等症。操作：直刺 0.3～0.5 寸。

【足厥阴肝经】

行间：在足背，第 1、2 趾间，趾蹼缘后方赤白肉际处。主治：目眩、目赤肿痛、青盲、口歪眼斜等症。操作：直刺 0.5～0.8 寸。

太冲：在足背、第 1、2 跖骨间，跖骨底结合部前方凹陷中，或触及动脉搏动。主治：目赤肿痛、黑睛生翳、瞳神紧小、口歪等肝经风热病证。操作：直刺 0.5～1 寸。

百会：后发际正中直上 7 寸。简便取穴：耳尖直上，头顶正中。主治：头痛、流泪症、黑睛生翳、瞳神紧小、绿风内障、夜盲、暴盲等症。

前顶：百会穴前 1.5 寸。主治：头痛、眩晕、目赤肿痛、黑睛生翳、绿风内障、暴盲、夜盲等症。操作：平刺 0.3～0.5 寸。

上星：前发际正中直上 1 寸。主治：目痒、迎风流泪、目赤肿痛、黑睛生翳、绿风内障、暴盲、目视不明、夜盲等症。操作：平刺 0.5～0.8 寸。

神庭：前发际正中直上 0.5 寸。主治：流泪、目赤肿痛、泪腺炎、黑睛生翳、暴盲、夜盲、视物不明等症。操作：平刺 0.3～0.5 寸。

【经外奇穴】

鱼腰：眉毛的中心处。主治：眶上神经痛、眉棱骨痛、上睑下垂、眼睑瞤动、口眼歪斜、目赤肿痛、黑睛生翳、绿风内障等症。操作：平刺 0.3～0.5 寸。

上明：鱼腰穴下，眉弓中点，眶上缘下。主治：目眶痛、眼睑瞤动、目赤生翳等症。操作：轻压眼球向下，向眶缘缓慢直刺 0.5～1.5 寸，不提插。

太阳：眉梢与目外眦连线的中点，向后约 1 寸凹陷中。主治：目赤肿痛、目眩、口眼歪斜、针眼、上睑下垂、眼外肌麻痹、胬肉攀睛、目赤肿痛、瞳神紧小、绿风内障、圆翳内障、夜盲、视瞻昏渺等症。操作：直刺或斜刺 0.3～0.5 寸。

球后：眶下缘外 1/4 与内 3/4 交界处。主治：内障眼病，如近视、圆翳内障、绿风内障、高风雀目、青盲、视瞻昏渺等症。操作：嘱患者眼向内上方转动，向眶缘缓慢进针，先直刺，然后向内上方斜刺 0.5～1.5 寸，不提插，出针后用于干棉球按压 1～2 分钟，以预防局部出血。

牵正：耳垂前 0.5～1 寸。主治：口眼歪斜等症。操作：向前斜刺或平刺 0.5～1 寸。

翳明：在翳风穴后 1 寸。主治：眩晕、失眠、目赤痛、黑睛生翳、瞳神紧小、圆翳内障、绿风内障、视瞻昏渺、青盲、夜盲等症。操作：直刺 0.5～1 寸。

耳尖：向颞侧卷耳，耳尖上即是。主治：目暴赤肿痛、针眼、黑睛生翳等症。操作：三棱针点刺放血。

第二节　眼科临床配穴法

《灵枢·经脉》曰："盛则泻之，虚则补之，热则疾之，寒则留之，陷下则灸之，不盛不虚，以经取之。"针灸施治的基本原则：虚证宜用补法，实证宜用泻法，热证宜疾刺速出针，寒证需留针，阳气虚下陷或寒证用灸法。虚中有实或实中有虚的病证，可先泻后补或补泻并用等。

一、选穴原则

近部选穴：即在病变部位附近选穴进行针灸，如眼病者取睛明、瞳子髎、丝竹空等。

远部选穴：即在距离病变部位较远的部位取穴，其中包括在本经的远部和异经的远部取穴。

本经远部取穴：即在诊断病变部位属于何脏何腑何经之后，选该经有关穴位进行针灸。如麦粒肿者，病位在胞睑，病变与脾胃等经有关，可取解溪、陷谷、三阴交等穴。

异经远部取穴：疾病在病理变化过程中，经络脏腑之间往往彼此相关，互相影响，治疗则需兼顾。如天行赤眼者，为肺经病，除取肺经穴位针灸外，还可取手阳明大肠经穴位。又如青光眼之呕吐者，当取中脘、足三里，但若由肝气横逆导致胃气不降，则又应同时取太冲、肝俞平肝降逆。

对症取穴：针对疾病中的不同症状所采取的治疗措施，属治标的范畴。如患者除眼病外，同时兼有失眠，则可针对此症，选取神门以安神；伴有发热，则选取大椎穴以退热。此外，还有痛点选穴即阿是穴，也属于该范畴内。

二、配穴方法

首先根据眼病的性质、发病机理、全身健康情况、病的虚实进行。

1. 取穴配方

（1）取穴需远近配合，先取眼周围的经脉穴位，再配远端与其有关的穴位。

（2）病急者，取其治标穴位。

（3）病缓者，治其本。考虑针对病因治疗，调整全身情况，改善血管供养，增强机体抵抗力，尤其对属于慢性病或萎缩、退行性病变的眼底疾病。

（4）因七情内伤者，调其神，选用能改善神志及精神状态的穴位，如百会。

（5）出血者，止血活血必须同时并举。出血急者偏重于止血，陈旧者偏重于活血，以健脾统血取穴。

（6）眼底血管阻塞，根据阻塞血管取其有关经脉。

鼻上支血管：取任、督、阳跷、阴跷、膀胱经。

鼻下支血管：取大肠、胃、小肠经。

颞上支血管：取阳维、三焦、胆经。

颞下支血管：取胆、三焦、胃、小肠经。

黄斑区或视网膜中央动脉阻塞：取心、肝经。

眼底动脉阻塞，无论何支或是全阻塞，加阳明经多气多血之原穴——合谷穴。

（7）治眼取穴基本上是以眼周围的腧穴为主，根据全身情况与眼病直接有关者，可适当采用五输配穴法、原络配穴法、郄会配穴法、俞募配穴法、八法配穴法配以体穴治之。

第三节　常见眼病针灸处方

一、急性结膜炎

选穴：攒竹、瞳子髎、太阳、合谷、曲池、少商等。

二、干眼症

选穴：睛明、鱼腰、太阳、风池、列缺、足三里等。

三、角膜炎

选穴：睛明、攒竹、合谷、风池、光明、肝俞、太冲等。

四、眼睑痉挛

选穴：合谷、四白、阳白、太阳、颊车、承泣、地仓等。

五、眶上神经疼

选穴：睛明、上睛明、鱼腰、太阳、四白、瞳子髎、合谷、丰隆、风池等。

六、虹膜炎

选穴：睛明、攒竹、瞳子髎、丝竹空、风池、翳风、肝俞、足三里、合谷等。

七、青光眼

选穴：睛明、攒竹、阳白、四白、太阳、风池、翳明、合谷、外关、太冲、足三里等。

八、视网膜中央静脉（动脉）阻塞

选穴：睛明、攒竹、球后、承泣、太阳、翳风、合谷、外关等。

九、视网膜色素变性

选穴：睛明、球后、承泣、风池、肝俞、肾俞、足三里、合谷、光明等。

十、视神经萎缩

选穴：睛明、球后、肝俞、肾俞、脾俞、太阳、风池、头临泣、四神聪、枕区等。

十一、黄斑水肿

选穴：睛明、承泣、阳白、太阳、合谷、三阴交、阴陵泉等。

第六章　医论医话

中医临床传承过程中，老师的言传身教，接诊治疗过程中的言谈举止，对疾病的认识，常常贯穿在教书育人以及诊疗的全过程。诊疗之余，聆听老师的谆谆教诲，并认真总结，仔细体会也会有意想不到的收获。本章将对吕海江教授诊疗之余和学生畅谈的中医眼科内容进行总结，希望能对眼科同道有所启发。

一、眼科辨证

眼居高位，位于头面部的正前方，与外界环境直接接触，目珠结构精细而脆嫩，与五脏六腑、经络气血密切相关，因此，眼病往往复杂多样。辨证是中医眼科诊断及治疗疾病的重要内容，只有辨证准确，才能对疾病做出正确诊断，选用恰当的方药进行治疗。

（一）内、外障辨证

在古代眼科医籍中，常将眼病统称为障，并分为外障和内障两大类。"障"即遮蔽、障碍之意，《审视瑶函》曰："障者遮也，如物遮隔，故云障也。"这就需要从病位、病因、证候特点及疾病的发生、发展、预后和转归来辨别内外障。

外障眼病，顾名思义，表现在外。一般指可用肉眼观察到的眼部疾病，如《中国医学大辞典》指出："外障，指发生在胞睑、两眦、白睛、黑睛的眼病。"从病因来看，外障诸证多由外感邪气侵袭机体，内热外蒸或营卫不和、腠理不固而发；然亦有因痰湿蕴结引起者，如胞生痰核；亦可由脾虚气陷所致，如上睑下垂；或是肝胆火旺导致的聚星障。从证候特点来看，外障表现在外，症状明显，较易发现，自觉症状也比较突出，如眼睛红肿疼痛、湿烂、目痒沙涩、羞明流泪、上胞下垂及黑睛生翳等。外障多属有余之实证，具有起病急、发展快、病程较短的特点，相对较易治疗。

内障眼病一般需用仪器才能辨别。《医宗金鉴·眼科心法要诀》曰："内障者，从内而蔽也。"旨在说明病位主要来自黄仁、神水、神膏、视衣及目系等眼内组织，而外眼症状不甚明显。从病因来看，多因脏腑、气血、津液失调、阴阳失衡所致，亦可由七情内伤、外伤及某些外障眼病，深入眼内所致。从证候特点而言，内障眼病一般眼外观端好，常以不同程度的视力下降、视物模糊为首要症状，或可见视物变形、变色、夜盲等主观感受，全身可兼见肝肾亏虚、气虚血瘀或脾肾阳虚等症。内障有虚有实，或虚实夹杂，病情较复杂，需要借助相关仪器检查加以诊断，一般起病慢，病程长，需要结合全身症状辨证治疗。

（二）五轮辨证

轮，是比喻眼球形圆而转动灵活如车轮，故将眼睛的五个部分称之为五轮。《灵枢·大惑论》曰："五脏六腑之精气，皆上注于目而为之精。精之窠为眼，骨之精为瞳子，筋之精为黑眼，血之精为络，其窠气之精为白眼，肌肉之精为约束，裹撷筋骨血气之精而与脉并为系，上属于脑，后出于项中……目者，五脏六腑之精也。"五轮辨证就是在此基础上建立发展起来的。《审视瑶函·五轮不可忽论》曰："夫目之有轮，各应乎脏，脏有所病，必现于轮……大约轮标也，脏本也，轮之有证，由脏之不平所致。"五轮学说可称之为眼部的藏象学说，而五轮辨证是中医眼科独树一帜的理论，旨在通过查验轮之征，以测脏腑之变，为眼科局部辨证的重要方法。五轮，即肉轮、血轮、气轮、风轮、水轮。相对应于眼睛的胞睑、两眦、白睛、黑睛、瞳神五个部分，分别内应于脾、心、肺、肝和肾五脏。"有诸内者，必形于外"。轮属标，脏属本，眼通五脏，气贯五轮，通过五轮之外在的表现，可窥及对应脏腑之病变，以此治疗眼部疾病。

肉轮是指上、下眼睑，在脏属脾，又因脾与胃相表里，故肉轮病变多与脾胃密切相关。《兰室秘藏·眼耳鼻门》曰："五脏六腑之精气皆禀受于脾，上贯于目。"脾主运化，若脾胃受纳运化功能正常，则目得所养，眼外观正常，开合自如。在临床中，肉轮常见病理表现：眼睑浮肿、皮色光亮，按之凹陷者多为脾虚，水湿上泛所致；眼睑红肿、发热，伴疼痛者多为外感风热，热毒侵袭体内，或因嗜食辛辣刺激食物，致脾胃积热，或可因外伤所致；眼睑皮下硬结，不红不痛，肤色正常者多为痰湿蕴结所致；睑弦赤烂，痛痒并作者，多因脾胃湿热夹杂风邪所致；若反复瘙痒并有痂皮者为血虚风燥；上睑下垂者多为脾虚气陷所致；眼睑频频振跳，多为脾虚有风；眼睑内有红色颗粒，磨涩不适，多为湿热积聚夹杂血热瘀滞所致等。治疗上，湿热蕴结者可用除湿汤以清热除湿利水，伴见痒涩不适者，还可用自制外眼洗剂方熏洗以除风止痒。脾虚气陷者可用补中益气汤以补气健脾升阳。

血轮是指内、外眦血络，在脏属心，因心与小肠相表里，故血轮病变多与心和小肠有关。心主血脉，心气推动血液运行于脉内。此外，心主神明，目为心使，心神安宁则目有所见。临床中常见的病理表现：两眦部赤脉粗大，色深红，胬肉肥厚，血络充斥其中，或内眦部按之疼痛，有脓液排出。若火灼目络，迫血外溢，眼内出血则可致视力骤降，此为心火炽盛，常伴癫狂神乱、目不识人等症；若赤脉隐现，色淡红，多为虚火所致；眼睛不红不痛，常迎风流泪，泪水清稀无热感，多为心气亏耗，精血不足所致。迎风热泪者多为外感风邪，加之肝经郁热所致。常用的治疗方法：心经实火者，可用栀子胜奇汤或竹叶泻经汤加减以祛风清热除火；虚火上炎者，可用天王补心丹加减以滋阴养血，补心安神；对于迎风冷泪可用止泪补肝散或八珍汤加减，以补益气血，祛风散邪；对于迎风热泪者可用龙胆泻肝汤加减，以清泻肝胆实火。

气轮指白睛，在脏属肺，肺主气，故称气轮。肺与大肠相表里，故白睛疾患多与肺和大肠有关。肺气充沛条畅，则白睛色白而光滑。气轮常见病理表现：白睛抱轮红赤或白睛混赤，色泽鲜红，伴热泪痛甚者多为风热毒邪侵袭肺经，肺经热盛所致；赤脉粗大迂曲，色暗红者为热郁血滞；若赤脉细小密集，色淡者为肺经虚火；白睛表层起泡性结节，周围绕以赤脉，为肺经燥热所致；若结节周围脉络淡红，常反复发作，则多为肺阴不足，虚火上炎所致；白睛溢血，多为肺经热盛或木火凌金致血溢于外等。治疗上，属肺经热盛者可用桑白皮汤加减以清肺泄热；肺经虚火上炎者可用麦门冬汤加减以滋阴降火；血热出血者可用生蒲黄汤加减以清热止血。

风轮是指黑睛，在脏属肝，因肝主风，故称风轮，又因肝与胆互为表里，黑睛疾患往往和肝胆有关。肝开窍于目，肝和则目能辨色视物，肝气条达，藏血之功能正常，则气机升降出入有序，气血津液上输于目，使目得所养。风轮常见病理表现：黑睛生翳，初发且数量较少者，多为外感风邪；若黑睛混浊，赤脉丛生，羞明流泪，抱轮红赤或白睛混赤，多为肝肺热毒炽盛；若黑睛翳膜表面似凝脂状，基底溃散凹陷，则为肝胆湿热，火毒上犯；若黑睛生翳日久，迁延不愈，多为久病伤阴，或气虚邪陷；治疗上，属外感风热邪气者，可用银翘散加减以疏风清热明目；属肝胆热毒炽盛者，可用龙胆泻肝汤或四顺清凉饮子加减以清肝泻火，退翳明目；湿热较盛者，可用甘露消毒饮加减以清热除湿退翳；偏阴虚者，用滋阴降火汤加减以滋阴降火，退翳明目；偏气虚者用托里消毒散加减以益气扶正，托里退翳。

水轮是指瞳神，在脏属肾，因肾主水，故称水轮。肾与膀胱相表里，临床中瞳仁疾患常和肾与膀胱有关。正常情况下，肾精充沛，阴阳调和，目有所养，则能"视万物、别黑白、审长短"。水轮常见病理表现：瞳仁紧小、干缺、或展缩不灵，眼痛视昏，多为肝经风热；若眼珠变硬，瞳神散大，头痛如劈者，多为肝胆火炽，玄府闭塞；若透过瞳仁，可见晶珠混浊，色白或棕黄，视力渐降，多为年老体弱，肝肾亏虚所致。治疗上，属肝经风热者，常用新制柴连汤加减以祛风清热；属肝胆火炽者，常用龙胆泻肝汤加减以清泻肝胆实火；属肝肾亏虚者，可用明目地黄汤加减以滋补肝肾。

（三）整体辨证

中医治病，讲求整体观念，包括两方面内容：其一是人自身的整体性，不能过分强调单一的轮脏关系而忽视眼与其他脏腑之间的整体关系；其二是人与自然的整体性，不应完全强调内在因素而忽视外界因素对眼部的影响，此即"天人合一"。眼自身各部之间相互交汇，相互渗透，而非独立存在。五轮学说把眼和人体五脏六腑相结合，有其独特之处，但也存在局限性。如白睛发黄，非肺经之病，乃脾胃湿热、交蒸肝胆、胆汁外溢所致。临床上，眼病可由单一的脏腑功能失调引起，但其发展、变化往往由多脏腑之间同时发病引起，如肝胆火旺、肝郁脾虚、脾肾阳虚、心肾不交等引起的眼病。此外，眼部疾病的产生与发展，不仅受自身内在饮食、情志、作息等的影响，还受外界因素的影响，如外障眼病，常与外部环境变化作用于人体有关。临床中，应把致病因素和机体反应，外因与内因，邪气与正气，局部与整体结合起来研究眼病发生发展规律，在辨证时多着眼于具体患者的机体反应，着眼于整体，强调内因和正气的作用。在治疗上除了运用五轮辨证和脏腑辨证外，还需结合六经辨证、气血辨证以及三焦辨证等，着重调理整体的脏腑阴阳，改善机体功能，才能辨证准确，以达到更为满意的治病效果。

二、眼底出血的治疗

眼底出血不是一个独立的疾病，而是眼本身或者全身疾病所导致的眼底血管性病变的一种临床表现，如我们常见的视网膜静脉阻塞、湿性老年性黄斑变性、特发性息肉样脉络膜血管病变、视网膜静脉周围炎、高度近视黄斑出血、高血压性视网膜病变、糖尿病性视网膜病变、各种原因引起的玻璃体积血等，均为眼科血证，可归属于"暴盲""云雾移睛""视瞻昏渺"等范畴，因其涉及面广，病因复杂，病情急重，故治疗也更为棘手。中医治疗眼底出血有其独特的优势，通过五轮、八纲、脏腑、阴阳、气血、虚实等中医特有的辨证方法和整体观念，可以对不同人群、不同阶段、不同症状的眼底出血进行辨病、辨证、辨性、辨期，从而达到直击病因，直击靶点的个体化治疗。吕海江教授从事中医临床工作 50 年，对于眼底出血的诊治经验尤为丰富。临证中，吕老师从整体观念出发，强调辨病和辨证同等重要，做到病证结合，注重眼科疾病固有症状，做到辨症识机，同时，根据血证的发展规律，强调进行分期论治，做到谨守病机，各司其职。

（一）辨病以明因

眼底出血属内障眼病，指眼外观正常而视力渐降或骤降，以外不见证、从内而蔽为特征，可因多种眼病和全身病所产生，病因复杂。过去，由于没有眼底镜，不能直观地看到眼底出血的病理改变，望诊受限，只能根据全身症状和患者的主观描述去见症治症，不能审证求因。随着科学的发展，随着眼底镜的出现，能够对眼底各种出血进行仔细观察，进行专科辨证，尤其是有了现代科学仪器，如眼底血管造影、光学相干断层扫描等检查，扩大了望诊范围，使得眼底出血性疾病的诊断越来越精准。同时，在临床中也发现很多眼底出血性疾病与全身疾病相关。"有诸内者，必形诸外"。眼与全身有着局部与整体的关系，除眼局部症状外，全身会出现一些相应的症状，如糖尿病、高血压、动脉硬化、贫血、炎症等所致的眼底出血，全身症状往往较为突出，这就不能仅考虑出血这一病理改变，要通过望、闻、问、切等方法，四诊合参，立足于整体，着眼于全身，进行推理分析，从而辨清眼底出血的根本原因。同时，利用先进的设备，对出血的部位、性质、颜色、形态等进行多方面分析，结合全身生化指标、影像学表现等辅助检查，将微观的症／证和宏观的病结合起来，全身与局部对应起来，查找出血根源，明确诊断疾病，既辨出血之症，更辨出血之病，从而掌握规律特点，抓住关键矛盾，分析主要病机，方能准确辨证论治，精确遣方用药，达到理想效果，否则，难能奏效。

（二）辨证以分型

中医治疗的精髓是辨证施治。眼底出血性疾病，对于合并有全身病变且症状突出者很容易辨证，亦有未合并全身病变，或者全身症状不明显者，则以局部辨证为主。无论局部辨证还是全身辨证，都建立在由症辨证、由症辨病的基础之上。症是疾病的临床表现和一些体征，证是对疾病所处某一阶段各种临床表现的归纳、总结，是中医学认识、治疗疾病的核心。吕海江教授强调正确认识症、证、病的关系及其中药。病反映了疾病病理变化的全部过程，在病的基础上通过对症的分析，提炼出证，再根据证遣方用药。在治疗方案的实施上，他主张中西医结合，扬长避短，将眼局部症状和全身检查结果定性、量化，积累大量数据资料，总结出各个证型中全身宏观变化与局部微观变化之间的联系规律，做到病证结合。如出现视力突降，脉洪大而数，舌苔白黄干燥，伴渴饮、便干或自视眼前偶有蚊蝇飞舞者，属阳明燥热，给予知母、生石膏、牡丹皮、茜草、桑叶、三七粉等清泄阳明燥热以止血；若视力下降，昏蒙如雾，伴烦热眠差，小便短赤，舌红细数者属心火上炎，给予生地黄、栀子、牡丹皮、茺蔚子、桑叶、生荷叶等滋肾阴、清心火以止血；若视力急剧下降，自觉眼前有大块黑影遮挡，甚而失明，伴口苦、咽干、头晕、耳鸣，脉弦数，舌红绛或有黄干苔者属肝阳上亢，给予羚羊角粉、生龙骨、生牡蛎、代赭石、菊花、白芍、牡丹皮等镇肝潜阳以止血；若眼珠干涩，视物昏花，胸腹胀满，两胁胀痛，情志郁闷，心烦易怒，夜寐不佳，胃纳不佳，口干口苦，舌瘀斑，脉弦数者属血瘀气滞，给予牡丹皮、川芎、柴胡、当归、茺蔚子、赤白芍、桃仁、红花等疏肝理气，活血化瘀；若两目干涩，萤星满目，伴心悸怔忡，胸闷气短，面色少华，夜寐多梦，神疲乏力，舌淡白胖、苔薄白，脉沉细者属心脾两亏，血不归经，给予归脾汤加减以养血安神，益气止血；若视力下降有明显的外伤史，撞击伤目，暴力挫伤，伴有眼睑肿胀青紫，白睛溢血，眼底视网膜水肿渗出、出血、血管痉挛者属外伤瘀阻脉络，给予生地黄、茜草、仙鹤草等清热解毒，活血散瘀。

（三）辨性以止血

止血是治疗眼底出血的根本大法，但不可一见出血，就盲目止血，更不可一见出血即予苦寒药物以凉血。由于引起眼底出血的原因复杂，需以局部症状为主，整体合参，辨明出血之寒热虚实，分而治之。由血热所致者，如视网膜静脉周围炎等炎性出血，应予微寒清热行气之品，寓于止血、活血之中，使凉而不凝、止而不瘀；由虚热所致者，如糖尿病、动脉硬化等引起的眼底出血，予以滋阴止血法；由贫血、高度近视黄斑病变等气虚血虚而致眼底出血者，用益气摄血法；对视网膜静脉阻塞等瘀血壅滞性出血，应以活血而止血，行血而逐瘀为大法；反复出血者应收敛止血。总之，应以全身症状为辨证依据，分清疾病的阴阳、寒热、虚实属性，从而确立相应的治法和方药，以取得较好的临床疗效。

（四）辨期以祛瘀

尽管引起眼底出血的原因复杂，患者全身的伴随症状有时亦不明显，给临床辨证带来一定的难度，但吕老按照发病的时间和病程的长短及"异病同治""同病异治"的原则，对眼底出血进行分期诊治，则易于掌握，且效果较好。

1. 出血期

视力突然降低或失明，出血3周以内。查体：视网膜大片出血，黄斑累及或玻璃体腔大量积血。对于出血性疾病，清·唐容川在《血证论》中指出"止血为第一要法"，因此，对于早期发病，起病急，时间短，视力骤降，出血新鲜的眼底出血患者，应急则治标，止血为先。因早期以热者居多，火热内炽，血热妄行，损伤络脉，故以凉血止血为主；火为阳邪，其性炎上，自内而生，耗气伤津，故佐以养阴清热，其药物宜用生地黄、牡丹皮、玄参、菊花、茜草、白茅根、炒蒲黄、侧柏叶、三七粉等，苦寒清泄，直折其火，火降而血自止，不宜见血而纯止血，用大量苦寒之品及炭剂，造成寒凝留瘀，以致瘀血难消。

2. 静止期

出血 4～8 周以内。该期出血停止，离经之血为瘀血，脉内运行受阻之血为瘀血。"凡用血药，不宜单行单止""气为血帅""气行则血行""善理血者调其气"。因此，当以活血化瘀为要，佐以行气通络，促使祛瘀生新，行血归经，以免瘀血积于眼内，阻碍血脉通调及闭塞目中窍道，目失精血濡养，而致视觉功能发生障碍。其药宜用丹参、三七、生蒲黄、香附、枳壳、郁金等行气活血，促进出血病灶吸收。此期新血虽已止，但仍不宜用桃仁、红花等破血之品，以免引起新的出血。

3. 恢复期

出血 8 周以上者。后期大部分出血已吸收，眼底出现增殖机化病灶，此乃津液生成输布障碍，组织水肿，日久不消，逐渐形成渗出物，属痰证范畴。加之久服凉血、活血之品，正气已虚，治疗应攻补兼施，可选用驻景丸或明目地黄汤加减，同时用昆布、瓦楞子化瘀散结，促进硬性渗出灶的吸收；选用水蛭、地龙、炮山甲活血通络，改善眼底组织的血液循环。

（五）宁血从肝治

唐容川《血证论》谓出血"惟以止血为第一要法，消瘀为第二法，宁血为第三法，补虚为收功之法"。宁血是"恐血再潮动，则须用药安之"，故对于眼底多次反复出血，瘀血难以吸收，甚至有可能发生严重并发症，造成视力无法恢复的患者，为防止再出血，采用宁血法用药安之尤为重要。眼底出血从脏腑辨证而言，多责之于肝，肝经实热化火及肝阴不足之虚火皆能灼伤目络。肝郁气滞，气血瘀结阻滞，血不循经；肝血不足，心脾两虚，不能藏血和统血等都是引起眼底出血的主要原因。正如《血证论》所记载"夫目虽阳明经所属，而实肝所开之窍也。血又肝之所主，故治目衄，肝经又为要务"。因此，治病求本，在治疗眼底出血的全过程中，应适当选用入肝经的药物，从肝论治，以达到消除病因、宁血、防止再出血的目的。

三、眼科外治法

眼的结构、生理及病理有其自身的特点，与各脏腑、经络、气血等整体有着不可分割的联系，在治疗眼病时，内治主要用以调整脏腑、气血、阴阳，而外治对于外障眼病及有些内障眼病有着不可替代的作用。《审视瑶函》曰："病有内外，治各不同。""若内病既成，外症又见，必须内外并治，故宜点服俱行。"因此，眼病的治疗，常需内外兼治。

眼科传统外治法种类很多，吕海江教授纵观历代眼科名家对眼科外治法的认识，结合临床常见眼部疾病，形成了自己行之有效的方法，现将吕老常用的外治方法介绍如下。

（一）点眼法

点眼法指将药物点入胞睑内，以达到消肿止痛、退赤止痒、明目退翳的作用。点眼法是外障眼病中最常用的治疗方法，对白睛疾病，如风热眼、天行赤眼暴翳以及黑睛疾病，如聚星障、凝脂翳、宿翳等均有较好疗效。临床中可以选用具有消肿止痛、明目退翳、解毒散结的中成药眼药水，还可选用适当的抗生素眼药水、人工泪液或涂用眼药膏等以控制病情发展。

（二）药物熏洗法

中药药物熏洗在外障眼病中疗效显著，病家用之感觉良好，深受欢迎。吕海江教授师承中医眼科已故名家张望之先生，其创制的自制沙眼洗剂方（具体药物：透骨草60g，地骨皮、地肤子、白蒺藜各30g，石菖蒲24g，秦皮、黄柏、当归各15g，黄连10g），具有祛湿清热的作用，酌情加减，以治疗多种眼部疾病。如流泪症的患者，可在此方基础上加五味子15g，乌梅12g取其收敛之用；风热眼，睑弦赤烂、黑睛翳障甚至溃疡者，可加金银花20g，连翘15g，大黄30g，芒硝30g（冲化）以加强清热解毒之功；湿重者可加枯矾 20g，痒重则加白矾 20g。此类疾病，嘱患者在用药之时，先趁热睁眼熏之，待温时可闭眼洗之，内外兼顾，祛邪外出。

（三）针刺及按摩疗法

针刺疗法是以中医理论为指导，运用针刺防治疾病的一种方法，具有适应证广、疗效明显、操作方便、经济安全等特点。眼科常用针刺主穴：印堂、攒竹、鱼腰、睛明、上明、丝竹空、承泣、四白、瞳子髎、太阳，配合远端取穴合谷、百会、风池、足三里、血海、丰隆、太冲、三阴交、外关、关元。如治疗因外感风热或肝经火热，内外热邪交争引起的风赤疮痍、黑睛生翳、瞳神紧小、绿风内障等，表现为眼睛红肿疼痛、眵泪增多、碜涩羞明，可用主穴配合合谷、风池、太冲、外关等以清热泻火，疏肝明目；对于久病体虚、气血不足导致的视物模糊、视力下降，如青盲、目系暴盲、圆翳内障等，可选用主穴配合百会、足三里、血海、关元、三阴交以补气养血，扶助正气。此外，对于各种热病，还可针刺放血，如针眼，常取三棱针点刺耳尖以及耳背较粗、较明显的静脉血管，以达到热随血出、消肿散结的目的；对于视疲劳患者，可按摩眼周穴位，以缓解视疲劳。

（四）其他疗法

除以上常用方法之外，还有敷法，如白睛溢血，24 小时之内可用冷毛巾等冷敷以凉血止血，24 小时之后可改为热敷以消瘀散结；对于眼内有异物感、眵泪较多者，可冲洗结膜囊；泪溢或漏睛者可冲洗泪道，以探测泪道是否畅通，并可将泪囊中形成的黏稠分泌物冲洗出来。对于眼底视神经疾病或有出血、水肿者可球后注射，使药物直达病所，以促进视神经的修复及眼底出血、水肿的消退吸收。

吕海江教授认为，眼病的治疗方法多种多样，应根据病证情况选择不同的治疗方法，即眼病的治疗需强调内治，重视外治，兼顾针灸、眼部按摩等多种治疗方法，以达到良好疗效。

四、七情在眼病中的作用

七情是指喜、怒、忧、思、悲、恐、惊七种情志，是人体正常的心理活动，但当其因生理、社会或自然等多种因素造成情志的太过或不及，往往会对机体造成不同程度的损害，对眼部的影响也不例外。七情学说是中医学理论体系的重要组成部分，同时七情致病也是中医学的病因之一。《素问·阴阳应象大论》曰："人有五脏化五气，以生喜、怒、忧、悲、恐。"意指情志由五脏所主，情志活动与脏腑功能密切相关，情志致病主要在于影响人体脏腑气机的运行。吕海江老师认为，不同的情志变化对脏腑的影响各有所主，正如《素问·举痛论》曰"怒则气上""喜则气缓""思则气结""悲则气消""恐则气下""惊则气乱"。七情内伤引起脏腑功能失调所导致的眼部疾病中，以肝、脾、肺、心四脏病变最为多见。

1. 大怒则伤肝，使气机逆乱。在眼部，可表现为目珠胀痛，目偏视，黑睛生翳，瞳神紧小，甚则眼部出血，终致暴盲；在全身可表现为胸胁闷痛，性情急躁，或出现嗳气，善太息。女性可有月经不调，两乳胀痛等。临床常见的绿风内障，即西医学所称的急性闭角型青光眼，中医和西医学多认为生气为该病发生的诱因。

2. 久思则伤脾，使脾胃运化功能失司，不欲饮食，脾虚气弱，使目窍失养，则出现上胞下垂，目珠干涩，不耐久视，视物昏蒙，夜盲等。脾不统血则出现白睛溢血，甚则眼底出血而致目无所见。若脾失健运，湿浊内生，客于胞睑则出现胞肿如桃、胞生痰核，滞于眼内可见云雾移睛，或出现眼底水肿、渗出等病理改变。

3. 过度悲忧则耗伤肺气，气机抑郁，不得宣发，目失充养，日渐昏暗不明。若终日悲伤泪流不止，使目中津液枯竭，则目珠羞明干涩，白睛赤丝隐隐，在全身可出现声低气短、倦怠乏力、精神萎靡不振等症状。

4.过喜可使心气涣散，神不守舍。心为五脏六腑之大主，七情中，忧思、暴怒、悲伤等皆可致心神不宁，使神光不得发越于外，目病即生。常表现为两眦部赤脉缕缕；若心神失散，气血离乱，可见视惑、目盲，甚则神识昏迷，目不识人等。

总之，情志内伤导致的眼病，临床上并不少见，常以内障眼病为主，病程一般较长，危害较重。治疗上，应辨证求因，审因论治，急则治标，缓则治本。在口服药物治疗的基础上，辅以心理疏导，强调情志舒畅、平和，以防止疾病的产生或加重，做到未病先防，既病防变。

五、中医眼科医师的培养

随着我国人口增长和老龄化加重，因各种原因导致患眼病的人数逐年增加，人们对于眼部的保护也愈发迫切。目前，我国眼科的发展水平还不能满足大量眼病患者的需求，眼科医师尤其是优秀的中医眼科医师资源十分匮乏，严重阻碍了中医眼科事业的发展，这一问题亟待解决，需要培养更多优秀的中医眼科医师来面对未来严酷的挑战。

首先，要培养中医思维。中医眼科医师需奠定中医文化素养，夯实中医基础理论知识，全面学习中医基础理论、中医诊断学、中药、方剂以及中医四大经典等基础知识，提高中医基础理论与中医临证辨证能力的扎实程度与融会贯通程度，并学习中医眼科基础知识，熟悉眼科各种疾病，掌握中医眼科内外障、五轮辨证等辨证方法。在治疗上，掌握眼科常用药物、方剂，并跟师学习，培养中医思维，学习名老中医的个人经验、高尚品德以及良好的个人修养，使医师不仅学医，也学做人。

其次，理论结合实践，提高临床诊断能力及诊疗技术水平。掌握眼科问诊的一般方法，根据问诊情况初步判断病位所在，有目的地运用眼科检查方法及其他综合性检查，对疾病进行综合判断。掌握眼科检查项目的目的、方法、正常值及临床意义，加强实际操作能力，熟能生巧，在潜移默化中锻炼自己的操作能力，提高医师的诊疗技术水平。

再次，中医眼科需要继承与发展。西医眼科已具备较为完善的体系，对眼部的解剖、生理、病理等方面的认识更加深刻。中医眼科也有自身的优势，如在治疗干眼症、葡萄膜炎、眼底黄斑变性、出血、萎缩以及视神经病变、视网膜色素变性等方面，有较为满意的疗效。因此，需要临床医师不仅要学好中医眼科相关知识，培养中医临床思维，还要学习西医方面的知识，中西医结合，用"两条腿走路"，才能更好地把握疾病的发生、发展、预后及转归，做到从容自如，临危不惧。

最后，医院应尽可能地为眼科医师提供良好的眼科师资力量、设备条件及图书资料等条件。除学习中医眼科专业知识外，初级医师还应参与住院医师规范化培训，接受全面技能培养，清楚部分全身疾病与眼部疾病的关系及其表现，如：高血压、糖尿病、肾病及神经系统疾病等，提高眼科医师的整体素质水平。

六、升阳法在眼科的应用

升阳法阐释最深刻、应用最广泛的当属李东垣无疑。在其著作中，李东垣认为人体有两种气，即升发的阳气与闭藏的阴气。一个脾胃功能正常的人，是先行升发之性，输送精微物质于皮肤、筋骨、血脉等，然后升已而降，行闭藏之性，下输于膀胱。《脾胃论·天地阴阳生杀之理在升降浮沉之间论》曰："盖胃为水谷之海，饮食入胃，而精气先输脾归肺，上行春夏之令，以滋养周身，乃清气为天者也。升已而下输膀胱，行秋冬之令，为传化糟粕转味而出，乃浊阴为地者也。"即是对脾胃正常情况下生理过程的详细描述。另一方面，李东垣描述了脾胃虚弱之时的情况，如《脾胃论·胃虚脏腑经络皆无所受气而俱病论》记载："夫脾胃虚，则湿土之气溜于脐下，肾与膀胱受邪，膀胱主寒，肾为阴火，二者俱弱，润泽之气不行。"也即当脾胃虚弱之时，一则脾胃不能行升发之令，二则湿邪下流，郁闭阳气。对此李东垣在《脾胃论·天地阴阳生杀之理在升降浮沉之间论》中曰："真气下溜，或下泄而久不能升，是有秋冬而无春夏，乃生长之用，陷于殒杀之气，而百病皆起。"李东垣把脾胃虚弱而导致有秋冬而无春夏，认为是百病之本，在此基础上，李东垣提出了升阳之法，《东垣试效方·妇人门·崩漏治验》曰："大抵圣人立法，且如升阳或发散之剂，是助春夏之阳气，令其上升，乃泻秋冬收藏殒杀寒凉之气。"升阳之法助春升之气，而泻秋冬收藏殒杀寒凉之气，正是治疗上述脾胃虚弱导致有秋冬而无春夏的正法。在治法中，李东垣在《内外伤辨惑论·四时用药加减法》做了更详细的论述："脾胃不足之证，须用升麻、柴胡苦平，味之薄者，阴中之阳，引脾胃中清气行于阳道乃诸经，生发阴阳之气，以滋春气之和也；又引黄芪、人参、甘草甘温之气味上行，充实腠理，使阳气卫外而为固也。凡治脾胃之药，多以升阳补气名之者此也。"至此李东垣从理到药，非常完备地叙述了升阳法理论基础和应用方法，升阳之法始于李东垣此言不虚。

对眼科而言，目居头面，其位在上，目若行使其正常的"视万物，别白黑，审短长"的功能，需要气血的支持，但其病位特点决定了气血难达。有鉴于此，吕海江老师在熟读李东垣深刻理解升阳法的基础上，将升阳法广泛应用于眼科病的论治。根据李东垣的论述，提出了益气升阳治本，祛湿升阳通络两大法则，同时又根据《素问·五脏生成》"诸脉者皆属于目……诸血者皆属于心"的记载及眼科病多血瘀络阻的特点，提出了活血升阳和升阳通络两大治法。益气升阳、祛湿升阳、活血升阳以及升阳通络四法相辅相成，构成了吕海江教授治疗眼科病的独特之处。下面以临床中的典型病例为例，体味吕海江老师运用升阳法治疗眼科病的精妙。

（一）典型病例

病例 1： 益气升阳法治疗上睑下垂。

宋某，女，41，山西晋城人，初诊时间 2015 年 7 月 13 日，以"左眼眼睑下垂 2 月余"为主诉。问其诱因，两月前因劳累而出现左眼眼睑下垂，双眼易流泪，纳食一般，眠差，夜间易醒，大便正常，小便黄，月经有血块，经期腹痛，观其舌质红，苔薄黄而腻，切其脉虚大而空。右眼视力 1.2，左眼视力 1.0。西医诊断：①眼睑下垂（左）；②双眼复视。中医诊断：上胞下垂（左）。

辨证分析：其脉大而空，当气虚有热所致，因气虚而脉空，因热而有虚大之象。舌质红，是虚热的征象，苔薄黄而腻，是湿热之轻证。《灵枢·邪气脏腑病形》曰："十二经脉，三百六十五络，其血气皆上于面而走空窍，其精阳气上走于目而为睛。"说明了经脉是气血上走于面的通道，以及通过经脉上走于目的"其精阳气"，对眼部功能的正常行使具有重要作用。因此，气虚无力举动是导致眼睑下垂的根本原因，因气虚无以固摄，又加上热邪的干扰，是导致易流泪的诱因；热扰心神而眠差，热传下焦而小便黄；月经血块且月经腹痛当是瘀血所致，因此助以气血运行之力，辅以活血通络当是此病的治疗法则。

治法：益气升阳，活血通络。

方药：黄芪 60g，党参 20g，炒白术 15g，天麻 15g，钩藤 20g，石决明 30g，羌活 12g，升麻 10g，醋柴胡 20g，蜈蚣 6g，全蝎 10g，炒僵蚕 15g。7剂，水煎服，早晚各一服。后复诊 3 次，在上方基础上稍有调整，用药 60剂，患者眼睑下垂恢复正常，流泪眠差亦有不同程度的减轻。

按语：此病重点不在于瘀血痰湿对脉络的阻滞，而是由于气不足而无力到达于目所致。患者之热亦即金元四大家李东垣所说之"阴火"，即元气无法行使托举功能，而产生的郁热。因此黄芪、党参、炒白术益气是治病之本；羌活、升麻、醋柴胡升阳是治郁热之法。"目为脉之聚"。蜈蚣、全蝎、炒僵蚕，虫类药物通目之脉络，是对眼部血管丰富的针对性治疗；天麻、钩藤、石决明平肝息风，是防黄芪、升麻等药气机升发太过而导致肝气上逆所设。全方功用明确，方向专一，患者服后亦是效果十分明显，可谓是对症之治。

病例 2：祛湿升阳法治疗黄斑水肿。

秦某，男，52 岁，河南焦作人，初诊时间 2015 年 8 月 12 日，以"左眼视物模糊伴视物变形 2 月余"为主诉。问其诱因，自述 2 个月前不明原因出现左眼视物模糊伴视物变形，至郑州市第五人民医院就诊，查 OCT 示左眼黄斑区中心视网膜水肿、增厚，层间可见点状高白信号，中心凹上方视网膜水肿，表面反射信号增强。具体治疗不详。现症见左眼视物模糊伴视物变形，胸口闷，察其舌质红，苔黄腻，按脉滑数。右眼视力 1.0，左眼视力 0.5。眼底镜检查示右眼视盘边界清，色泽可，视网膜动脉轻度变细，静脉迂曲扩张，管径不均，A/V=2：3，整个视网膜未见明显出血及渗出。左眼视网膜颞上支可见片状出血斑，黄斑中心凹光反射未窥及。西医诊断：黄斑水肿（左）。中医诊断：视瞻昏渺（左）。

辨证分析：患者舌黄腻，脉滑数，当属湿热无疑，胸口闷是湿热之邪郁阻胸间，胸膈气机不畅，阻碍清阳之气上升。清阳之气不升则全身气血不能上达眼部。胸膈气机运行不畅则易导致水湿内停，引起黄斑水肿导致视物模糊。湿热之邪阻滞气机，清阳之气不升是其病机之本，黄斑水肿、视物模糊是其疾病之标，虽是眼病，亦当顾其全身，使湿热去而眼疾除。

治法：祛湿升阳，利水清热。

方药：茺蔚子 20g，泽泻 20g，猪苓 15g，茯苓 30g，生地黄炭 30g，玄参 12g，麦冬 20g，牡丹皮 15g，赤芍 30g，黄连 10g，黄芩 12g，黄柏 6g。7 剂，水煎服，早晚各一剂。

后在此方基础上，3 次加减，视物模糊症状明显减轻，上方改石斛夜光丸续服以巩固治疗。

按语：此病虽是黄斑水肿，但并没有用大剂量的利水药，而是遵从治病求本的原则，选择了以祛湿清热为主的治法。方中茺蔚子、泽泻、猪苓、茯苓利水以祛湿；生地黄、玄参、麦冬清热滋阴，防利水伤阴之弊；黄连、黄芩、黄柏三黄同用，清热祛湿以治其本。全方共用，使湿热祛而清阳升，气血到而眼疾除。

病例 3：活血升阳法治疗暴盲。

黄某，女，60岁，河南安阳人，初诊时间2015年10月15日。首诊以"右眼视力下降伴视物模糊40天"为主诉。问其诱因，自述40天前不明显诱因出现右眼视力下降伴视物模糊，至濮阳市第二人民医院就诊，眼底血管造影检查：①右眼视网膜颞上支静脉分支阻塞；②右眼黄斑水肿。具体治疗不详。患者既往糖尿病3年，冠心病20年。现症见右眼视力下降伴视物模糊。右眼视力 0.3^{-1}，左眼视力1.0。右眼颞上支静脉迂曲，眼视网膜静脉可见暗红色出血斑，中间夹杂黄白色渗出，黄斑部水肿。症状：夜间盗汗，眠差，二便调，察其舌质暗，舌苔少，舌下静脉迂曲，按其脉沉涩。西医诊断：①右眼视网膜颞上支静脉分支阻塞；②右眼黄斑水肿。中医诊断：络阻暴盲（右）。

辨证分析：患者舌质暗，舌下静脉迂曲当是瘀血阻其脉络的明证，同时脉象沉涩也是对血瘀病机的佐证，苔少盗汗是内热之象，因内热所以眠差，难易入睡。瘀血与内热互为根本，瘀血阻碍气机加重郁热的产生，郁热消灼津液亦是血瘀的一大因素，另一方面瘀血阻滞气机导致气血上升受阻，而眼部缺少气血的濡养，同时眼部的物质亦不能正常下行而更新，因此导致视物模糊、黄斑水肿等病。

治法：活血升阳，清热凉血。

方药：黄芪30g，炒白芍20g，赤芍15g，当归12g，丹参20g，茜草炭30g，仙鹤草15g，白及12g，藕节炭6g，全瓜蒌12g，制鳖甲10g，三七粉4g。7剂，水煎服，早晚各一服。治疗两月余，眼疾大减视力0.5，眼底出血大部分吸收，黄斑水肿明显减轻，遂回老家自行休养。

按语：血瘀与水饮是眼部常见的两大病理因素。"血不利便为水"，二者又常常同时产生，辨证论治之时当分血瘀与水饮谁主谁次的问题，针对本患者，当是血瘀为本。方中茜草、仙鹤草、白及、藕节炭、三七粉活血化瘀以治疾病之本；白芍、赤芍、当归、丹参清热凉血而兼养血之功，针对内热而辅助治疗；瓜蒌化痰，鳖甲滋阴清热，辅助全方，以防水灼成痰；黄芪量大为君一是助全方活血化瘀之力，一是补气升阳，引诸药上达眼部之位。全方无专门治水饮之药，当是吕海江老师治病求本的一大体现。

病例 4： 升阳通络法治疗上睑下垂。

郑某，男，49 岁，河南郑州人，初诊时间 2015 年 9 月 12 日，首诊以"双眼上睑抬举无力 2 年，加重 3 周"为主诉。问其病史，自述 2 年前因大量饮酒导致左眼上睑抬举无力，3 周前右眼无明显诱因也出现上睑抬举无力症状，未做特殊治疗，现症见双眼上睑下垂，纳眠可，二便调，察其舌质淡暗，舌苔薄黄，按其脉沉细。西医诊断：双眼上睑下垂。中医诊断：双眼上胞下垂。

辨证分析：针对此病，除双眼上睑下垂外，并没有其他特殊症状，对这种症状单一的疾病，尤其考验一个医生的功力。双眼睑下垂属脾胃气虚不能托举，根据吕海江老师多年经验，在健脾益气之时，辅以通络之品，往往起到事半功倍的效果，大抵是"目为脉之聚"之故也。

治法：升阳通络，活血化瘀。

方药：炙黄芪 30g，当归 20g，葛根 30g，醋柴胡 20g，酒白芍 20g，赤芍 30g，全蝎 9g，蜈蚣 3g，僵蚕 10g，伸筋草 20g，升麻 10g，炒白术 15g。7 剂，水煎服，早晚各一服。后经两次复诊，以此方为加减续服，疗效显著，双眼上睑下垂消失。

按语：方中炙黄芪、炒白术健脾益气以治其本；葛根、醋柴胡、升麻辅以升阳以引诸药、气血上达眼部；全蝎、蜈蚣、白僵蚕以其虫类药通络之功，使眼部的细小络脉得到通畅；当归、白芍、赤芍、伸筋草活血化瘀，通畅脉道以有利于益气升阳之路畅通，也是增强通络之力的用法。全方是吕海江教授经验的结晶，验之于临床每获疗效。

病案小结

病案 1：用益气升阳、活血通络的方法以助心脏将气血输送到眼睑。补气是根本，升阳是引导，活血通络是清理细小络脉的瘀血水湿之邪，以达到清气升浊气降的目的。眼睑有气之托举，自然不再下垂，同时郁热祛，流泪之症亦消失。

病案 2：用祛湿升阳的方法清理阻塞于胸膈、脉道的邪气，湿邪祛，水饮化而气血运行无阻，使气血能够正常的上达头部，同时使积聚于眼球的水饮之邪亦有通路可以下行，进而使邪气祛，视物渐渐清晰。

病案 3：用活血升阳的方法治疗视力严重下降的医案。大剂量活血化瘀药以打通眼部大小脉络，祛除目内瘀血，以消除导致视力下降之根源，同时保持脉道的通畅，气血的正常运行，使眼部气足血充，防止疾病的再次发生。

病案 4：采用的升阳通络法是在活血升阳的基础上，增用通络药而名之，也是治疗眼部疾病的常用治法。

综上所述，升阳法是阴阳体系气机升降理论运用于眼科病的具体应用。吕海江教授在继承李东垣升阳理论的基础上，结合临床实践，在眼科临床中采用"益气升阳、祛湿升阳、活血升阳、升阳通络"四法对开阔诊疗思路，在疑难眼部的诊治方面有较大的指导作用。

七、眼病从心论治

中医在论治眼科病方面历来有自己的优势，自《黄帝内经》以来已有 2000 多年的历史。吕海江老师在继承前人的基础上，逐渐形成了自己对"心—脉—目"系统在眼科病的运用经验，形成了从心论治眼科病的经验特色。他从《黄帝内经》中探寻从心论治眼病的理论基础，以临床为本，从活血化瘀、升阳通络、清热凉血、祛湿化痰四个方面对眼科病进行了尝试和探讨。

（一）理论阐释

自《黄帝内经》提出"目为肝之窍"之后，肝对眼科病的主导作用从未改变，历来医家从肝论治眼科病成为必然。吕海江老师经过多年对《黄帝内经》的研读，发现《黄帝内经》在重视肝与目关系的同时，亦十分重视心与目的关系，吕海江教授将其应用于临床，亦取得良好的效果。现根据吕海江教授的思想，结合《黄帝内经》原文将心与目的关系进行梳理、总结。

1. 诸脉者皆属于目

目居头面，其位在上。目若行使其正常的"视万物，别白黑，审短长"的功能，首先需要气血的支持，而气血正常到达眼部的基础在于脉络，脉是联通心与目的通道。如《素问·五脏生成》"诸脉者皆属于目……诸血者皆属于心"与《灵枢·经脉》"心手少阴之脉……其支者，从心系上夹咽，系目系"的论述，完美阐释了心能运血通过脉络到达眼部，从而维持眼部正常功能。在病理方面，脉络受伤亦会有眼睛方面疾病出现，如《素问·四时刺逆从论》曰："冬刺经脉，血气皆脱，令人目不明。"更加验证了"心—脉—目"系统在眼科病发病与治疗方面的基础作用。

2. 泪液与心的关系

目功能的正常行使，除了气血的支持在，还需要眼部不断地分泌泪液，以保持眼球的湿润，它不仅为肝所主，而且与心也有密切之联。在《黄帝内经》中有多篇论述了"心—脉—泪"的关系，其最详者当属《灵枢·口问》，其曰："心者，五脏六腑之主也。目者，宗脉之所聚也，上液之道也……故悲哀愁忧则心动，心动则五脏六腑皆摇，摇则宗脉感，宗脉感则液道开，液道开，故泣涕出焉，液者，所以灌精濡空窍者也。"此篇认为，脉不仅是眼部气血运行的通道，更是眼部的"上液之道"。七情的变动导致心脏的变动，心为五脏六腑之主，而导致五脏六腑皆不能固守其位，使宗脉有感而开，以使泪液溢出，而行使"灌精濡空窍"的作用，此亦与《五癃津液别》"故五脏六腑之津液，尽上渗于目"的论述如出一辙。

3. 目为心之窍

《黄帝内经》在"心—脉—目"系统与"心—脉—泪"系统的基础上，建立目与心的密切联系。心血对目的濡养是目行使功能的基础作用，心脉对泪液产生的帮助是心与目关系的补充，在此二者基础上，《黄帝内经》提出了"目为心之窍"的观点。如《素问·解精微论》曰："夫心者，五脏之专精也，目者，其窍也。"可谓是心与目关系的最高概括。同时《解精微论》在"目为心之窍"的基础上，再一次从神志的关系方面阐释了泪液的产生，其言："夫水之精为志，火之精为神，水火相感，神志俱悲，是以目之水生也。"可见以上三个方面是相互联系而共同存在的。

综上所述，目与心的关系主要体现在"心—脉—目""心—脉—泪"以及在前两者基础上的"目为心之窍"三个方面，同时又在脉的基础上形成了"五脏六腑—目—脑"的人身整体观。心血通过脉络运血于目，以维持目功能的正常。以此理论为基础，吕海江教授形成了升阳通络的治法，又引申出祛湿化痰利水、活血化瘀通络的治法。心五行属火，目为心之窍，心在眼科病多以火的形式出现，据此形成了清热凉血的治法。对于心血不足等因素导致的目病，吕老师认为此病根在脾，因此不列为从心论治眼科病的范畴。至此，吕海江教授在《黄帝内经》的经典论述和经验总结的基础上，从心论治眼科病的理论体系得以完成。从心论治是眼科病的基本出发点，活血化瘀、升阳通络、清热凉血、祛湿化痰四法是具体指导。下面从临床的角度来阐释吕海江教授对从心论治眼科病理论体系的运用。

（二）临床应用

1. 活血化瘀法

刘某，男，24岁，新安县，初诊时间2016年1月26日，以"右眼眼前黑影飘动2月余"为主诉。自述2009年曾查出视网膜脱离，经治疗好转，近2个月来又无明显诱因出现右眼眼前黑影飘动，饮食及睡眠可，二便调，舌尖红，苔薄微黄，脉中取稍数，沉取涩。视力检查，右眼视力 0.4，左眼视力 0.6。双眼前节（−），玻璃体混浊，眼底（−）。眼部 B 超显示玻璃体后部有索条状黑影，玻璃体后脱离。西医诊断：双眼玻璃体混浊、双眼视网膜病变。中医诊断：云雾移睛（双）。

辨证分析：对于飞蚊症，吕海江教授认为，生理性飞蚊症所感到的移动体大多是逐渐呈现而且是透明的，而病理性的飞蚊症所看到的移动体是突然出现且多是不透明的，呈深暗色的。对此患者而言，无论是其视网膜病变，还是飞蚊症都是因其眼底之络脉受损所致。观患者之舌尖红，可知有心火的因素存在。综上分析，此病当以凉血化瘀、通络为主辅以养阴清热。

治法：活血化瘀，清热凉血。

方药：生地黄 30g，玄参 30g，当归 12g，川芎 10g，丹参 30g，郁金 12g，三七粉 4g（冲），川牛膝 12g，醋三棱 15g，醋莪术 15g，制黄精 30g，白芷 6g。10 剂，水煎服，早晚各一服。

以上方加减治疗 3 月余，眼前黑影减轻，再次进行眼底镜检查，玻璃体混浊基本消失，视网膜也有不同程度的改善。

按语："目者脉之聚"是对眼部血管丰富的高度概括，因而眼部亦易产生与血管和瘀血相关的疾病，此患者就是一例。方中当归、川芎、醋三棱、醋莪术、丹参、郁金、三七、川牛膝八药从不同方面以活血化瘀为基础对血管进行改善，以四物汤为底，而超四物汤之功。玄参、生地黄清热凉血以恢复心脏正常功能，最后以一味制黄精补肝肾而明目，一味白芷通络而升阳。全方以大剂量活血化瘀药为基础，说明打通眼部脉管的通畅，消除眼部瘀血是治疗此病的关键，此医案佐证了"心—脉—目"系统的正确性。

2. 升阳通络法

宋某，女，41 岁，山西晋城人，初诊时间 2015 年 7 月 13 日，以"左眼眼睑下垂 2 月余"为主诉。问其诱因，两月前因劳累而出现左眼眼睑下垂，遮挡左眼瞳孔上半区。现双眼易流泪，纳食一般，眠差，夜间易醒，大便正常，小便黄，月经有血块，经期腹痛，观其舌质红，苔薄黄而腻，切其脉虚大而空。右眼视力1.2，左眼视力1.0。西医诊断：①眼睑下垂（左）；②双眼复视。中医诊断：上胞下垂（左）。

辨证分析：患者脉大而空，当为气虚有热所致，因气虚而脉空，因热而有虚大之象。舌质红，是有虚热之象，苔薄黄而腻，是兼有湿热之轻证。《灵枢·邪气脏腑病形》曰："十二经脉，三百六十五络，其血气皆上于面而走空窍，其精阳气上走于目而为睛。"说明了经脉是气血上走于面的通道，以及通过经脉上走于目的"其精阳气"对眼部功能的正常行使具有重要作用，因此气虚无力上举是导致眼睑下垂的根本原因。气虚无以固摄，又加热邪上扰，是导致流泪的诱因，热扰心神而眠差，热传下焦则小便黄，月经期有血块，经行腹痛当是瘀血所致。因此，应当助以气血运行之力，辅以活血通络为治疗法则。

治法：益气升阳，活血通络。

方药：黄芪60g，党参20g，炒白术15g，天麻15g，钩藤20g，石决明30g，羌活12g，升麻10g，醋柴胡20g，蜈蚣6g，全蝎6g，炒僵蚕10g。7剂，水煎服，早晚各一服。

后复诊3次，在上方基础上偶有加减，眼睑恢复正常，流泪、眠差亦有不同程度的减轻。

按语：此病重点不在于瘀血痰湿对脉络的阻滞，而是由于气不足无力到达于目所致。患者之热亦即金元四大家李东垣所说之"阴火"，即元气无法行使托举功能而产生的郁热。因此，黄芪、党参、炒白术益气是治病之本；羌活、升麻、醋柴胡升阳是治郁热之法。"目为脉之聚"。蜈蚣、全蝎、炒僵蚕，虫类通目之脉络，是对眼部血管丰富的针对性治疗；天麻、钩藤、石决明平肝息风，是防黄芪、升麻等药气机升发太过而导致肝气上逆所设。全方功用明确，方向专一，患者服后亦是效果十分明显，可谓是对症之治。同时，此病亦在一定程度上验证了"心—脉—泪"系统的正确。

3. 清热凉血法

王某，女，30岁，初诊时间2016年6月7日，以"双眼红痒伴分泌物多1年余"为主诉。自述有轻度抑郁症，睡眠易醒，脉细涩，舌质暗红，苔少。视力检查，右眼视力0.8，左眼视力0.8。双眼睑球结膜充血，轻度水肿，结膜囊内有少量分泌物，角膜透明，前房深浅正常，瞳孔圆，晶体透明，眼底（－）。西医诊断：结膜炎（双）。中医诊断：结膜炎（双）。

辨证分析：此患者来诊时，观其眼白处赤络明显，当是热邪的表现，有痒感是风邪干扰的结果，且晨起时分泌物较多，是心火炼液而成，为内热的明证。脉细涩是瘀血阻滞血液运行而致，舌质暗红是瘀血的征象，苔少又有阴虚的因素。此病因阴虚导致虚热内生，而又防护不慎感受风邪，外风与内热相感而双眼红痒而分泌物较多，治疗当以清热疏风为主，佐以凉血活血之药。

治法：清热凉血，祛风活血。

方药：金银花15g，连翘15g，生地黄15g，竹叶9g，防风10g，羌活10g，醋柴胡12g，石菖蒲9g，醋郁金12g，炒白芍20g，红花10g，益母草15g。7剂，水煎服，早晚各1剂。

此患者用药1周，复诊时即已无大碍，后又以上方为基础，续服1周。

按语：此病是明显的风火相兼，炎上干扰眼部，导致眼红、眼痒等症。因此，风火同治是此病应遵守的基本原则。方中金银花、连翘清心火、解热毒是治热之标；生地黄、竹叶生津清热是治热之本，标本同治热邪得除。防风、羌活、醋柴胡祛除外风，减助火之势；醋郁金、炒白芍、红花、益母草活血化瘀通眼部之脉络，石菖蒲祛湿化痰兼有开窍之功，是佐使之药也。此病是恢复心功能以疗目疾的明证。

（四）祛湿化痰法

万某，男，郑州市人，初诊时间2015年4月29日，以"左眼视物模糊伴变形半年余"为主诉，此前曾接受过多次治疗，均无明显效果。患者发病无明显诱因。就诊时，纳眠可，二便调，观其舌质暗，苔黄腻而干，切其脉濡滑而稍有力。右眼视力 0.8，左眼视力 0.3。眼前节（－），眼底左眼视盘边界清，色淡红，颞上支静脉迂曲，颞上象限有排列均匀陈旧性激光瘢痕，黄斑区水肿，伴有黄白色硬性渗出，中心反光消失。OCT 显示黄斑中心凹隆起，神经上皮层增厚，视网膜层间有多个囊样暗区。西医诊断：①黄斑水肿（左）；②视网膜静脉阻塞（左）；③左眼底激光术后。中医诊断：视瞻昏渺（左）。

辨证分析：眼科疾病不同于内科疾病。眼科病变以局部病变为主，通过现代的检查设备如裂隙灯、检眼镜、眼底照片等，眼部表现观察直接，而患者全身症状表现以及主诉相对较少。因此，眼科辨证重舌、重脉、重眼部的望诊。此患者舌质较暗，当是有瘀血的因素存在，苔黄腻而干，属湿热致病；按其脉濡滑而稍有力，当时以湿热为主，可排除气血不足的因素。此患者左眼视物模糊，曾患视网膜静脉阻塞，经过前期治疗，虽然静脉稍有迂曲，但眼底出血已吸收，除激光斑外，仅存黄斑水肿及黄白色硬性渗出，当是瘀血、湿邪阻滞脉道、饮邪停聚目内引起视物模糊，治法当以祛除湿邪水饮为主，辅以活血化瘀。

治法：祛湿利水，活血化瘀，通络明目。

方药：薏苡仁 30g，云苓 30g，泽泻 20g，炒白术 20g，猪苓 12g，藿香 10g，佩兰 10g，茜草 30g，川牛膝 12g，炒桃仁 12g，郁金 12g，水蛭 5g。10 剂，水煎服，早晚各一服。

以上方加减治疗 2 月余，左眼视物清晰，变形减轻。右眼视力 1.0，左眼视力 0.4，黄斑水肿减轻，黄白色硬性渗出基本消失。

按语：此病案是比较典型的湿邪、水饮、瘀血阻滞脉道、停聚目内，导致水湿内停，黄斑水肿的病例。方中薏苡仁、云苓、白术祛湿通脉；泽泻、猪苓利水通脉；藿香、佩兰以其轻清芳香之性祛湿利水而悦心醒脾；茜草、郁金、桃仁、水蛭活血化瘀而通脉，川牛膝一药而兼三用，活血、利水而补益肝肾。全方共用以祛湿利水为主，活血化瘀为辅，以使脉道通利气血无阻，眼球得养，功能恢复正常。

病案小结

病案1：用大剂量活血化瘀药打通眼部脉络，使目络通畅，气血得养，杜绝黑影之根源，保持脉道的通畅。气血正常运行是眼部气足血充的基础，是维持眼睛各项功能正常发挥，是清除眼内代谢产物和杂质的基础与保证。

病案2：用益气升阳、活血通络的方法，帮助心脏将气血输送到眼睑。补气是根本，升阳是引导，活血通络是清理细小络脉的瘀血及水湿之邪，以达到清气升、浊气降的目的。眼睑有气之托举，自然不再下垂，同时，郁热祛则流泪之症亦消失。

病案3：采用清热凉血的方法，以恢复心之功能，是治疗眼部疾病的根本。同时此案亦是综合疗法的典范，其采用活血化瘀法进行脉道的清理工作、清热凉血法恢复心的正常功能、升阳法引导气血到达眼部的根本方法，三法共用使脉道通，心气和，气血充，则眼部疾病自然而愈。

病案4：采用祛湿利水的方法，清理阻塞于脉道的邪气，湿邪祛、水饮化则气血运行无阻，使眼球得到气血濡养，积聚于眼球的水饮之邪自然随血而去，邪气祛，视力亦恢复正常。

这4个医案是对吕海江教授从心论治眼科病的验证，同时也从临床应用的方面证明了"心—脉—目"系统和"心—脉—泪"系统的正确性，以及其在临床的指导作用，最后一个医案亦是"目为心之窍"，从心论治眼科病的典范。

综上所述，吕海江教授以经典论述和自己多年经验为基础而提出"心—脉—目"系统、"心—脉—泪"系统以及"目为心之窍"的观点，在此理论基础上而形成"从心论治眼科病"，以此为指导采用"祛湿化痰、活血化瘀、清热凉血、升阳通络"四法在临床的论治及辨证方面进行了尝试与应用，取得了较好的效果。

八、息风法治疗疑难眼病

风，广泛存在于自然界中，风邪致病广泛，易夹寒、湿、热、暑邪伤人，病证变化多样。吕海江教授认为，风为阳邪，性主动，善行而数变，外来风邪侵犯眼部，主要表现为目痒、畏光、白睛红赤，黑睛生翳等症状，多见于结膜炎、角膜炎等外障眼病，临床特点是发病迅速，变化较快，病程较短。内风多源于人体内部阴阳失衡而肝阳化风、热极生风、阴虚风动、血虚生风。

眼科临床上，内风与外风常合而致病，可表现为显著于外的"动"——眼部组织发生肉眼可察见的、有规律或无规律的跳动，如眼球震颤、胞轮振跳等疾病；也可表现为静态的"动"——眼部组织虽无跳动，但偏离正常的生理位置，如风牵偏视、上胞下垂等疾病。内外风邪合而伤人，导致眼科疑难重病病情复杂、病程较长、治疗难度较大，因此，对于眼科疑难眼病可以从"风"论治，分清内风外风。外风当疏散，内风当平肝潜阳，滋阴息风，养血息风，实则泻其标，虚则补其本，标本同治，同时辨清风邪兼杂他邪，随症加减，才能取得满意的临床效果。

病案1：赵某，女，16岁。初诊时间2016年7月6日。

主诉：发现双眼眼球震颤8年，加重伴视力下降3个月。

现病史：8年前，患者无明显诱因出现双眼眼球震颤，震颤呈水平位，幅度不大，家长未予重视，未做任何治疗。近3个月来，患者眼球震颤频率增大，视力下降明显，遂来门诊求治。患者症见双眼眼球震颤，呈水平位，视力不佳。

眼科检查：双眼0.15，矫正不能提高。双眼球水平方向震颤。

症状：面色白，雀斑多，头发稀疏而黄，体形消瘦，月经周期短，约20天一行，经色红黏稠，经量较大，大便干，2～3日一行，小便正常，纳眠可，舌红少苔，脉细数。

西医诊断：眼球震颤。

中医诊断：辘轳转关（阴虚动风证）。

治法：滋阴清热，平肝息风。

方药：天冬 12g，麦冬 12g，钩藤 20g，川牛膝 12g，天麻 12g，全蝎 6g，蜈蚣 2 条，生白术 12g，石决明 20g（另包），蝉蜕 10g，伸筋草 12g，制鳖甲 10g（另包），醋龟甲 10g（另包），茯苓 12g。15 剂，水煎分早晚温服。

二诊：2016 年 7 月 22 日。查患者视力，右眼视力 0.15，左眼视力 0.2，较前次有所提高。眼球震颤频率无明显变化，后枕部偶发轻微疼痛不适，舌红少苔，脉弦细。大便 3 日一行，未觉不适。上方去白术、茯苓，加炒僵蚕 10g，川芎 12g，白芍 30g，蔓荆子 15g。20 剂，水煎分早晚温服。

上方加减治疗半年余，查患者视力，右眼视力 0.25，左眼视力 0.3^{-1}，放松状态下眼球震颤频率明显减少，幅度减小。考虑到患者学业紧张，将该方打分制水丸，方便服用，继服 3 个月，疗效稳定。

按语：此患者是由于先天禀赋不足，肾精虚损所导致的眼球震颤。3 个月前，由于学业紧张，病久耗伤肝肾之阴，久则阴虚风动。阴津不能濡养目珠及筋脉肌肉，阴虚致极而生风，又阴虚不能制阳，则生虚热，故见眼球震颤，大便干，舌红少苔，脉细数。方中天冬、麦冬、鳖甲、龟甲滋阴清热；钩藤、天麻、全蝎、蜈蚣、石决明、蝉蜕、炒僵蚕、川芎镇肝息风止痉；川牛膝祛瘀通经，引热下行，伸筋草、白芍濡养拘急之筋脉；蔓荆子清利头目。全方共奏滋阴清热、镇肝息风之功。眼球震颤临床很难治愈，服药或手术疗法只能缓解症状，故嘱长期用药，以期减少震动频率及幅度，提高视力，扩大视野。

病案 2：张某，女，60 岁。初诊时间 2017 年 7 月 4 日。

主诉：发现视物重影 2 天。

现病史：2 天前，因与他人吵架，加之连日休息不好而出现复视，头目轻微胀痛，遂来诊。

既往史：有高血压病 5 年、多发性甲状腺结节 3 年。

检查：右眼向外侧转动受限，33cm 照影 -15^0，其余眼病检查正常。

症状：视物重影，头目轻微胀痛，口苦，纳食一般，平素易生气，夜间梦多，大便正常，小便黄，观其舌边尖红，苔薄黄，切其脉弦数有力。查血压 155/86mmHg。

西医诊断：①右眼外直肌麻痹；②高血压病；③甲状腺结节。

中医诊断：右眼风牵偏视（肝阳上亢证）。

治法：平肝息风，健脾固本。

处药：制白附子 10g（先煎），秦艽 15g，防风 10g，羌活 10g，木瓜 15g，伸筋草 30g，炒僵蚕 12g，全蝎 6g，蜈蚣 2g，黄芪 20g，乌梢蛇 10g，茺蔚子 20g，白芍 10g，甘草 10g。10 剂，水煎分早晚温服。

以上方加减治疗 2 个月，患者眼位正常，复视完全消失，睡眠质量较之前明显提高，口苦症状消失，满意而归。

按语:《诸病源候论·目病诸候》曰："人脏腑虚而风邪入于目，而瞳子被风所射，睛不正则偏视。"《证治准绳·杂病·七窍门》亦曰："目珠不正……乃风热攻脑，筋络被其牵缩紧急，吊斜目珠子，是以不能运转。"可见"风牵偏视"，主要责之于正气亏虚、内、外风合邪，阻滞经络而致病。此患者由于连日休息不佳，正气不足，感受风邪，又素体肝郁脾虚，肝风内动，外风引动内风，内外风合而致病，发病迅速。治疗上首要平肝息风，不忘健脾扶正，若由原发病引起的，应积极治疗原发病。方中白附子、炒僵蚕、全蝎、蜈蚣、乌梢蛇、茺蔚子、白芍平肝息风，秦艽、防风、羌活疏散外风，黄芪、甘草补益脾气，助邪外出，木瓜、伸筋草舒缓拘急之经脉，使偏斜的目珠恢复至正常位置。全方共奏平肝息风、健脾固本之效。

病案 3: 吴某，女，65 岁。初诊时间 2017 年 3 月 12 日。

主诉：双眼眼睑不自觉跳动 1 年。

现病史：此前在当地医院多次治疗，症状时轻时重，迁延不愈，休息不佳时症状加重。

既往史：无特殊。

检查：双眼眼睑跳动，牵连口角抽动。其余（−）。全身症见面色少华，口唇色淡，头昏目眩，纳可眠差，二便调，察舌质淡红，脉弦细。

西医诊断：双眼睑痉挛。

中医诊断：胞轮振跳（血虚生风证）。

治法：健脾养血，柔肝祛风。

处方：黄芪 30g，当归 30g，熟地黄 30g，白术 30g，茯苓 20g，白芍 10g，龙眼肉 20g，防风 10g，炒僵蚕 12g，钩藤 30g，天麻 10g，甘草 10g。10 剂，水煎分早晚温服。

以上方加减，连服 1 年，患者胞轮振跳基本消失，面色红润，身健有力。

按语：胞睑属肉轮，内应脾胃。脾主肌肉，运化水谷精微以濡养眼睑肌肉，维持其正常生理活动。患者年老体弱，后天之本运化不及，气血生成匮乏，不能供养胞睑肌肉，又血不养心，夜寐不安，加剧阴血的消耗。《黄帝内经》曰："肝体阴而用阳。"肝木得不到充足的阴血濡养，内风自起，则胞轮跳动不止。治疗上，应以健脾养血为本，柔肝息风为标，治本为主，标本兼顾。方中黄芪、白术、茯苓、龙眼肉甘温养胃，健脾益气；当归、熟地黄、白芍滋阴养血，柔肝息风；僵蚕、钩藤、天麻息风解痉以治标；防风既治内风，又善治外风，为风中之润药，祛邪而不伤阴。甘草调和诸药，诸药合用，标本同治，则脾健运，血脉充，筋脉柔，风自停。《黄帝内经》曰："诸风掉眩皆属于肝。"无论内风外风，皆责之于肝。《黄帝内经》又曰："正气存内，邪不可干，邪之所凑，其气必虚。"正气亏虚乃是疾病发生的根本。脾气亏虚，升清无力，生化乏源，不能濡养在上的目窍，这是疾病之本。此时，外风常引动内风，内、外风合而伤人，所致疾病病情复杂，治疗棘手。祛风法在眼科应用广泛，临床治疗应分清内风外风，虚实标本，实则泻其标，虚则补其本，标本同治。又风邪易兼杂他邪致病，治疗上应全面掌握疾病资料，随症加减，才能取得更好的临床疗效。

九、眼病多郁

郁者，怫郁也，乃结滞壅塞、气不调畅之意。吕海江教授认为，郁有狭义和广义之分。狭义之郁，在于气机，常责之于肝胆。由于情志不畅导致精神抑郁、胸胁胀满、嗳气频频，此为狭义之郁；凡邪气留滞于皮肤、腠理、经络、血脉而不散及各种原因导致的气血不和则为广义之郁。肝开窍于目，肝主疏泄，性升发，喜条达，恶抑郁，故目病兼郁者居多。目病之郁有二：一为因郁而致病，一为由病而致郁。

凡忿怒、忧伤、思虑等情志过极致肝气抑郁，逆气上犯，脉络郁阻，即可致目视昏蒙或因气机不畅，郁而化热，热胜则肝风内动，风火相搏，气血上冲，容易引发暴盲、瞳神紧小、绿风内障。风寒之邪结聚于胞睑腠理而不得发越，易致胞肿紫暗、迎风冷泪、眼部涩而恶寒或风热之邪客于目窍，气血壅阻则胞睑红肿、白睛红赤、目涩痛痒、眼部焮疼。风、湿、热邪上犯风轮，滞留黑睛则翳障秽浊晦暗，眵泪胶黏，病情缠绵而久治不愈，此皆内伤七情或外邪侵袭，因郁而致病的表现。若饮食不节、脾胃受损、运化失权、水湿滞留或生痰，痰湿上犯，郁于胞睑则生痰核，郁于视衣则病视惑；若嗜食辛辣，脾胃郁热兼受毒邪，搏结于胞睑则生针眼、眼丹；若劳役过度，气血受损，目窍失荣或因气弱不能鼓动气血运行而血行不利，则目喜闭，难睁，视物不清；若房劳所伤，夺精于下，虚火炎上，因虚致郁，脉络闭塞则眼前云雾飘动或眼前暗影，出现玻璃体混浊，眼底出血。此皆脏腑内外伤所致之目疾，有虚有实。还有一种情况，久病多郁，患者疾患眼部或全身慢性疾患，思虑过度，对预后及转归担心，也容易导致气机不畅，郁病乃生。由此可知，眼病实证者多，虚证较少。虚证常为虚而兼郁，亦有郁而致虚者。虚实夹杂证甚多，纯虚无郁者少，故先师张望之教授常说"气血冲和则神魂安静，阴平阳秘，不但腠理，固密外邪不侵，而且内风不起，痰火不生，目窍不病。

一有怫郁，目病生焉"。

针对眼病多郁的特点，在眼病的治疗上，针对不同的病机适当运用疏肝解郁、行气散郁、活血化瘀（郁）法往往能收到较好的效果。《黄帝内经》曰"木郁达之，火郁发之，土郁夺之，金郁泄之，水郁折之"。如果患者是在情绪失控或抑郁后发病，因郁致病者常选用逍遥散（柴胡、芍药、当归、白术、茯苓、薄荷、煨姜）加减，疏肝解郁；如果是因病致郁者，酌情选用香附、木香、佛手行气散郁；由于气血运行不畅，导致静脉迂曲、眼睑部皮肤青紫者酌选川芎、三七、桃仁活血化瘀，行气散郁；目珠胀痛，眼睑红肿者夏枯草、茺蔚子清热散郁；白睛红赤，干涩者酌选密蒙花、金银花、薄荷清热疏风，行气散郁等，常能收到较好的效果。

十、止血化瘀、疏肝健脾法治疗视网膜分支静脉阻塞

视网膜分支静脉阻塞是临床上常见的眼病，吕海江教授认为本病的发生主要与肝脾密切相关，可归因于脉络瘀滞，血溢于外致使神光发越受阻。治疗上，应以止血化瘀、疏肝健脾为法，临床用药还应审因论治，在化瘀的基础上分别辅以祛湿利水、清虚热及散结之品以治他变。

（一）病因病机

《灵枢·大惑论》曰："五脏六腑之精气，皆上注于目而为之精。"说明眼目结构的完善和功能的正常行使有赖于五脏六腑和而化生之精气的充养。《素问·生气通天论》曰："内外调和，邪不能害。"中医认为本病的形成主要由于脏腑失和，阴阳失调，气血逆乱，上扰清窍，使目中络脉瘀滞受损，血不循经而外溢。《灵枢·脉度》指出："肝气通于目，肝和则目能辨五色矣。"本病可因情志不遂、肝失条达、气机郁滞、血瘀于脉、脉络受损则血不循经而溢于脉外。《兰室秘藏·眼耳鼻门》曰："脾者，诸阴之首也；目者，血脉之宗也。"本病或因饮食失节、运化失序、升降无常、湿聚生痰，上壅于目，目

中脉络阻滞，血溢络外；《银海指南》有曰："相火上浮，水不能制。"若肝阳上亢，肾水亏于下，阴不制阳，气血上逆，迫血妄行，则导致神光被遏，亦可发为本病。

临床中，以肝失条达、脾失健运而发病者较为多见。吕海江教授认为：一方面，肝主疏泄，调畅人体气机，可使经脉通利，维持人体气、血、水的正常运行，精微物质上乘于目，使目有所养而视物精明。肝为血之海，主藏血，调节血量，气血平和，使血循经而行于脉内，目受到血的充分滋养，则能维持正常视觉功能。若肝的疏泄及藏血功能失常，可使目络受损而致出血；另一方面，脾主运化，为气血生化之源，可上输五脏六腑化生之精气于眼目。脾主统血，血属阴，脉为血府，脾气健旺，使气化生有源，气之统摄作用使血液在目络中运行而不外溢。若脾虚无力运化水液，导致水液内停，聚而生痰，甚则水肿，引起视物模糊、变形；若脾气虚弱，不能统摄血液，则可导致血溢脉外，眼部出血。此外，五脏之气，皆相互贯通，相互影响。脾运化功能健旺有赖于肝之条达，肝之功能正常有赖脾胃运化的水谷精微的滋养，若肝木乘脾土，使肝脾不调，亦或土反侮木使土壅木郁，皆可导致本病的产生。

（二）临床辨治及组方用药

《血证论》曰："离经之血，虽清血鲜血，亦是瘀血。"吕海江教授认为，本病多见于肝脾受累而致血瘀、出血，故治疗应以"止血化瘀，疏肝健脾"为法，并在此基础上自拟止血明目方，其药物组成有茜草30g，仙鹤草20g，旱莲草20g，炒牡丹皮15g，茺蔚子15g，醋香附20g，炒枳壳12g，三七粉3g（冲服）。方中茜草性味苦寒，入血分，《本草正义》谓之可"清血中之热""通壅积之瘀"。旱莲草酸、寒，入肝经，能清肝火、止血，以上二药同为君药，以达止血化瘀，凉血之功；仙鹤草收敛止血、补虚，既能补气，又能补血；三七粉具有止血不留瘀、化瘀不伤正的特点，以上二药共为臣药，增强君药止血并兼顾正气之用。佐以炒牡丹皮除血分之热，醋香附、炒枳壳理气导滞、调和肝脾，并用茺蔚子为使以调和诸药。

若急性发作，导致眼底出血较多时宜以止血化瘀为主，兼以调畅气机，防止气血逆乱，使病情恶化。此时，宜在止血明目方的基础上酌情加白及、紫草、蒲黄炭、棕榈炭等以增强止血之功，寓意"急则治其标"；当出血得到控制而眼底以渗出、水肿为主时，宜化瘀利水，并于原方酌加大黄炭、川牛膝、猪苓、泽泻以通腑泄热，使水液有出路，防痰湿互结使病情迁延反复。此外，还应考虑日久虚热内生之变，临床化瘀之时，清虚热之法亦不容忽视，可在原方基础上酌用生地黄、麦冬、黄柏之类。

（三）典型病案

患者甲某，男，46岁，教师。初诊时间2017年4月17日。

主诉：右眼视力下降1月余。

现病史：患者1个月前因情绪激动后突然出现右眼视力下降，曾于当地医院经相关检查诊断为"右眼视网膜分支静脉阻塞"，给予口服药物治疗（具体用药不详），自觉视力无明显提高。

专科检查：右眼视力0.3（矫正不提高），左眼视力1.0，双眼前节正常，眼底检查示右眼视盘边界清，视乳头色泽正常，视网膜动脉变细，反光增强，静脉迂曲扩张，管径不匀，A/V ≈ 1 ∶ 2，颞上支近视盘处见视网膜出血、水肿，呈火焰状，波及黄斑区，周围见点状渗出斑，黄斑中心凹光反射未窥及。左眼底（－）。外院行FFA检查提示右眼BRVO。眼压：双眼均18mmHg。

症状：眼胀，面赤，性情急躁，饮食可，睡眠较差，夜间难以入睡，二便正常，舌质红，苔黄腻，脉弦数。

西医诊断：右眼视网膜分支静脉阻塞。

中医诊断：右眼暴盲（气滞血瘀证）。

治法：止血化瘀，疏肝理气。

方药：茜草30g，仙鹤草20g，墨旱莲20g，白及10g，紫草15g，生蒲黄12g（另包），蒲黄炭12g，棕榈炭10g，藕节炭10g，凌霄花6g，麸炒枳壳 6g，醋香附 10g，石菖蒲 12g，三七粉 5g（冲服）。7 剂，每日 1 剂，水煎，分早晚 2 次温服。

二诊：2017 年 4 月 24 日。患者症状较前稍有好转，自述睡眠时出汗较多，醒来即消失，今日发现口腔溃疡，无痛感。右眼视力 0.3（不能矫正）；眼底检查示右眼底出血较前色暗，余症状基本同前。治疗：原方加生地黄炭 20g，牡丹皮 20g，知母 15g。14 剂，煎服同前。

三诊：2017 年 5 月 10 日。患者自觉右眼视物模糊稍减轻，视物变形无明显好转，饮食可，睡眠有所改善，盗汗症状稍减轻，口腔溃疡明显减轻，二便正常，舌脉同前。右眼视力 0.5（无法矫正）。治疗：于上方去紫草、蒲黄炭、棕榈炭、藕节炭，加黄芩 10g，白术 12g，茯苓 15g，泽泻 30g。20 剂，煎服同前。

四诊：2017 年 6 月 2 日。患者视物变形较前明显好转，大便干，2～3 日一行。右眼视力 0.6（无法矫正）。眼底检查示右眼视网膜出血减少，周围见点状渗出斑稍有增加，余症状基本同前。右眼黄斑区 OCT 示右眼黄斑区见神经上皮脱离，神经上皮增厚，可见点状高反射，但与 2017 年 4 月 17 日相比较，明显减轻。治疗：于上方基础上去生地黄、知母，加川牛膝 10g，大黄 6g，泽兰 15g。20 剂，煎服同前。

五诊：2017 年 6 月 25 日。患者右眼视物模糊较前明显减轻，视物变形面积缩小，小便正常，大便稀，1～2 次 / 日。右眼视力 0.8（无法矫正），眼底检查示右眼底视网膜出血明显吸收，水肿减轻，周围仍可见点状渗出斑，黄斑中心凹光反射隐约可见。治疗：于上方基础上加醋三棱 10g，醋莪术 10g，夏枯草 20g，醋鳖甲 20g，并嘱大黄另包，当大便日 3 次以上时，去之，反之继用。28 剂，煎服同前。

六诊：2017 年 7 月 26 日。患者视物模糊及视物变形较前均明显好转，眼部检查：视力右眼视力 0.8^{+3}，眼底检查示：视网膜渗出较前有所吸收，黄斑中心凹光反射可见，余症状同前。治疗：于上方基础上加海藻 20g，昆布 20g，打粉制水丸，继服 2 个月以巩固治疗。

按语：视网膜静脉阻塞为常见的眼科疾病。西医学研究对其发病特点及相关危险因素有了更深层次的了解，认为大多与血栓形成有关，其临床诊断较为容易，但治疗却相对棘手。中医药在治疗本病上有一定优势，病案中患者因情志内伤，肝气郁结，肝失条达，气机阻滞，血行不畅，瘀于脉内，久则脉络破损而出血，从而出现右眼视物模糊，变形；气血逆乱，心神失宁，则出现夜间难以入睡，结合舌脉，四诊合参可辨证为气滞血瘀证。治疗上，合理应用止血明目方，随症加减，对于提高临床疗效甚为重要。在此，吕教授着重强调以下几点：① "气为血之帅"。止血之时酌用理气之药，以防止血留瘀之弊。一诊中以止血化瘀为主，加入少量麸炒枳壳及醋香附即为此意。②血不利则为水。临床中应酌情运用利水渗湿之品以助血行、消水肿，本案猪苓、泽泻、茯苓均为淡渗利水之品，对于 BRVO 的并发症黄斑水肿有较好的利水消肿之用，配合川牛膝及少量大黄使水有出路，增强利水之功。③大胆运用行气消积、软坚散结之品。本病后期，出血吸收且黄斑区视网膜渗出较难吸收者，可用醋三棱、醋莪术、夏枯草、醋鳖甲等，取其软坚散结、除坚消癥之势，以消因气、血、水渐积而成的有形之邪，切不可忧虑因其破血出血之势而却步，致使有形之邪长久难消。

十一、开郁导滞法在内障眼病中的运用

内外障是中医眼科对眼病的一种分类方法，晚唐《刘皓眼论准的歌》一书所记载的五轮歌及眼病的内、外障分类法，对中医眼科学术的发展影响深远。内外障学说以病变部位和证候特点为依据，将眼病分为外障、内障两大类，它是阴阳学说在眼科领域的运用，对眼科临床具有重要的指导意义。内外障学说的 "障" 有阻隔遮蔽之义，"隔也" "界也"（《说文》与《广韵》对 "障" 的诠释）。《审视瑶函》曰："障者遮也，如物遮隔，故云障也，内外障者，一百零八证之总名也。"

（一）内障眼病与郁的关系

内障眼病是指瞳神疾病，泛指发生在黄仁、神水、晶珠、神膏、视衣、目系等眼内组织的病变。内障眼病多发病较缓，病势缠绵，自觉症状常有视觉变化，如视力下降、视物昏蒙、眼前黑花飞舞，或视物变形、变色，视灯光周围有虹晕等，常见病因有七情内伤、饮食失节、劳逸过度、气血两亏、阴虚火旺、外障眼病之邪毒入里等。七情之中郁与眼病的关系最为密切。"郁"，有郁之不得发越之意，见于《赤水玄珠·郁证门》。朱丹溪曰："大抵诸病多兼郁，故凡病必兼郁治。"张望之先生在《眼科探骊》中说过眼病的治则首先要分清内障和外障，并认同朱丹溪"诸病多郁"说。在此基础上，张望之先生开创性地提出了开郁导滞法治疗内障眼病的独特思想。开郁导滞法，最早源于《审视瑶函》的"开导之后宜补论"。"人之六气不和，水火乖违，淫亢乘之，血之衰旺不一，气之升降不奇，荣卫失调，而为人害也。盖有其阴虚火旺，炎炽错乱，不循经络而来，郁滞不能通畅，不得已而开郁导滞，以泄其瘀，使无胀溃损目之害，其理与战法同。"其中指出了由于阴虚火旺引起的瘀滞不通，须用开郁导滞法治疗，以降低对眼的损害。

张望之先生认为："气血充活则神魂安定，阴平阳秘，不但腠理固密，外邪不侵，而且内风不起，痰火不生。"并根据"一有怫郁，诸病生焉"，遵《黄帝内经》"目郁达之，火郁发之"的理论思想，将开郁导滞法解释为发散、开结、疏泄、渗利、通经、活络等多种方法的综合运用，并制定了"开郁导滞首施方"（当归、川芎、香附、桃仁、茺蔚子、熟地黄、黄芪、甘草）。方中味甘温通、辛热走散、调气补气之当归以冲和肝血，佐以味厚气雄、走窜升散之川芎载归上行而荣目，并用香附开气滞，桃仁破瘀血，熟地黄补精血。茺蔚子协同诸药入肝，行气以和血，血和气行则肝无郁患，功能（疏泄、升发）正常，目疾不生，更有甘草和药健中，黄芪补气以助诸药之力，合为开（郁）瘀导滞、通窍明目之良剂，治疗内障诸症之主方。

（二）典型病例

病例 1：视瞻有色

患者：余某，女，37 岁。初诊时间 2015 年 6 月 3 日。

主诉：左眼视力下降伴视物变形 1 周。

现病史：1 周前，患者因工作压力大，熬夜后导致左眼视力下降，视物变形，未引起重视。后以上症状加重，遂来诊。

既往史：无特殊。

眼部检查：右眼视力 1.0，左眼视力 0.3，双眼结膜无充血，角膜透明，前房常深，瞳孔直径约 3mm，对光反射灵敏，晶体透明，玻璃体透明，左眼视盘边界清，色淡红，视网膜未见明显出血，黄斑区水肿，中心凹反光消失。OCT 结果示右眼黄斑区神经上皮隆起，其下可见无反射的液性暗区。

症状：胸胁胀痛，舌红苔黄，脉弦。

西医诊断：左眼中心性浆液性脉络膜视网膜病变。

中医诊断：左眼视瞻有色（肝经郁热证）。

治法：疏肝解郁，活血利水。

方药：开郁导滞首施方加减。

酒当归 15g，川芎 10g，炒桃仁 10g，红花 10g，醋香附 20g，郁金 12g，茺蔚子 20g，泽泻 15g，炒白术 12g。7 剂，每日 1 剂。

二诊：2015 年 6 月 10 日。患者服上药后，右眼视力 1.0，左眼视力 0.5，自觉视物变形好转。全身胸胁胀痛缓解，口苦仍在。去郁金加黄芩 10g。7 剂，每日 1 剂。

三诊：2015 年 6 月 18 日。患者自觉视物变形明显好转，右眼视力 1.0，左眼视力 0.6。二诊方去黄芩、泽泻加熟地黄 20g。7 剂，每日 1 剂。

四诊：2015 年 6 月 25 日。自觉视物变形基本消失。左眼视力 0.8，眼底检查黄斑区水肿消失，中心凹反光区可见。胸胁胀满，口苦症状消失。

病例 2：视瞻昏渺

患者：荆某，男，57 岁。初诊时间 2015 年 9 月 8 日。

主诉：双眼眼视力下降伴视物变形 1 年。

现病史：1 年前，患者双眼视物模糊，变形伴视力下降，在当地诊断为双眼湿性老年黄斑变性，到北京某医院行玻璃体腔雷珠单抗注药术，术后患者视力提高，视物变形消失，但 1 个月后视力恢复同前，再次行玻璃体内注射雷珠单抗药物，反复进行 7 次后仍不能维持，现再次复发，遂来诊。

既往史：无特殊。

眼部检查：右眼视力 0.1，左眼视力 0.3（矫正不提高）。双眼晶状体轻度混浊，玻璃体混浊，双眼底视盘边界清，色淡红，黄斑区可见片状出血、渗出及水肿，可见瘢痕形成。

症状：全身无不适，舌质淡，苔薄白，脉细滑。

西医诊断：湿性年龄相关性黄斑变性（双眼）。

中医诊断：视瞻昏渺（痰瘀互结证）。

方药：活络散结汤合开郁导滞首施方加减。

茜草 20g，当归 15g，川芎 10g，炒桃仁 10g，红花 10g，醋香附 20g，白及 10g，川牛膝 20g，茺蔚子 20g，三七粉 5g（冲服）。10 剂，每日 1 剂。

二诊：2015 年 9 月 18 日。服上药后，右眼视力 0.15，左眼视力 0.3，自觉视物变形稍好转。上方继服 10 剂。

三诊：2015 年 9 月 29 日。服上药后，右眼视力 0.2，左眼视力 0.4，视物变形较前改善。上方去茜草、牛膝加太子参 20g，五味子 15g。

四诊：2015 年 10 月 11 日。上药服用 10 剂，右眼视力 0.2，左眼 0.5，视物较前清晰。眼底检查黄斑区出血部分吸收，水肿减轻。上方继服半个月，每半个月复诊 1 次，随时调整用药。

随访 1 年，患者视力稳定，视物变形消失，眼底未见再次出血，黄斑病轻度水肿，未进一步加重。

病例 3：络瘀暴盲

患者：马某，女，74 岁。初诊时间 2015 年 10 月 20 日。

主诉：左眼视力下降伴眼前黑影 1 个月。

现病史：1 个月前，患者无明显诱因出现左眼视力下降伴眼前黑影症状，由于患者出差，未能及时治疗。现自觉视物模糊，不能缓解遂来诊。

既往史：高血压病 20 年，冠心病 40 年，双眼白内障 3 年。

眼部检查：视力右眼视力 0.5，左眼视力 0.15（矫正不提高）。双眼前节（﹣），晶状体皮质混浊，玻璃体混浊，左眼视盘边界清，色淡红，视网膜颞上支静脉呈火焰状出血，波及黄斑区。

症状：舌质暗红，苔微黄，脉沉细而数。

西医诊断：①左眼视网膜分支静脉阻塞；②双眼白内障。

中医诊断：左眼暴盲（脉络瘀阻证）。

治法：凉血止血，化瘀导滞。

方药：宁血汤合开郁导滞首施方加减。

仙鹤草 20g，旱莲草 15g，酒当归 15g，炒桃仁 10g，红花 10g，醋香附 20g，白及 10g，泽泻 15g，炒白术 12g。10 剂，每日 1 剂。

二诊：2015 年 10 月 30 日。服上药后，右眼视力 0.5，左眼视力 0.15，视物仍模糊。在原方基础上加丹参 20g。

三诊：2015 年 11 月 11 日。上药服用 10 剂，右眼视力 0.5，左眼视力 0.3，眼底视网膜出血明显减少。二诊方去白及，加茺蔚子 20g。

四诊：2015 年 11 月 28 日。上药服 14 剂。左眼视力恢复至 0.4，自觉视物模糊症状好转，眼前黑影变小。眼底检查左眼视网膜静脉出血已部分吸收。继服上方 1 个月，以善其后。

病例 4：风牵偏视。

患者：董某，女，60 岁。初诊时间 2016 年 5 月 8 日。

主诉：双眼视一为二 1 个月。

现病史：1个月前，患者晨起时发现复视，视一为二，行走困难，遮蔽一眼则缓解，在当地医院眼科诊断为眼外肌麻痹，给予改善微循环药物，营养神经药物疗效不佳，为进一步诊治遂到我处求中医治疗。

既往史：无特殊。

检查：右眼视力0.5，左眼视力0.8。双眼睑球结膜无充血，角膜透明，晶体混浊，玻璃体混浊，眼底正常。右眼内斜10°，外展受限。

症状：乏力、行动迟缓，舌质淡红，苔薄黄，脉细。

西医诊断：右眼外直肌麻痹。

中医诊断：右眼风牵偏视（气血不足，痰浊阻络证）。

方药：八珍汤合开郁导滞首施方加减。

党参20g，何首乌15g，熟地黄20g，当归15g，茺蔚子15g，女贞子30g，醋香附12g，郁金12g，生甘草6g。10剂，每日1剂。

二诊：2016年5月18日。服上药后，复视症状稍好转。原方继服20剂。

三诊：2016年6月9日。患者视一为二好转，双眼视已能自由活动，头晕等症状消失。右眼向外转动到位，其余各个眼位运动基本正常。原方继服30剂，以巩固疗效。

小结：内障眼病的辨证，要病证结合，根据四诊及眼局部的表现，充实辨证依据，在中医理论的基础上，辨病性、辨病位，确定证名，并结合现代诊疗技术取得的结果和科研成果，充实证的内涵。辨病与辨证的结合，宏观辨证与微观辨证的相互参考，逐步形成眼底病气血津液辨证及全身、眼底辨证的体系。内障眼病多因久病生郁、久郁生病。目为肝窍，肝与眼病有密切的关系。因为肝主疏泄，性升发，喜条达，恶抑制，肝血旺则目得所养，若肝之气血失调，则目失清明。《审视瑶函》中指出"真血者，即肝中升运滋目经络之血也"。肝失疏泄，升运失常，则胃气上逆、肺不清肃、水火不能相济，故而他脏引起目病亦与肝密切相关。开郁导滞法立论于此，能开郁祛邪、疏通瘀滞、调畅全身气血，通窍明目而治内障诸疾。本组患者中前3个病例均为内障眼病。病例1是中心性浆液性视网膜病变的患者。由于工作压力大，导致精神紧张，出现胸胁胀痛症状，以及舌红苔黄、脉弦、黄斑水肿等一系列肝郁气滞、血行不畅、水湿内停之证，故选用开郁导滞首施方加减治疗。方中醋香附、郁金、茺蔚子解肝中郁结；当归、川芎、炒桃仁、红花活血利水，化血中之瘀；泽泻、炒白术健脾利水共同起到了疏肝解郁，活血利水的效果。病例2是湿性老年性黄斑变性的患者。患者全身症状不太明显，并没有肝郁气滞的表现，但患者发病时间长，久病生郁，眼底出血、渗出、水肿症状较为明显，和瘀血、痰湿等密切相关。因此，要开郁导滞，疏通脉道，以活血化瘀，祛湿化痰，散久病之郁结，给眼底病理产物以通路，使眼无之害。故在开郁导滞首施方的基础上增加了吕海江教授经验方活络散结汤加减。病例3是视网膜静脉阻塞的患者。患者除眼部出血外还有舌质暗红、苔微黄、脉沉细而数的舌脉表现。因此，在开郁导滞的基础上联合宁血止血方急则治标，选用仙鹤草、旱莲草、白及等凉血止血药进行治疗。病例4是眼外肌麻痹的外障眼病患者。患者症见乏力，行动迟缓，舌质淡红，苔薄黄，脉细，属于因虚致郁，故配合八珍汤治疗收到了较好的效果。

十二、谈青光眼的治疗

青光眼俗称气蒙眼，古人根据其发病时瞳神颜色的改变，描述为"青风内障"（瞳变青色，如雾笼青山）、"绿风内障"（瞳变绿色）、"黄风内障"（瞳变黄色）、"黑风内障"（瞳孔失去正常黑莹光泽，黑而滞晦）、"乌风内障"（瞳变乌红色），列于"五风内障"范畴，属于瞳神疾病，临床以绿风内障、青风内障为多见。本证为水轮疾病或水轮、风轮合病，其特征是眼内压增高，瞳孔散大，呈淡绿色或青色，女性略多于男性，常双眼同时发作或先后发作。此病可以突然发作，继而转为慢性，也可由慢性转为急性，许多患者初期症状并不明显，常被误诊或忽略，若迁延失治或治疗不当，可导致失明。

在中医学典籍中，没有"青光眼"这一名称，但有关本病临床证候的记载，有很多与西医学对青光眼的认识相吻合。如《素问·至真要大论》曰：

"病冲头痛，目似脱，项似拔，腰似折……目赤，欲呕……"等的描述与闭角型青光眼急性发作期症状极为相似。《眼科金镜》曰："青风此症，瞳神俨然如不患者，但微有头旋及生花，转眼昏蒙。"与慢性闭角型青光眼症状相似。《审视瑶函》曰："绿风：初患时头旋额角偏痛，连眼睑眉及鼻颊骨痛，眼内痛涩，先患一眼，向后俱损，无翳，目见花，或红或黑。青风：初患时微有痛涩，头旋脑痛，先患一眼，向后俱损，无翳，劳倦加昏重。"这些描述与西医学中的青光眼都非常接近。《证治准绳·杂病·七窍门》曰："青风内障证，视瞳神内有气色昏蒙，如青山笼淡烟也。然自视尚见，但比平时光华则昏蒙日进。急宜治之，免变绿色，变绿色则病甚而光没矣……"对症状、转归均有详细论述。

对本病成因的认识，古人也有记载。《外台秘要》曾有"此疾之源，皆因内肝管缺，眼孔不通所致也，急需早治"的记载，并提出"良由通光脉道之瘀塞耳，余故譬之井泉脉道塞而水不流"，意识到本病为眼的通道阻塞。《秘传眼科龙木论》所述青风、绿风内障的病因，是本《三因方》理论，强调与情志有关。《证治准绳》在论及青、绿风内障时明确指出"青风内障证……阴虚血少之人，及竭劳心思，忧郁忿恚，用意太过者，每有此患。绿风内障证……虽曰头风所致，亦由痰湿所攻，火郁忧思忿怒之过……乃痰湿攻伤真气，神膏耗涸，是以色变也。盖久郁则热胜，热胜则肝木之风邪起……肝受热则先左，肺受热则先右，肝肺同病则齐发。黑风内障证……乃肾受风邪，热攻于眼。乌风内障证……风痰人嗜欲太多，败血伤精，肾络损而胆汁亏，真气耗而神光坠矣"等病因，强调情志内伤为首，其次是风、痰上壅，阻滞清窍，导致肝、肾、肺功能失调。《银海精微》亦指肝风目暗疼痛与肝肾虚劳有关。《原机启微》曰："七情内伤，脾胃先病，怒七情之一也，胃病脾病，气亦病焉。"《阴阳应象大论》曰："足厥阴肝主木，在志为怒，怒甚伤肝。伤脾胃则气不聚，伤肝则神水散，何则？神水亦气聚也……"强调情志内伤，而病在肝脾。

吕海江教授从事眼科50载，在临证过程中仔细揣摩、体会古医籍中对该病的认识，强调中医整体观念，将眼与全身、环境视为整体，强调本病的发生是人体内、外部综合因素平衡失调的矛盾体现。他认为：该病的发生与自身体质、情志刺激、饮食无度、环境不良等因素密切相关，这些原因导致脏腑升发输降水液功能失调，排水渠道阻滞，房水壅塞不通，目中玄府闭塞，发为本病。病位在肝、肾、脾、肺。因此，维持脏腑功能正常，体内水液升降有序至关重要。正常情况下，肝气升发，肺气宣散，脾气升清，肾阳熏蒸，结合三焦气化，经津液之清者（房水）上注于目，供给眼内组织营养，此所谓脏腑升发，"清阳出上窍"之功能。同时，肝主疏泄，肺气肃降，脾主运化，肾泌清浊，将津液之浊者（眼内代谢产物），通过三焦下输膀胱，小便排出，此所谓脏腑肃降，"浊阴出下窍"之功能。如此水液升降出入，循环代谢，生生不息，使房水的产生量和排出量维持在动态平衡，从而保证眼压处于正常范围。若肝、肾、脾、肺任何一脏功能失常，均会造成房水生成过多，排出减少，房水潴留，壅塞眼内，使眼珠膨胀而硬。房水潴留越多，眼珠越硬，触之如石，黑睛混浊如哈气的玻璃，此为风轮合病，出现虹视。临床上，也可以见到少数患者因脏腑功能失常，神水产生量减少，排出量相对增加，神水亏乏而眼压偏低者。

临证治疗中，应谨守病机，开通玄府，分期治疗，以通为用。青光眼的治疗一定要分清缓急，中西医合参。对于眼压超过30mmHg，对视神经造成严重威胁患者，谓之"急"，对于眼压低于30mmHg者，谓之"缓"。"急则治其标，缓则治其本"，强调以控制眼压为首要目标，在辨证论治基础上，根据患者的病情、病程、视功能损伤程度等选用相应的降眼压药物，甚至选择手术治疗，充分发挥中医西医各自优势。无论单纯中医药治疗，还是联合西药疗法，旨在快速阻止患者视功能的继续损害，保护视神经，保存视功能。

辨证分型方面，吕海江教授常用肝经风热、肝郁化火、痰火蕴结、肝肾两亏四个证型进行辨证。需要特别说明的，也正是诊疗本病的独特之处在于：①该病治疗过程中理气药、活血药、补气药的灵活运用；②联合心理治疗的多模式医疗。《原机启微》把本病病因归于"气为怒伤，散而不聚"。根据

"气行则血行""气滞则血瘀"的理论，吕海江教授认为血与气是不可分离的，血代表房水，气代表推动力量。血有形，气无形，二者相辅相成，协调为用。如果不能协调，推动力量有问题，则房水疏通渠道受阻，眼内压就要增高。现代医学研究认为，青光眼患者多存在眼血流动力学障碍、房水循环受阻、血液流变性异常、视神经乳头缺血缺氧等改变，具有中医理论中神水瘀积、血瘀之特点，给予理气、活血利水之药，既可增加眼局部及视神经的血液供应，以减轻视神经的缺血，增强视神经的营养，又可加速房水流出通畅。因此，治疗过程中可酌情辅以理气、活血之品开通玄府。《证治准绳》曰："……阴虚血少之人，及竭劳心思、忧郁忿恚、用意太过者，每有此患……风痰之人，嗜欲太多，败血伤精。肾络损而胆汁亏，真气耗而神光坠矣。"责之病机为肝肾亏乏。真阴暗耗，阴虚火炎。肾乃先天之本，元阴元阳之根。元阴为水轮中滋养房水的物质基础，元阳为房水升腾循环的动力，二者相互为用，相辅相成，肾之开阖正常，则房水代谢平衡。但元阴元阳，相互为根，存则共存，衰则俱衰，一有所损，功能失常。该症原由肾阴亏损，阴虚及阳，升腾水液动力不足，而非房水急剧增多，眼压极度增高，故症状轻微，来势缓慢，疗效迟缓。因此，在此类患者中补阴以扶阳，行血药中辅以补气之品，能更好地达到升阳活血、以通为用的效果。

随着对青光眼患者治疗经验的积累，吕海江教授意识到若想病情稳定，获得持久疗效，心理干预至关重要。因此，特别推崇青光眼治疗过程中联合心理疏导的多模式医疗方式。中医学《证治准绳》中对青光眼病因曾有论述，忧思、忿怒之过引起。青光眼重要的发病原因之一就是情志内伤，尤其是本身性格急躁、易于冲动的患者，在情志过度刺激或改变的状态下，很容易诱发急性闭角型青光眼大发作。而且，这类患者凡事容易过度思考，担心降眼压药要终身使用，担心自己眼压未能达到靶眼压、担心手术的疗效、担心长期治疗的经济负担等，过度的担忧、思虑会损伤及脾。脾运化功能失调，容易造成水湿内停；脾升清能力不足，则脉络瘀阻，玄府闭塞，最终导致房水内停，眼压不能很好控制，引起严重眼痛、头痛。严重者进展为难治性青光眼。患者心理压力更大，对治疗失去信心，悲观失望，对生活忧虑重重。总之，这类患者充满了易怒、悲忧、惊恐。怒伤肝，思伤脾，悲伤肺，恐伤肾，日久不仅会损伤肝、脾、肺、肾功能，也会加重病情。患者情绪的反复波动会加重病情，形成恶性循环。因此，针对青光眼患者多愁善感、情感丰富之特点，吕海江教授强调心理状态的调理。根据患者不同的心态，分析其心理活动规律，用热情亲切的态度疏导安慰，用通俗易懂的语言解释病情。对于存在严重心理障碍的患者，使其充分认识自己的心理问题，以严谨的态度引导患者到心理门诊就诊。遣方用药过程中，重视疏肝理气药物的合理配伍，用以解除患者抑郁、焦虑、恐惧的负面情绪，增加乐观的心情和战胜疾病的信心，使气机调和，气血流通，神水得畅，促进疾病康复。

附：吕海江教授治疗青光眼常见证型及方药

证型一：肝经风热型

主症：目珠胀痛，涉及头部、眼眶、鼻额，眼球坚硬如石，瞳仁散大，色呈淡绿，白睛微红，视力急剧下降，视灯光时，有彩色光环，脉弦数，舌苔黄白，口苦耳鸣。症见头晕、恶心、呕吐、纳呆，或恶寒发热，溲赤便结等。

治法：疏肝祛风，清肺理水。

方药：自制内障症主方合芎芷汤加减。

熟地黄、当归、川芎、香附、茺蔚子、菊花、苏子、白芷、防风、槟榔、生甘草。

加减：年老体弱者加党参、茯苓；大便干者，加生何首乌；体实者酌加大黄；呕恶有热者，加竹茹、枇杷叶；无热者，加生姜、半夏；饮水即吐，加茯苓、代赭石。

证型二：肝郁化火型

主症：目珠突然剧痛，痛连额颞、眼眶，痛至寝食难安，眼球坚硬如石，瞳仁散大，瞳神色绿，白睛赤红，黑睛混浊如雾，视力急剧下降，视灯光时，有彩色光环，脉弦数，舌质红，苔黄燥而便干。症见心烦易怒，胸闷嗳气，食少纳呆，呕吐泛恶，口苦。

治法：清热疏肝，降逆和胃。

方药：自制内障症主方、芎芷石膏汤、左金丸加减。

茺蔚子、当归、川芎、香附、白芷、生石膏、牡丹皮、栀子、夏枯草、羚羊角粉、黄连、吴茱萸。

加减：胀痛甚者加蔓荆子、郁金，白睛红赤明显加龙胆草。

证型三：痰火蕴结，水湿内停型

主症：起病急骤，主症与肝郁化火者同。症见身热面赤，头重如裹，动辄眩晕，恶心呕吐，溲赤便结，舌红苔黄腻，脉弦滑数等湿热蕴结之象。

治法：降火逐痰，利水渗湿。

方药：将军定痛丸合三仁汤加减。

大黄、黄芩、礞石、陈皮、半夏、厚朴、杏仁、白蔻仁、薏苡仁、滑石、天麻、白芷、薄荷、丹参、茯苓、车前子。

证型四：肝肾两亏，阴虚及阳型

主症：视力缓慢下降，视野缩小，渐至失明，轻度头晕眼胀，瞳孔稍散大或正常，略呈淡青色，白睛不红或微红，眼球坚硬程度中等或轻度增高。阴虚为主：伴头晕耳鸣，腰膝酸软，五心烦热，大便秘结，舌红少苔或薄黄苔，脉沉细。阳虚为主：伴头目眩晕，精神萎靡，腰膝酸软，畏寒肢冷，下肢为甚，面色晄白，或黧黑，小便清长，舌淡胖苔白，脉沉弱。

治法：阴虚为主：滋阴降火；阳虚为主：补阴扶阳。

方药：阴虚为主：知柏地黄丸加减。知母、黄柏、生地黄、山茱萸、牡丹皮、山药、茯苓、泽泻、冬瓜皮、银柴胡、槟榔、甘草。

阳虚为主：金匮肾气丸加减。熟地黄、鹿茸、菟丝子、云苓、生甘草、黄芪、川芎、茺蔚子、香附、桂枝。

第八章　学术传承

吕海江教授从事临床、教学 50 年，桃李满天，培养硕士研究生及学术传承人共 20 余名。弟子在随师从事临床的过程中，传承了吕海江教授的诊疗思路，并对他的学术思想进行了整理和总结。以下将摘选吕海江教授及其门人在期刊上公开发表的学术传承类文章和读者共飨。

一、真武汤治疗疑难眼病验案举隅

（一）视神经萎缩

宋某，女 19 岁，1994 年 9 月 5 日初诊。2 年前值经期时与人吵架，遂致精神不振，时有恍惚感，纳食差，不寐，先求治于内科，药用逍遥散、越鞠丸、柏子养心汤等，皆不应。继而发现双眼视物模糊，方到眼科就诊，拟诊视瞻昏渺，用药如明目地黄汤、归脾汤，然视力继续下降，故来郑求治。检查双眼无明显异常改变，右眼视力 4.0，左眼指数 /50cm。自感身倦乏力，头眩，心悸，四肢沉困疼痛，时有腹痛，小溲不利，大便稍溏，每日 2 次，舌质淡，苔白腻，脉沉细。查眼底：双眼视神经乳头颜色变淡，边界欠清，右眼黄斑区中心反光点隐约可见，左眼则不可见，周边视野检查呈向心性缩小。诊断为青盲证（视神经萎缩）。拟温肾健脾，化气行水，佐以活血通络之法。处方：炮附子 12g，桂枝 10g，白茯苓 20g，焦白术 12g，赤白芍各10g，淫羊藿 10g，菟丝子 15g，鸡血藤 30g，黄芪 30g，全蝎 6g，制马钱子粉 0.2g（分冲）。日 1 剂，水煎服。配合球后注射硝酸士的宁 1mg 加维生素

B$_{12}$500μg，每周 2 次。连用 2 周，自觉视物较前清楚，肢困腹痛均轻。效不更方，嘱其继服。1 个月后来本院检查，右眼视力达 4.3，左眼 4.0，眼底无明显变化，腹痛愈。遂于上方中加制首乌 20g，石菖蒲 12g，取 30 剂。1996年 4 月 18 日再诊，右眼视力已达 4.8，左眼 4.5。检查眼底：双眼视神经乳头色淡，边界清，黄斑区中心光反射存在。1 年后随诊，视力稳定，周边视野较原来扩大。

（二）陈旧性视网膜病变

王某，男，38 岁，1993 年 11 月 15 日初诊。自述双眼原来视力很好，2年前因劳累后视力下降，先后在当地医院和省市医院诊断为"中心性浆液性视网膜炎""陈旧性视网膜病变"，用过中药（不详）及西药抗生素、维生素和激素等，有疗效，但反复发作已 5 次。检查：双眼外观良好，右眼视力4.6，左眼视力 4.2，检眼镜下见双眼黄斑区有黄白色点状硬性渗出，中心凹反射不清。自觉眼前有一圆形灰色阴影遮掩，视物变形、变小，饮食温热则舒，寒凉则胃疼、腹痛，兼见头眩、心悸、腰痛、小便不利、大便溏，舌苔白腻，脉象沉滑。细询之，病起于夏，强力劳动时，双足浸入水中而上半身出汗较多。诊断：视瞻昏渺（陈旧性视网膜病变），证系阳虚水泛。治宜温阳化气，利水明目。处方：炮附子 15g，苍白术各 15g，白茯苓 2g，酒白芍20g，干姜 6g，桂枝 10g，杜仲 15g，石菖蒲 12g，细辛 5g，生姜皮 5 片。水煎服，每日 1 剂。连用 10 剂后，视力上升，右眼 4.8，左眼 4.5。守上方稍做加减，续服 50 剂后视力恢复至右眼 5.1，左眼 5.0。检查眼底双侧黄斑区中心反光点清晰，渗出物基本吸收。嘱其晚服金匮肾气丸，晨服杞菊地黄丸，每日各 1 丸，连用 1 个月，以资巩固。

（三）玻璃体混浊并晶体混浊

胥某，男，64 岁，教师，1993 年 3 月 9 日初诊。自觉左眼视物模糊，眼前似有蚊飞蝇舞，拭之不去已 1 年余。曾求治于省、市数家医院，均诊为"玻璃体混浊"，肌注氨妥碘针剂约 50 支，外点谷胱甘肽眼水 1 年，效不佳。检查双眼外观正常，远视力右眼视力 4.9，左眼 4.5，不能矫正。散瞳后检查：双眼晶体皮质混浊，左眼玻璃体有尘埃样混浊，视神经乳头边界整齐，视网膜动脉较细，A/V=1∶2，网膜反光增强，黄斑区色素不整，中心凹光反射弥散。现症：时有头眩，怔忡，不寐，下肢轻度浮肿，按之有凹陷，小溲不畅，色淡，苔薄白，脉细。诊断：①老年性白内障（双）；②玻璃体混浊（左）。先予苓桂术甘汤加减，以温化水湿。6 剂不应，思之，病源不在脾而在于肾，故改为真武汤加味：炮附子片 12g，桂枝 10g，白术 15g，白茯苓 20g，白芍 15g，淫羊藿 12g，炒酸枣仁 12g，生龙骨 15g，生牡蛎 15g，汉防己 10g，生姜 5 片。水煎服，日 1 剂。7 剂后，下肢浮肿减轻，头眩、怔忡好转，已能入睡。之后守方加减，连用 30 剂，检查视力左眼已升至 4.7，阴影减少且变淡，故于原方中去防己、龙骨、牡蛎加枸杞子 15g，菟丝子 20g，以固肾明目。2 个月后，视力升至右眼 5.0，左眼 4.8，自觉眼前阴影消失，检查左眼玻璃体混浊明显减轻，黄斑区中心光反射已显见。2 年后随访，视力稳定，黑影未见再出现。

按语：以上 3 个病例，病名不同，症状各异，然其全身主症则有共同之处，如心悸、头眩、小便不利、肢体沉重或下肢浮肿，苔白，脉沉，或有腹痛下利。其病机皆因肾中真阳不足，不能化气行水，致水气上泛，玄府闭塞，目窍被阻，精气失荣而成。临证时宜据证而遣方，切不可认病而选药。真武汤温阳利水散邪，且蕴含有活血抗凝之作用，具有明显的改善微循环，调整胃肠、促进代谢等功能。对于阳虚水郁所致眼科诸病，用之恰当，多收桴鼓之效。

二、中西医结合治疗急性虹膜睫状体炎的临床观察

（一）资料与方法

1. 临床资料

本组 100 例 108 只眼，其中男 59 例 65 只眼，女 41 例 43 只眼。发病年龄 17～63 岁，其中 25～45 岁 72 例，76 只眼，占 72%。发病时间最短 1 天，最长 20 天。初发者 67 例，占 67%，复发者 33 例。病因均属内源性感染，有结核病史者 7 例，风湿病史者 8 例，眼外伤史者 4 例，糖尿病史者 6 例，其余无特殊记载。

2. 诊断标准

依照国家中医药管理局发布的《中医病证诊断疗效标准》制定：①瞳神紧小，抱轮红赤，黑睛后壁有灰白色细小或羊脂状物附着，神水混浊，黄仁纹理不清，甚或黄液上冲，或黄仁与晶珠粘连，或见白膜粘着瞳孔边缘；②畏光流泪，目珠坠痛而拒按，视物模糊，或眼前有似蚊蝇飞舞；③实验室检查：抗"O"，血沉、RA、CRP、OT 试验；X 线胸片等。

3. 治疗方法

（1）自拟虹睫汤内服：黄连 10g，黄芩 15g，龙胆草 12g，栀子 15g，土茯苓 45g，赤芍 20g，茺蔚子 15～30g，车前子、夏枯草各 15g。每日 1 剂，水煎 2 次，滤汁分服。随症化裁：若伴大便秘结或角膜后有 KP 者，加生大黄 10～20g，芒硝 10g；有糖尿病者加麦冬 15g，石斛 20g；若外伤史加当归尾 10g，牡丹皮 10～15g；有结核病史加沙参 30g，地骨皮 30g，炙鳖甲 15g；有风湿病史加忍冬藤 30g，乌梢蛇 15g；眼珠痛甚加羚羊角粉 3g，三七参粉 3g。

（2）西药：选用消炎痛 25mg，1 日 3 次口服，复发病例配合雷公藤片内服（每片含公藤 33ug），每次 2 片，每日 3 次。

（3）散瞳：用 1% 阿托品滴眼液或阿托品眼膏充分散瞳，或用中药第 3 次煎液熏眼并做湿热敷；常规点抗生素眼水和可的松眼水。忌食酒类及辛辣刺激性食品。

（二）结果

1. 疗效标准

依据《中医病证诊断疗效标准》。治愈：眼部病变消失，畏光流泪疼痛等自觉症状消除，视力恢复正常或至发病前。好转：眼部病变减轻，畏光流泪疼痛减轻，视力较治疗前有提高。无效：治疗前后眼部症状无变化甚或加重。

2. 疗效分析

本组 100 例 108 只眼，治愈 77 例 84 眼，占 77.78%，好转 21 例 22 只眼，占 20.37%，无效 2 例 2 只眼，占 11.85%，总有效率为 98.15%。服药剂数最少 6 剂，最多 36 剂，平均剂数，初发者 15±2 剂，复发者 26±2 剂。无效的 2 例均是因糖尿病体质，血糖控制不满意而眼部症状也未能得到改善。提示医务人员，治疗眼病应结合全身整体治疗。治疗前，视力在 4.9 以上者仅 11 只眼，经过治疗后达到 37 只眼；治疗前，视力在 5.0 以上者没有 1 只眼，经治疗后达到 8 只眼。从结果中可以看出，初发者预后要好于复发者。

3. 典型病例

李某，女，50 岁，工人，于 1996 年元月 8 日就诊。主诉左眼红赤、疼痛、畏光，视力下降 3 天。患者 3 年前左眼曾出现过上述症状，西医诊断为"虹膜睫状体炎（左）"，经用西药治愈。1 周前，因患者操劳过度，情绪急躁，于 3 天前复现前述症状，在他院仍诊为"虹睫炎"（左）。用药不详，效不满意，故求治于中医药。眼科检查：视力右 5.0，左 4.7。左眼羞明流泪，目珠坠痛，伴前额亦痛。裂隙灯检查：左眼混合性充血（+++），角膜水肿欠清，KP（++），房水混浊，虹膜纹理不清，部分后粘连，瞳孔缩小呈卵圆形，瞳孔区晶体前囊表面有色素沉着，询之口苦思饮凉食，不寐，溲黄便结。望其舌，质红苔黄腻脉弦数。诊断：急性虹膜睫状体炎（左眼）。中医辨证瞳孔紧小，系由肝胆湿热上攻所致。治宜清肝泻火，利湿解毒。药用虹睫汤（自拟方）：黄连 10g，黄芩 15g，栀子 15g，龙胆草 12g，夏枯草 15g，土茯苓 45g，赤芍、牡丹皮、茺蔚子、青葙子各 15g，生地黄、芒硝各 10g。每日 1 剂，水煎 2 次分服，并用第 3 次煎剂熏洗左眼，湿纱布外敷左眼，同时配以阿托品液扩瞳，抗生素眼水和可的松眼水频点患眼，内服消炎痛 25mg，1 日 3 次，治疗 3 天后，眼部症状明显减轻，守上方继服 6 剂，但将生大黄量减为 6g，芒硝改为熏洗眼时再加入。此后以上方为主继服 1 周，左眼视力已升至 5.0，眼部症状全部消退，自觉症状消除，病告痊愈。

（三）讨论

虹膜睫状体炎是眼科急重症之一，其病变主要在虹膜和睫状体。虹膜属风轮，内应于肝；睫状体与虹膜紧连，其外侧部分为睫状肌，而睫状突部分的血管极为丰富。肝主筋、藏血，脾主肌肉，可收缩，故睫状体既为肝所主，也为脾所司，病则同类之于肝脾。急性虹睫炎多系肝胆蕴热化火，或由脾胃湿热郁遏，上蒸头面所致，故其治法应以清肝胆湿火，清利湿热为要。虹睫汤中黄连、黄芩、栀子、龙胆草清热泻火解毒；土茯苓、车前子、夏枯草清热利湿，使邪有出路；赤芍、茺蔚子凉血活血，血通则痛解；青葙子泻火退翳，主治目赤肿痛。正如《本草正》曰："清肝火血热，故治赤眼、退赤障，消翳肿。"诸药合用，治疗虹睫炎之急证收效颇捷，配合西药扩瞳，消炎止痛，中西合治，收到了满意效果。

三、活血解毒汤为主治疗外伤性前房出血 32 例

活血解毒汤是名老中医张望之主任医师用于治疗外伤性眼病的基本方。自 1986 年至 1992 年 3 月，我们以本方为主治疗外伤性前房出血 50 余例，取得了较满意的效果，现收资料完整的 32 例治疗情况总结如下。

（一）临床资料

32 例中男 21 例，女 11 例，年龄最小者 5 岁，最大 62 岁，以 10～25 岁居多，占 24 例。32 例均为单眼发病，其中右眼 19 例，左眼 13 例。发病时间：出血当天就诊者 17 例，7 天以内者 10 例，8～15 天者 3 例，反复出血者 2 例。前房积血量：Ⅰ度为积血液平面低于 1/3 前房高度者 10 例；Ⅱ度为积血占 1/3~1/2 前房高度者 17 例；Ⅲ度积血为超过 1/2 前房高度者 5 例。视力情况：黑蒙 3 例，光感 4 例，眼前手动 5 例，眼前指数 12 例，4.0 者 2 例，4.3～4.8 各 1 例。为防止再次出血，均不测眼压，仅以指测作为记录。并发症中有外伤性瞳孔散大 13 例，虹膜根部离断 3 例，晶状体半脱位 3 例，外伤性白内障 2 例，玻璃体积血 2 例，视网膜震荡 9 例。

（二）治疗方法

以活血解毒汤为主方：土茯苓 30～90g，玄参 30～60g，金银花、野菊花、当归、牡丹皮各 15～30g，茺蔚子 12～20g，茜草 10～30g，生蒲黄 10g，川牛膝、防风 6g，三七参粉 3g（分次冲服）。水煎服，每日 1 剂。如出血时间超过 48 小时，还可用上药第 3 次煎液熏眼，以促进血液流通，祛瘀生新。10 天为 1 疗程，根据病情适当加减：肝火偏盛加珍珠母、夏枯草；阴虚火旺加地骨皮、黄柏、知母；眼胀痛者加枳实、大黄、羚羊角粉或水牛角粉；疼痛甚者加醋延胡索、制乳香、制没药；后期为提高视力可加决明子、枸杞子、女贞子；血液吸收慢者择加丹参、刘寄奴、水蛭；促进机化物的吸收加三棱、莪术、昆布、海藻；眼前视物变形，眼底水肿或视网膜震荡选加车前子、泽泻、泽兰活血利水；反复出血加荆芥炭 10～15g，分 3 次冲服；外伤性瞳孔散大加五味子、乌梅、山萸肉。若出血后导致眼珠胀痛头痛，眼压升高，视力下降，可短期内配合应用 20% 甘露醇 250mL 静脉快速滴注，每日 1 次。儿童患者改为 50% 葡萄糖 10mL 静脉推注。或辅以针刺患侧太阳、睛明、对侧行间、太冲，三棱针耳尖放血降眼压。

（三）疗效结果

前房出血 32 只眼全部吸收，平均时间为 4.5 天。其中 I 度出血吸收时间平均 2.8 天，II 度出血吸收时间平均 4.3 天，III 度出血吸收时间平均 8.9 天。

（四）典型病例

任某，男，26 岁，1991 年 3 月 16 日初诊，28 小时前打篮球时被肘部撞伤左眼，疼痛难忍，视力急降伴恶心呕吐，指测眼压 T+2，检查视力右眼 5.0，左眼光感，白睛混赤，前房积血 III 度。诊断：左眼钝挫伤、前房积血继发青光眼。治以中药为主，活血解毒汤中生蒲黄变为炒蒲黄 15g，去川牛膝加大黄 10g，槟榔 10g，夏枯草 20g，每日 1 剂，水煎服。配以 20% 甘露醇 250mL 静脉快速滴注，连用 3 天，3 天后左眼肿胀大轻，指测眼压接近正常，前房积血减少，遂停用甘露醇，辅以针刺睛明、太冲、行间、太阳，远端穴与近端穴配合使用，2 周后，前房积血吸收，白睛混赤消退，视力升至 4.8，又继服中药一周，眼压降至正常，视力恢复至 5.0。

（五）讨论

前房出血中医学称为"血灌瞳神"，外伤所致者居多。积血若不能及时吸收则阻塞房角，继发青光眼等重症。活血解毒汤主要针对血溢络外、瘀阻不通之机理，选用止血化瘀之茜草、牡丹皮、茺蔚子、三七参通脉活络；金银花、野菊花、土茯苓清热利湿解毒；牛膝引瘀血下行，防风载药上达目窍，散瘀消滞。蒲黄妙用在于生、炒之分，生者行血祛瘀，止血止痛，适用于出血之中后期；炒用收敛止血，适用于出血早期。诸药配伍相得益彰，外伤眼疾均可化裁。

四、润肝明目汤治疗干眼症的临床观察

（一）资料与方法

1. 一般资料

病例来源于河南中医学院第三附属医院门诊就诊患者。经常规检查确诊为干眼症 45 例。其中男性 3 例，女性 42 例，年龄 35～76 岁，病程为 1 个月～3 年，均为双眼发病，共 90 只眼。临床仅有眼部症状和体征者 24 例 48 只眼，同时伴有口干、鼻黏膜干燥者 21 例 42 只眼。

2. 诊断标准

以《眼科全书》中干燥性角结膜炎诊断标准确诊：①双眼有阳性病史和自觉症状；②泪液分泌试验（Schirmner test）＜5mm/5min；③泪膜不稳定：泪膜破裂时间（ＢＵＴ）＜5 s；④角膜荧光素钠染色后可见角膜上皮散在点状着色；⑤可同时伴见有口干鼻燥皮肤干燥及关节炎。

3. 治疗方法

以润肝明目汤加减治疗。基本药物组成：熟地黄、党参、当归、川芎、香附、茺蔚子（包）、枸杞子、牡丹皮、生甘草。临证加减：兼湿热者加藿香、佩兰、石菖蒲等；兼瘀血阻滞者选加桃仁、红花、丹参等；兼肝郁气滞者加柴胡、郁金、青皮、陈皮等；余邪未消者加桑叶、金银花、连翘等；阴虚火旺者加黄柏、知母等。每日 1 剂，1 个月为 1 疗程。轻者 1 疗程，重者 2～3 疗程。

4. 疗效判定标准

参照国家中医药管理局发布的中医病证诊断疗效标准。①治愈：症状消失，视力提高 0.1 以上，角膜染色消退多次测定 Schirmner test ＞10mm/5min；②好转：视力提高 0.1 以下，症状减轻，角膜染色减少，Schirmner test 多次测定泪液分泌量有所增加；③未愈：症状、体征无好转。

角膜染色无变化或增多 schimen test 多次测定泪液分泌量无增加。

（二）结果

治疗 45 例 90 只眼，结果治愈 26 只眼，好转 52 只眼，无效 12 只眼，总有效率 86.67%。

（三）典型病例

杨某，女，52 岁，以"双眼干涩、异物感 1 年"为主诉，于 2008 年 10 月 28 日就诊。曾在多家医院诊治，使用多种眼药水，症状未见好转。现症：双眼干涩、异物感，头晕目眩，腰膝酸软，烦躁失眠，舌质红，苔薄黄，脉沉细。右眼视力 1.0，左眼视力 0.3；双眼球结膜充血（＋＋）；角膜上皮染色大片点状着色，约占角膜 面积 70%；Schirmner test 试验：右眼：6mm/5min，左眼：5.5mm/5min；泪膜破裂时间（BUT）6 秒；余阴性。考虑患者为肝肾阴虚，治疗以滋补肝肾为主。方药：熟地黄 30g，党参 20g，当归 12g，麦门冬 15g，川芎 6g，香附 15g，芜蔚子 15g（包），枸杞子 10g，牡丹皮 10g，柏子仁 20g，酸枣仁 20g，夜交藤 20g，生甘草 6g。10 剂，每日 1 剂，水煎服。二诊：患者双眼干涩、异物感减轻，睡眠好转，余症如前。上方去柏子仁、酸枣仁，加桑叶 12g，防风 12g，继服 10 剂。三诊：患者双眼干涩、异物感较二诊减轻，头晕目眩，腰膝酸软好转。查双眼球结膜无充血，角膜上皮染色大片点状着色约占角膜面积 50%。守上方继服 10 剂，后每周复查 1 次，至 2008 年 12 月 10 日复诊时诉双眼偶有不适感，球结膜无充血，角膜染色阴性，其余正常。Schirmner test 试验：双眼：＞10mm/5min 泪膜破裂时间（BUT），右眼 9 秒，左眼 10 秒。继续巩固治疗 2 个月。

（四）讨论

干眼症是多种原因引起的泪膜质、量或泪液动力学的异常，造成角、结膜上皮不能维持正常功能而出现的一系列眼部症状。本组病例显示，干眼症多见于 50 岁左右女性，男女之比为 1 ∶ 14（见一般资料）。这可能与女性更年期内分泌功能紊乱，所导致泪膜分泌功能减退、泪液分泌过少有关。干眼症属于中医的"神水将枯"范畴。《诸病源候论·目病诸候》曰："目为肝之外候。"《审视瑶函·目为之宝论》曰："真血者，即肝中升运于目，轻清之血乃滋目经络之血也。"泪液生成与排泄与肝的功能有关。《素问·宣明五气》曰："五脏化液……肝为泪。"《银海精微》指出："泪为肝之液。"泪液有滋润目珠的作用。《素问·上古天真论》曰："肾者主水，受五脏六腑之精而藏之。"《素问·逆调论》曰："肾者水脏，主津液。"表明肾脏对体内水液的代谢和分布起着重要的作用。《灵枢·五癃津液别》曰："五脏六腑之津液尽上渗于目。"均说明津液在目化生为泪，为目外润泽之水，化为神水，则为眼内充养之液。眼内外水液的分布和调节均与肾主水的功能有关。故本病从病因病机来看，多因肝肾不足所致。治疗多从肝肾论治，解决泪液的生化之源及分泌、输布调节，使泪液在质和量上得以改善。方中熟地黄滋补肝肾，养阴明目为君；臣以党参、枸杞子益气养阴明目；当归、川芎、牡丹皮补肝养血明目；香附、茺蔚子疏肝理气，养阴明目，并能引药入肝经为佐，甘草调和诸药为使药。诸药共奏滋补肝肾、益精养血明目之功，从而使神水滋生目珠滋养，涩证自去。

五、吕海江教授运用茺蔚子治疗眼科疾病经验

茺蔚子，味辛、苦，微寒，入肝、心包经，功可凉肝明目，活血调经。辛散苦泄入血分，善活血行瘀，行中有补，为明目益精、清泄肝热及祛瘀通经的良药。现代药理学研究茺蔚子富含油脂，包括油酸、亚麻酸，其中大部分为人体必需的不饱和脂肪酸，具有丰富的食用价值和药用价值，其油脂具有抗氧化活性。吕海江教授认为茺蔚子活血祛瘀能力虽然不及桃仁、红花等活血化瘀的中药，但具有清肝泻火、行中有补的功效，根据全身和眼部的表现灵活选用合适的药物与茺蔚子配合应用，常能收到意想不到的效果。下面

列举茺蔚子在眼病中的具体应用，和同道们共飨。

（一）暴盲

患者，男，52岁。初诊时间2012年3月2日。

主诉：右眼前暗影2周。

现病史：2周前，患者突然出现右眼视物不清，眼前有黑影漂浮，不伴眼红，眼疼，来诊。

既往史：高血压病史10年余，用药情况下病情稳定。

眼科检查：右眼视力0.2，左眼视力1.0，右眼底可见视盘边界清，色可，动静脉A：V=1：2，静脉迂曲扩张，串珠样，沿静脉可见大片火焰状出血。视网膜水肿，黄斑中心凹反光消失。FFA检查：视网膜中央静脉阻塞，静脉期荧光充盈迟缓，静脉管壁荧光着染，黄斑区有花瓣状荧光素渗漏。

症状：舌质淡，苔薄白脉，沉涩迟缓。

西医诊断：右眼视网膜静脉阻塞。

中医诊断：右眼暴盲（气虚血瘀证）。

治法：益气散瘀，活血通脉。

方药：天麻20g，茺蔚子15g（包煎），香附12g，牡丹皮24g，血余炭9g，知母15g，大黄6g，川牛膝15g，三七粉4g（冲服）。15剂，水煎服，每日1剂。

二诊：2012年3月17日。右眼视力开始逐渐恢复，出血有所吸收，连续服药3个月，视力恢复至0.4。眼底检查：视乳头界清，视网膜静脉迂曲明显改善，出血吸收，黄斑水肿基本消退，黄色星芒状渗出大部分吸收，色素增生紊乱。

体会：本例患者有高血压病史，吕海江教授以天麻、茺蔚子为君药配合益气化瘀，通络药物应用收到较好效果。方中茺蔚子重坠下降，偏于行血祛瘀，天麻息风祛痰止痉，既能辛散外风，又能平息内风，辛润不燥，通和血脉，为风药中之润剂。两药合用，具有气血双调、祛风通络、活血化瘀的功效。

（二）天行赤眼暴翳

患者，男，45岁。出诊时间2010年5月12日。

主诉：左眼畏光流泪3天。

现病史：3天前，患者熬夜饮酒后出现左眼红赤、异物感、畏光流泪、视物模糊，未引起重视，后逐渐加重，来诊。

既往史：平素体检，嗜烟酒。

眼科检查：右眼视力1.0，左眼视力0.5；左眼球结膜睫状充血（＋），角膜下方上皮层呈点片状浸润，角膜荧光素染色（＋），余（－）。

症状：头痛，目胀，口苦，舌质红，苔黄稍腻，脉弦数。

西医诊断：左眼流行性结角膜炎。

中医诊断：左眼天行赤眼暴翳（肝经风热证）。

治法：清肝泻火，解毒活血。

方药：金银花20g，茺蔚子15g（包煎），菊花12g，玄参20g，三七粉3g（冲服），防风12g，白蒺藜15g，黄柏10g，生甘草3g。5剂，水煎服，每日1剂。同时配合点无环鸟苷眼液和左氧氟沙星滴眼液。

二诊：2010年5月19日。左眼畏光流泪减轻，睫状体充血消退，角膜浸润灶缩小。头疼、目胀症状消失。继服5剂，症状基本消失，左眼视力恢复至1.0，荧光素染色角膜无着染。

体会：天行赤眼暴翳的形成，不外风、火、热、毒四字。方中以金银花、茺蔚子为君药，金银花清热解毒，茺蔚子行血祛瘀，行中有补，即寓有祛风之效。吕海江教授认为两药合用，清热解毒、祛风泻火之力大增。

（三）聚星障

患者，女，36岁。初诊时间2012年4月11日。

主诉：右眼涩磨，视物不清，反复发作3年余。

现病史：3 年前，患者感冒后出现右眼流泪沙涩疼痛，角膜上出现翳障，在当地医院诊断为"病毒性角膜炎"，局部给予抗病毒眼药水（具体用药不详），效果明显，1 个月后症状消失。近 3 年来反复发作，按同前治疗方案，症状减轻。近感冒后又复发，原治疗方法效果不明显，求助于中医治疗。

既往史：否认高血压、糖尿病等病史。

眼科检查：右眼视力 0.12，左眼视力 1.0，右眼睑结膜充血（＋），球结膜混合充血水肿（＋＋），角膜缘鼻侧瞳孔区可见片状混浊，荧光素染色呈盘状着色。

症状：乏力，口干，口苦，舌红少津，脉细数。

西医诊断：右眼病毒性角膜炎。

中医诊断：右眼聚星障（气阴两虚证）。

治法：清肝降火，滋阴散邪。

方药：茺蔚子 15g（包煎），决明子 15g（包煎），党参 20g，熟地黄 15g，知母 10g，黄柏 12g，三七粉 3g（冲服），甘草 3g。10 剂，水煎服，每日 1 剂。局部滴用无环鸟苷眼药水。

二诊：2012 年 4 月 23 日。患者涩磨，视物模糊症状改善，查右眼视力 0.15，结膜轻度水肿，混合充血减轻，荧光素染色病灶范围缩小，舌苔变薄，继服 10 剂后，结膜充血消失，角膜染色阴性，仅有轻薄翳。上方去黄柏，加密蒙花 15g，木贼 10g，菊花 10g，退翳明目，15 天后，右眼视力 0.5，左眼视力 1.0。随访半年，未见复发。

体会：本例患者发病时间较久，久病气阴两伤，故吕海江教授在方中用茺蔚子、党参为君药，茺蔚子凉肝明目，补而能行，辛散祛风；党参益气、生津、养血，两药合用，起到了益气养阴、凉血补肝散邪的功效。

（四）小结

根据眼与五脏的生理关系，《素问·调经论》曰："五脏之道，皆出于经隧，以行气血。"而"心主身之血脉"。案（一）视网膜出血，血不归经，形成瘀血。茺蔚子入心包经，既能化瘀，又可补血，具有行中有补的特殊功效。相对其他活血药而言，破血之力不及红花、桃仁，止血之力不及三七、蒲黄，故对眼睛这个特殊部位的出血症最宜。《灵枢·脉度》曰："肝气通于目，肝和则目能辨五色矣。"《素问·五脏生成》曰"肝受血而能视"，肝以血为体，以气为用，血宜冲和，气宜条畅，唯有茺蔚子可以达到此种功效。案（二）、案（三）为外障眼病。当机体遭受风热侵袭或肝胆火旺时发病，风、热、火、毒上攻目窍，使气失调达，血失冲和、气血阻滞致黑睛失养而生翳障；久病耗伤阴血，致翳障迁延不愈或易感邪复发。茺蔚子入肝经，辛散苦泄，入血分，明目益精，清泄肝热，退翳明目。在临床中要根据眼部的表现与全身症状辨证结合，灵活选用合适的药物组合，发挥药物的最大疗效。

六、吕海江教授治疗前葡萄膜炎经验

前葡萄膜炎又称虹膜睫状体炎是临床上的常见眼病。本病属中医"瞳神紧小""瞳神焦小""瞳神缩小""瞳神细小"等范畴。因其发病急，病情重，变化快，故亦属眼科急症之一。若治之不当，常易并发其他眼病，严重影响视力，甚至失明。因此，葡萄膜炎需要认真治疗。西医主要是以糖皮质激素为主，同时配合免疫抑制剂，但常常出现激素依赖性，且免疫抑制剂的副作用较大。中医辨证治疗可以减少激素用量，缩短激素疗程，从而避免副作用。各临床医家对本病的认识不同，治疗方法也各异。吕海江教授认为，葡萄膜炎根据中医症状并结合临床实践可以分为急性期和慢性期，在临床中主要表现为实证和虚证。

（一）急性期

急性期多以实热证为主。外感风湿，郁久化热，或素体阳盛，内蕴热邪，复感风湿，风湿与热相搏于内，上犯清窍，或风湿热邪循经上攻目窍；或肝胆蕴热化火；或由脾胃湿热郁遏，上蒸头目所致。故其治法应以清肝泻火、清利湿热为要。在清热化湿的同时还要兼以祛瘀，用抑阳酒连散加减治疗。

病例1：刘某，女，50岁。初诊时间2013年6月7日。

主诉：左眼红赤、疼痛、畏光，视力下降3天。

现病史：3年前左眼曾出现过上述症状，在西医院诊断"虹膜睫状体炎（左）"，用西药治愈。1周前，因操劳过度，情绪急躁，于3d前复现前述症状，在他院仍诊为"虹睫炎"（左），用药不详。疗效不满意，故求治于中医药。

既往史：风湿病史5年。

眼科检查：右眼视力5.0，左眼视力4.7。左眼球结膜混合性充血（+++），角膜水肿欠清，KP（++），房水混浊，虹膜纹理不清，部分后粘连，瞳孔缩小呈卵圆形，瞳孔区晶体前囊表面有色素沉着，晶体透明，查眼底不配合。右眼（－）。

症状：左眼羞明流泪，目珠坠痛，伴前额疼，伴口苦，思饮凉食，不寐，溲黄便结，舌质红，苔黄腻，脉弦数。

西医诊断：左眼急性虹膜睫状体炎。

中医诊断：左眼瞳神紧小（肝胆湿热证）。

治法：清肝泻火，利湿解毒。

方药：独活10g，生地黄15g，黄柏6g，防己6g，知母9g，蔓荆子9g，前胡9g，羌活6g，白芷6g，生甘草3g，防风6g，栀子6g，黄芩6g，寒水石10g，黄连6g，三七粉4g（冲）。每日1剂，水煎2次分服，用第3次煎液熏洗左眼，湿纱布外敷左眼，同时配以阿托品液扩瞳，抗生素眼水和可的松眼药水频点患眼，内服吲哚美辛片25mg，3次/日。

二诊：2013年6月8日。眼部症状明显减轻，守上方继服6剂，将知母量加为12g，此后以上方为主，继用1周，左眼视力升至5.0，眼部症状全部消退，自觉症状消除，病告痊愈。

按语：方中生地黄、知母滋阴抑阳；黄连、黄芩、黄柏、寒水石苦寒泻火。黄芩、黄连用酒制，可引导诸药直达病所。防风、蔓荆子、白芷、羌活、独活、防己祛风除湿；三七凉血活血，血通则痛解。甘草和中，调和诸药，共奏滋阴清热、散风除湿之功。

（二）慢性期

慢性期多为虚实夹杂证，久病缠绵不愈，正虚邪不盛，湿热之邪留而不去，暗耗精气，致真精亏损，肾虚水泛，水不涵木，肝阳上亢，虚火上炎。所以可以认为湿热内蕴、肝肾阴虚是虚证的基本病机，临床上多以利水祛湿、滋阴降火、滋补肝肾为主，以知柏地黄丸加减或杞菊地黄丸加减治疗。吕海江教授强调，反复发作及炎症后期则主要以养阴为主并兼以活血。

病例2：王某，女，38岁。初诊时间2015年4月11日。

主诉：左眼红痛伴视物不清7年。

现病史：7年来患者患葡萄膜炎，经激素冲击治疗后缓解，但在感冒、经期、劳累时反复发作，长期口服强的松片，现停药1个月后复发，来诊。

既往史：平素体健，否认强直性脊柱炎、红斑狼疮、风湿等病史。

眼科检查：右眼视力0.12，左眼视力0.3，双眼球结膜轻度充血，角膜后壁色素性KP（++），Tyn（－），虹膜部分后粘连，瞳孔欠圆，晶体透明，眼底（－）。

症状：口渴喜饮，夜间为甚，伴手足心热，舌红，苔少，口干，脉弦细。

西医诊断：双眼虹膜炎。

中医诊断：双眼瞳神紧小（肝肾阴虚，虚火上炎证）。

治法：滋阴降火，兼以化瘀。

方药：知柏地黄汤加减。

生地黄10g，熟地黄12g，知母10g，山茱萸10g（制），枸杞子10g，山药10g，牡丹皮10g，菊花10g，竹叶10g，茯苓10g，泽泻15g，决明子10g，菟丝子10g，生石膏10g，三七粉4g（冲），甘草6g。每日1剂，水煎2次分服温服。

二诊：2015年4月17日。自觉视物稍清，检查同前。继服原方1个月后复诊，自觉视物清楚，检查右眼矫正视力 0.4，左眼为 0.6，双眼充血（－），角膜后 KP（＋），Tyn（－），瞳孔（－），玻璃体轻度混浊，眼底（－）。服用汤剂 6 周后发作减少。在服用此方时加用雷公藤片和糖皮质激素，半年后停用糖皮质激素，随后停用汤剂，长期口服知柏地黄丸。随访 2 年，未见复发，继续服丸剂以巩固疗效。

七、吕海江教授治疗年龄相关性黄斑变性经验

年龄相关性黄斑变性（age related macular degeneration，AMD）又称老年性黄斑变性，是一种与年龄密切相关的退行性可致盲性疾病，发病年龄一般在 50 岁以后。其确切病因和发病机制尚未完全明确，目前也无特别有效的治疗方法。临床上分为干性和湿性两类，湿性 AMD 以脉络膜新生血管（CNV）形成为主要特征，治疗上主要围绕如何抑制或消除 CNV 进行。目前西医多采取贝伐单抗或雷珠单抗玻璃体腔注射，或行 PDT 光动力疗法等。虽然该类方法在临床上取得一定疗效，但也存在着需要多次治疗，药物代谢后容易复发，还有一些患者对药物不应答等。吕海江教授对于本病有自己独特的认识，现将其治疗湿性 AMD 的辨证思路及临床经验总结介绍如下。

（一）脾气虚弱为本

AMD 的发病与年龄相关，吕海江教授认为这是人体机能衰退过程的一种病理表现。《脾胃论》曰："元气之充足，皆由脾胃之气无所伤，而后能滋养元气。若脾胃之本弱，饮食自倍，脾胃之气既伤，元气亦不能充，而诸病之所由生也。"脾胃为后天之本，气血 生化之源，五脏六腑，四肢百骸，无不赖以濡养。气血旺盛，精足气充而神采奕奕，气血不足，阳衰于外，阴虚于内。脾胃居中焦，吐故纳新则"清阳出上窍，浊阴出下窍"，气血精液方可生化无穷。 张景岳认为："土气为万物之源，胃气为养生之主。"说明脾胃在防病、延缓衰老及维持机体健康方面的重要价值。中医眼科五轮学说认为：

瞳神属肾，统属水轮，即黄斑亦归肾水。《素问·金匮真言论》曰："中央黄色，入通于脾。"《兰室秘藏》曰："夫五脏六腑之精气，皆禀受于脾，上贯于目，脾者诸阴之首也，目者血脉之宗也。故脾虚则五脏之精气皆失所司，不能归明于目矣。"陈达夫在六经辨证中也提出"黄斑区属于足太阴脾经"。黄斑是中心视力最敏锐的部位，黄斑能否聚光视物全赖精气所养，而脾胃是后天精气化生的所在。吕海江教授根据历代眼科医籍的理论和治疗原则，结合自己长期对本病的临床研究认为：脾气虚弱是本病的基本病机，治疗脾虚是其关键。

（二）痰瘀水湿是其发病特点

中老年人由于脾胃功能渐衰，易出现津液代谢障碍及血行不畅而形成痰浊、瘀血。痰瘀二者互为因果。痰浊和瘀血是机体受致病因素作用后产生的病理产物，而且可成为新的致病因素引起多种病变。《黄帝内经》曰："脾不及，则令人九窍不通。""诸湿肿满，皆属于脾。"《灵枢·邪气脏腑病形》曰："十二经脉，三百六十五络，其血气皆上于面而走空窍，其精阳气上走于目而为之睛。"这说明眼与脏腑之间依靠经络的连接贯通，保持着有机的联系，通过经络的不断输送气血，才能维持眼的视觉功能。在解剖学上，眼内脉道幽深，经络细，久病伤及脉络，伤络则气血不行成瘀。因此，吕海江教授认为，在黄斑变性的发病过程中，痰瘀水湿相合为病，既是疾病的临床表现，又是病理变化的产物。

（三）益气健脾，利湿化瘀为基本治疗方法

《素问·至真要大论》曰："气血和平，长有天命。"气血充盈和调平衡是人体健康的必要条件。《重定灵兰要览》曰："气与血，犹水也，盛则流畅，少则壅滞。"脾是五脏之中脏腑精气升降运动的枢纽，当人体脏腑功能低，气机相对虚弱，"元气虚，必不能达于血管，血管无气，必然停留而瘀"。脾气虚弱，病邪内生，或外邪乘虚而入，均可使人体脏腑组织及经络官窍功能紊乱，发生疾病。《灵枢·口问》曰："故邪之所在，皆为不足。"《太平圣惠方·眼内障论》曰："眼通五脏，气贯五轮。"欲升清阳之气，亦先补脾气，气充方能纳运有常，散精有力，目窍四肢得养，目视精明，体健有力。气为血之帅，气行则血行，气止则血止，血无气不行。《灵枢·百病始生》曰："此必因虚邪之风。与其身形，两虚相得，乃客其形。"从该病的病因上看，年老体虚，正气不足，卫外不固，机体脏腑组织功能紊乱，最终导致内外各种致病邪气，乘虚侵袭人体。脾的功能失常，出现津液代谢障碍及血行不畅形成痰浊、瘀血。痰瘀二者互为因果，互相影响，血瘀停痰，痰瘀碍血。气血瘀滞使水湿上泛，引起眼底水肿、出血、渗出等病变。整个发病过程与脾主运化水湿功能有关。吕海江教授认为：黄斑变性的病机应以脾气虚弱为本，痰瘀互结为标，治疗要根据辨病和辨证相结合，局部和整体相结合的原则，采用益气健脾治其本，利水渗湿、活血散结治其标，运用活血化瘀，利水渗湿法，使脉道通利，瘀血去新血生，从而改善眼底局部状态，加强眼与五脏六腑的脉络联系，恢复黄斑视功能。

（四）病案举例

患者，男，68岁。初诊时间2007年3月2日。

主诉：右眼突然视力模糊伴变形3月余。

现病史：3个月前，患者无明显诱因，晨起时发现右眼视物变形，视力下降，急到当地医院就诊，诊断为"黄斑水肿"，给予复方血栓通胶囊，用药后视力没有改变，来诊。

既往史：既往体检，否认高血压、心脏病等病史。

眼科检查：右眼视力0.15，左眼视力1.0，右眼底可见视盘边界清，色可，动静脉比=2∶3，黄斑区色素紊乱，有渗出及少量出血，黄斑水肿，中心凹反光消失。荧光素眼底血管造影（FFA）检查：黄斑区有花瓣状水肿，荧光素渗漏。

症状：乏力、失眠健忘、纳差，大便溏泄，质淡白，周边有齿痕，苔薄白脉沉细无力。

西医诊断：右眼湿性老年性黄斑变性。

中医诊断：右眼视瞻昏渺（气虚血瘀，脉络阻塞证）。

方药：益气复明汤加减。

黄芪 15g，白术 15g，丹参 6g，猪苓 10g，党参 15g，川芎 10g，生蒲黄 10g，茯苓 10g，白芍 10g，当归 10g，三七粉 5g（冲），葛根 10g，酸枣仁 30g。14 剂，水煎服，分两次温服。

二诊：2007 年 3 月 16 日。患者乏力、失眠、大便溏薄症状减轻，查右眼视力 0.4，视网膜出血明显吸收，黄斑区水肿减退。上方再服 15 剂，右眼视力 0.6，眼底黄斑区出血基本吸收，黄斑区中心凹光反射可见，FFA 检查提示黄斑区有低荧光，未见荧光增强，扩大。

按语：本例为脾气虚弱型黄斑病变，由于气虚血瘀所致。因"血不利则为水"，脉道瘀阻致黄斑区水肿渗出，视力下降。治法为补中益气，活血散结，自拟益气复明汤，取气行则血行之意。方中党参、黄芪合用健脾胃助运化，共为君药；白术、茯苓、猪苓，泽泻具有燥湿健脾利水之功，促进眼底水肿吸收，同时脾健则统血有权，血不外溢，共为臣药；当归、白芍、丹参、生蒲黄、三七粉合用，补血、活血、止血，补而不壅滞，止而不涩，使瘀血去新血生，共为佐药。葛根入阳明经，鼓舞胃气，载诸药上行头目为使药。全方使脾气强健，清阳之气上升，气血津液各安其道，眼底血止肿消，九窍通利，目视精明。

八、吕海江教授治疗细菌性结膜炎临床经验

细菌性结膜炎是临床上的常见病、多发病。其发病部位在白睛，按五轮划分归属气轮病之范畴，以白睛红热不舒为主要特征，常伴痒涩、疼痛、流泪、有眵等症状。发病之原因无外乎外感六淫与脏腑积热上攻，其六淫之中

又以风火害目者为多。吕海江教授认为治疗本病应当祛风清热、泻火解毒，内服加外熏，不可偏废。

（一）祛风清热

风为阳邪，其性浮越，故"伤于风者，上先受之"，而眼为风木肝窍，居高位，最易受风。结膜暴露于外，因此细菌性结膜炎首责于风，且风性善行而数变，故细菌性结膜炎发病多急，病情多变，此符合细菌性结膜炎的临床特征。风为六淫之首，百病之长，风邪一年四季皆有，为外感眼病之主因，且多兼夹其他时邪而发病，如夹寒则流泪、夹火则赤痒、夹湿则多眵泪，而其中夹火邪发病者最多见。火为热之极，火为阳邪，发病急骤，变化多端，表现为热证、实证。故吕海江教授在临证时常以疏风清热为主要治则，常用桑叶、菊花、薄荷等疏风清热的药物，若患者伴有其他症状，则随症加减。

（二）泻火解毒

火邪，包括外感的六淫之火和脏腑内热之火。吕海江教授认为结膜炎的发病部位在白睛，白睛属肺，肺为娇脏，主清肃而恶燥，肺有积热，无权宣降，故白睛红热不舒，肺与大肠相表里，经气互为贯通，大肠积热亦易上攻于眼。若患者嗜食辛辣或肥甘厚味，阳明燥热偏盛，致使肺有积热，郁而不宣则发病。且肺为华盖，位居高位，受百脉朝会，各脏腑之火邪，皆能循经上冲于肺而致病于白睛。张从正有"白轮变赤，火乘肺也"之说。故临证时多以泻火解毒通便为治则，以泻脏腑火邪，临床上多用石膏、桑白皮、金银花、紫花地丁等清热解毒之品，佐以通便泄热之品，如大黄、黄连等。

（三）内服外熏

中药熏洗疗法是中医眼科的特色疗法。它可以使药物通过蒸汽直接作用于病变局部。热气产生的温热效应，一方面能加速眼部的血液循环，达到疏通经络、增强眼部抵抗力的目的；另一方面能刺激泪液分泌增多，其冲刷作用有利于眼部毒素的排出。治疗细菌性结膜炎，外熏也是不可少的重要疗法。

虽说内服治其本，外熏治其标，但是外熏可以减轻患者的痛苦，并且可以缩短疾病的病程。临床上常在内服药物中加用芒硝搅化以用来熏洗患眼，利用芒硝清热消肿、润燥软坚的作用合并内服药物清热解毒的作用，以达到祛毒外出的目的。

（四）典型病例

张某，男，32岁。初诊时间2010年6月23日。

主诉：双眼红赤不舒1天。

现病史：1个月来，患者因工作原因在外吃饭较多，平素喜食辛辣刺激性食物，且嗜烟酒，发病前一天曾吃辛辣之品。近来饮食、睡眠可，小便量正常，色黄，大便干，2天一次。1天前，不明原因出现双眼有磨涩、微痒、流泪、大量黏稠性眼眵等症状，急来诊。

眼科检查：双眼视力1.0，球结膜混合性充血（+++），水肿（+），上下睑结膜充血（+++），见滤泡增生，上睑较重。角膜透明，荧光素染色（-），前房深浅正常，房水透明，虹膜纹理清，瞳孔圆，对光反射灵敏，晶状体及玻璃体透明，眼底正常。

症状：无特殊。舌质红，苔黄腻，脉数。

西医诊断：双眼急性细菌性结膜炎。

中医诊断：双眼暴风客热（脾胃积热证）。

方药：生石膏30g，桑白皮15g，升麻10g，透骨草20g，秦皮15g，白蒺藜15g，野菊花18g，薄荷10g，栀子12g，黄柏10g，大黄6g（后下），芒硝30g（外用）。3剂，除芒硝、大黄外，其余药物放入砂锅浸泡煎煮，起锅前5分钟加入大黄，滤出药汁口服，所剩药渣再加热水煎煮20分钟后滤出药汁，加入芒硝，搅化，熏洗双眼约20分钟，早晚各一次。每日1剂。嘱患者注意大便情况，若大便一日超过3次，则减少服量。

二诊：2010年6月26日。患者磨涩、流泪症状减轻，眼痒消失，眼眵量减少，小便微黄，大便稍稀，日2次。眼科检查：双眼球结膜充血减轻

（＋），水肿消失，上下睑结膜滤泡数量减少且体积变小，舌尖红、苔薄黄，脉数。原方不变，续服3剂。

三诊：2010年6月29日。自诉各种症状均消失，查双眼球结膜无充血，上下睑结膜滤泡消失，微充血，小便色正常，大便稀，日2次。舌淡红，苔薄白，脉稍数。嘱患者停用中药，滴用氧氟沙星眼药水，日4次。5天后患者复诊，眼部无异常。

体会：随着生活水平的提高，因嗜食辛热厚味，或过食肥甘厚味以致脏腑积热，在外风的引动下上攻于目，导致结膜炎者时时可见。此患者嗜食辛辣刺激食物，且嗜烟酒，此都为诱因，加之大便干，更加速本病的发生。本方以清热泻火通便为主，以泄脏腑积热，兼以疏风，疗效甚佳。此病为急症，所以用药量应稍重，但时间不可过长，以防清热通便太过而伤阴。另外，此治则亦可用于慢性细菌性结膜炎，只是偏于疏风清热还是偏于泻火解毒，要根据患者症状及体征而定，且用药量要稍减，以防伤正。

九、吕海江治疗原发性视网膜色素变性经验

视网膜色素变性（retinitis pigmentosa，RP）是世界范围内常见的遗传性致盲眼病。本病为慢性疾病，常双眼发病，视网膜感光细胞和色素上皮细胞的变性致功能障碍是其发病的主要机理。目前西医对本病的治疗仍有一定的局限性，吕海江教授运用中药治疗本病取得了较好的疗效，现将吕教授对本病辨证论治经验总结如下。

（一）病因病机

中医称该病为高风内障，病名首见于《证治准绳》，又名高风雀目。《杂病源流犀烛·目病源流》曰："雀目者，日落即不见物也，此由肝虚血少……有初时好眼，患成雀目者，而亦有生成如此，并由父母遗体，日落即不见物。"说明古代人们已经认识到本病的发生发展与遗传有关。《原机启微》谓

本病为"阳衰不能抗阴之病"。吕海江教授指出，RP属于中医眼科学之内障眼病范畴，且病位在视衣，从本病发病情况及证候特点来看，本病病因病机错综复杂，主要以虚为本，虚瘀夹杂，与肾、肝、脾三脏密切相关。

1. 内障多虚并兼郁，多责之于肝肾

《灵枢·大惑论》曰"五脏六腑之精气，皆上注于目而为之精"，其中肝主藏血，肝受血则目能视。《审视瑶函·目为至宝论》曰："真血者，即肝中升运于目，轻清之血，乃滋目经络之血也。"肾藏精，肾精足则目有所养。《素问·脉要精微论》曰："夫精明者，所以视万物、别白黑、审长短；以长为短，以白为黑，如是则精衰矣。"又因肝肾同源，故本病的发生与肝肾有密切关系。正如《仁斋直指方·眼目》中所言"目者，肝之外候也。肝取木，肾取水，水能生木，子母相合，故肝肾之气充，则精彩光明；肝肾之气乏，则昏蒙晕眩"。此外，吕海江教授认为，肝主疏泄，全身气血的运行以及精微的输布，有赖肝气的条达畅通，若肾水亏虚无以生肝木，日久成郁，精血不能上达于目，则目珠失养，视物昏花。

2. 脾胃虚弱，生化乏源，或兼湿邪痰浊

本病发生多由青少年时期开始，且为双眼罹患。《兰室秘藏·眼耳鼻门》中明确指出："夫五脏六腑之精气皆禀受于脾，上贯于目。脾者诸阴之首也，目者血脉之宗也，故脾虚则五脏之精气皆失所司，不能归明于目矣。"若脾气虚弱，运化水谷精微之功能减退，气血津液生化乏源，清阳之气不能上达于目窍，致目失所养，则入暮或者在黑暗处易视物不清，行动困难。若脾虚无力运化水液，痰湿蕴结于眼底部，气血运行受阻，可见视网膜色素紊乱，随之出现骨细胞样色素沉着，且随病情发展而逐渐增加。李东垣在《脾胃论·脾胃盛衰论》中言"百病皆有脾胃衰而生"，意在指出脾胃为后天之本，气血化生乏源，若亏损则可导致许多疾病的发生。

3. 虚久必郁，气滞血瘀，脉道不利

《审视瑶函·开导之后宜补论》曰："夫目之有血，为养目之源，充和则有发生长养之功而目不病；少有亏滞，目病生矣。"说明血瘀亦为本病产生的重要原因之一。吕海江教授指出，虚久必郁，郁久则血滞，本病后期，可因气虚血瘀，脉道不利而失明。

（二）辨证论治

1. 肾阳不足证

症见双眼外观无明显异常，夜间视物不清，视野呈进行性缩小，眼底表现与本病特征相符合，伴见腰膝酸软、夜尿频繁、四肢发凉，舌淡，苔薄白，脉沉弱。治宜补肾助阳，养血明目。方用右归丸加味：附子15g（先煎），肉桂6g，山药15g，熟地黄30g，山萸肉12g，菟丝子12g，制香附15g，当归10g，杜仲20g，淫羊藿10g，仙茅10g，木灵芝30g，覆盆子15g，夜明砂30g，望月砂30g。若肾阳不足、气化失司、水液代谢障碍，出现水肿、尿频甚者，可加茯苓、猪苓、桂枝以温阳利水；若因命门火衰致脾肾阳虚，而见下利清谷，五更泄泻等，可加煨豆蔻、补骨脂、益智仁以温肾健脾；若肾阳虚衰，出现肾不纳气，动则气短，酌加蛤蚧、紫河车以助阳益精，纳气平喘。

2. 肝肾阴虚证

眼部症状除上述之外，还可见眼干、视疲劳；伴头晕、耳鸣、口燥咽干、胸胁隐痛、盗汗、失眠多梦，舌红少苔，脉细数。治宜滋补肝肾，益精明目。方选明目地黄丸加味：熟地黄30g，生地黄20g，山药15g，泽泻12g，茯神15g，柴胡10g，山茱萸15g，女贞子30g，旱莲草15g，川芎12g，当归10g，茺蔚子20g，全蝎6g，蜈蚣2g。若眼干、口渴较重，可加天花粉、石斛、麦冬以养阴生津；兼见胸胁隐痛者，可加川楝子、陈皮、郁金以行气解郁，通络止痛；失眠多梦者，可加地骨皮、制鳖甲、制龟甲、知母以退热除烦。

3. 脾胃气虚证

眼部症状同前，伴面色萎黄，肢体倦怠，乏力、食少纳呆，舌质淡，苔白，脉缓无力。治宜益气健脾，方选益气复明汤加味：黄芪20g，茯苓20g，炒白术15g，川芎12g，当归10g，蔓荆子12g，葛根20g，望月砂15g，夜明砂15g，木灵芝30g，蜈蚣2g。若脾虚无力运化水液，痰湿蕴结，胸满不适，可加薏苡仁、地肤子、瓜蒌、香附以利水健脾，宽胸散结；若气虚血瘀，出现肢体麻木者，可加木瓜、赤芍、鸡血藤、牛膝以活血通络。

（三）典型病例

孙某，男，21岁。初诊时间2016年4月19日。

主诉：双眼视力下降伴夜盲8年，加重半年。

现病史：8年前，患者无明显诱因出现双眼视力下降，且逐渐加重，并出现夜盲症状，曾至当地医院就诊，经相关检查诊断为双眼原发性视网膜色素变性，并给予药物治疗（具体用药不详）。双眼视力下降症状无明显改善，夜盲症状亦无好转。半年前视力下降症状加重，今至我院就诊，

专科检查：右眼视力0.3，左眼视力0.5，均不能矫正。眼底可见：双眼视盘边界尚清，色泽稍暗，赤道部视网膜血管旁出现较多骨细胞样色素沉着，黄斑区视网膜色素不均，中心凹反光减弱；视野检查呈环形暗点。

症状：双眼视力下降、夜盲，伴腰膝酸软、夜尿频繁、四肢发凉，舌淡，苔薄白，脉沉弱。

西医诊断：双眼原发性视网膜色素变性。

中医诊断：双眼高风内障（肾阳不足证）。

治法：补肾助阳，养血明目。

方药：右归丸加味。

炮附子15g（先煎），肉桂6g，山药15g，熟地黄30g，山萸肉12g，菟丝子12g，制香附15g，当归10g，杜仲20g，淫羊藿10g，仙茅10g，木灵芝30g，夜明砂30g，望月砂30g。7剂，每日1剂，水煎服。

二诊：2016年4月26日。患者述腰膝酸软症状减轻，仍夜尿多，四肢发凉，五更泄泻，舌脉同前。右眼视力0.3，左眼视力0.5，均不能矫正。眼底及视野无明显改善，上方加煨豆蔻15g，补骨脂30g，益智仁15g。15剂，每日1剂，水煎服。

三诊：2016年5月11日。腰膝酸软、夜尿多，四肢部凉明显减轻，五

更泄泻亦有缓解，自觉乏力，食少纳呆，舌质淡，边有齿痕，苔白，脉缓无力。右眼视力 0.4，左眼视力 0.6^{+1}，均不能矫正。眼底检查示视盘淡黄色，视网膜骨细胞样色素沉着较前稍减少，视野对比不明显，于上方加茯苓 30g，炒白术 15g。30 剂，每日 1 剂，水煎服。

四诊：2016 年 6 月 10 日。患者乏力、食少纳呆症状明显减轻，夜盲症状亦有减轻，晨起偶有四肢麻木感，舌淡红，苔薄白，脉细。右眼视力 0.5^{-1}，左眼视力 0.8^{-2}，均不能矫正。眼底检查示视盘边界清，色泽大致正常，视网膜骨细胞色素沉着较前减少，视野较前扩大。患者比较满意，为巩固治疗，上方加鸡血藤 10g，全蝎 6g，蜈蚣 2g，打粉制水丸。继服 2 个月患者病情稳定。

按语：患者双眼视力下降、夜盲、腰膝酸软、夜尿频多、四肢发凉，结合舌脉辨证为肾阳不足证，故用炮附子、肉桂、淫羊藿、仙茅以温补肾阳；山药、熟地黄、山萸肉以滋肾阴，补肝脾；菟丝子、杜仲补肝肾，强腰膝；制香附、当归活血开郁；木灵芝、夜明砂、望月砂养血益气明目。治疗 7 天后，患者腰膝酸软症状减轻，夜尿仍多，四肢部发凉，又出现五更泄泻，故上方加煨豆蔻、补骨脂、益智仁以温肾健脾。三诊时患者自觉乏力，食少纳呆，余症状均减轻，视力稍有提高，视网膜骨细胞样色素沉着较前稍减少，故根据舌脉又于上方加茯苓、炒白术益气健脾。四诊时乏力、食少纳呆症状减轻，视力提高明显，视野较前扩大，但自觉晨起偶有四肢麻木，故上方加鸡血藤、全蝎、蜈蚣活血通络，并打粉制水丸以巩固治疗。

十、吕海江教授诊治湿性老年黄斑变性经验介绍

老年性黄斑变性是一种发病率与年龄增长呈正相关，并能引起中心视力下降的致盲性眼底退行性病变。多发于 50 岁以上的老年人，常单眼或双眼先后发病。视力缓慢或急剧下降，常自觉眼前有固定阴影，视物变形，或暗影

遮挡，颜色或黑或黄。中医将本病归属于"视瞻昏渺""视直为曲"等范畴。本篇主要介绍吕老师治疗湿性老年黄斑变性经验。

吕海江教授遵循"中央黄色入通于脾"。黄斑部的形态及功能主要依赖脾脏之精华。目为肝之窍，肾之精华上承于目而为之睛，故黄斑部的病理变化主要责之于脾、肝、肾三脏功能失调。老年黄斑变性多发于老年，人体各项机能减退之时，故该病本虚标实，虚实夹杂。早期多为脾虚不运、升降失司、水湿内蕴，或肝肾亏虚目失所养而成；继续发展而致久病入络、邪瘀脉道、迫血离经而出血，或肝肾阴虚、虚火内扰、灼伤脉络、迫血外出，继而痰瘀胶结于黄斑部。吕海江教授认为中医治疗本病具有鲜明特色及一定的优势，故将本病主要分为三个证型：脾虚湿盛型、瘀血内阻型、痰瘀互结型。治疗上应当标本兼治，急则治标，缓则治本，辨病与辨证相结合，运用健脾化湿、止血明目、化瘀散结之法，并结合具体情况，随症加减。

（一）健脾利水，祛邪散滞，化湿明目

黄斑部内应于脾脏，与脾脏关系最为密切。脾为后天之本，主运化水谷精微。患病早期脾脏运化失司，眼内湿浊聚结，散漫于黄斑之外，如薄雾漂浮在天，虽然影响黄斑发光，但其光线尚能透过湿浊之气，如同太阳之光明能透过微薄之雾，故患者自觉有视物模糊或眼前有圆形暗影等症状，其中若兼有色黄褐者，是湿邪侵脾而其色外现（脾色黄）。兼有青色者，乃为肝经郁结之气浮越之象征（肝色青）。患者主要表现：视物昏蒙，视物变形，黄斑区色素紊乱，玻璃膜疣形成，中心凹反光消失，黄斑水肿或渗出，伴有神疲乏力、四肢倦怠，舌淡苔白，边有齿痕，脉细或沉弱。吕海江教授以"健脾化湿，祛邪散滞"为治法，临床上常选用自拟益气复明汤加减治疗脾虚湿困证，主要药物：黄芪、党参（糖尿病患者选用太子参）、苍术、白术、茯苓、升麻、葛根、白扁豆、茺蔚子、三七粉、炙甘草（糖尿病患者选用陈皮）。方中黄芪，性微温，味甘，归肺、脾、肝、肾经，功在补气健脾、利水消肿；党参味甘，性平，功能补中益气，养血。两药合用，加强补气健脾之效，共

为君药。苍术性温，味辛、苦，功能健脾、燥湿、明目。白术味苦、甘，性温，《长沙药解》曰："白术，味甘、微苦，入足阳明胃、足太阴脾经。补中燥湿，止渴生津，最益脾经，大养胃气，降浊 阴而进饮食。"茯苓味甘、淡，性平，功在利水渗湿，健脾宁心；白扁豆味甘，微温，归脾、胃经，功在健脾化湿，利尿消肿，清肝明目，四药共为臣药。茺蔚子为益母草的果实，味甘微寒，归肝、心包经，能活血化瘀，利于消肿，凉肝明目。《本草经疏》曰："茺蔚子，为妇人胎产调经之要药，此药补而能行，辛散而兼润者也。目者，肝之窍也，益肝行血，故明目益精。"功在抑木扶土、疏肝行气，气行则水行，犹如大风吹散阴霾之气。三七粉活血利水。因津血同源，血行则水行，两药合用，防病深入，共为佐药。升麻、葛根载药上行，直达眼部；炙甘草补脾益气，调和诸药，三药共为使药。全方共奏健脾化湿、祛邪明目之效。若患者兼有视物色青，暴躁易怒，情志不畅等肝气郁结之象，适当配伍柴胡、郁金等疏肝解郁之药。

（二）滋阴降火，化瘀通络，止血明目

黄斑部按五轮学说划分为水轮。水轮内应于肾，眼的视觉功能 依赖肾精之濡养，故《素问·脉要精微论》曰："夫精明者，所以 视万物、别黑白、审短长，以长为短，以白为黑，如是则精矣。"目为肝之外窍，清·陈士铎说："目之系通肝，而肝之神注于目。"肝气调达、肝血充足则目明而能视万物。他认为本病属于肝之病变。当人进入 50 岁之后，身体机能逐渐下降，加之过度消耗肝肾之精而致肝肾亏损，肝肾的亏损尤以肝肾阴虚为突出，阴虚火旺，血液不循常道而致黄斑部反复出血。患者主要表现：视物变形，视力突然下降，黄斑部可见大片新鲜出血、渗出和水肿。口干喜饮，潮热面赤，五心烦热，盗汗多梦，舌质红，苔少，脉细数。治疗以明目地黄汤加生地黄、玄参、麦冬。也可选用滋阴降火汤配伍茜草、蒲黄、墨旱莲、仙鹤草、紫珠加减应用，主要药物：生地黄、熟地黄、黄柏、知母、麦冬、当归、川芎、白芍、黄芩、柴胡、甘草、茜草、蒲黄、墨旱莲、仙鹤草、紫珠、三七粉。

（三）活络通瘀，化痰散结，通窍明目

湿浊日久，凝结成痰核，随气活动于目，或眼中湿气结成痰核，遮住黄斑。痰瘀互为因果而相兼，即由痰生瘀，由瘀生痰，此为痰瘀互结。痰浊为患，变化多端，亦最易阻滞气机。《医碥·痰饮》有论："痰能滞气，勿谓不能作胀。"痰阻气机，则势必影响气的帅血之能，血行瘀滞，终致痰瘀相杂；其次痰浊乃为有形实邪，本身就能阻络而成瘀。痰阻气血日久，大多会夹有瘀血，又瘀血阻滞，脉络不畅，导致津液输布障碍，聚为痰涎，痰瘀胶结。清·唐容川有云："瘀血积久，亦能化为痰水。"是谓精血同源，能互相转化。痰积日久，转化为痰，或瘀血停滞，气机不畅，津液不运而生痰，瘀血与痰浊互结，遮挡黄斑，黄斑发出的光线只能通过该有形实邪的旁侧通过。这样，随着有形实邪的形状及对黄斑的遮挡程度，患者便会见到各种变形的物体。病情复杂难治，病程较长。患者临床表现：视力下降，视物变形，头身困重，胸闷，口唇紫暗，舌有瘀斑，苔白腻，脉弦滑等。眼底多出现黄斑区有盘状渗出、出血，新生血管形成及中心凹光反射消失等病变。吕海江教授以"活络通瘀、化痰散结、通窍明目"为治则，运用自拟方——活络散结汤治疗本证，取得了较为满意的临床疗效。主要药物有桃仁、红花、水蛭、三棱、莪术、茺蔚子、陈皮、半夏、茯苓、防风。方中桃仁苦甘平，具有活血祛瘀、润肠通便的功效。《珍珠囊》曰："治血结、血秘、血燥，通润大便，破血蓄血。"红花味辛，性温。《本草纲目》曰："活血润燥，止痛，散肿，通经。"红花具有活血通经、祛瘀止痛的功效。生半夏辛温，燥湿化痰，降逆止呕，消痞散结，三药合用，加强了化痰散结的功效，共为君药。水蛭咸苦平，具有破血逐瘀的功效。《世补斋医书》曰："茯苓一味，为治痰主药。痰之本，水也，茯苓可以行水；痰之动，湿也，茯苓又可行湿。"茯苓味甘性平，具有利水渗湿、健脾安神之功效；莪术辛苦温，具有破血行气、消积止痛之功效；三棱苦辛平，具有破血行气、消积止痛的功效，四药共为臣药。茺蔚子为益母草的果实，味甘微寒，归肝、心包经，能活血化瘀，利水消肿，凉肝明目；

陈皮辛苦温，具有理气健脾、燥湿化痰之功效，两药共为佐药，防风 载药上行为使药。诸药合用，共奏活络通瘀、化痰散结、通窍明目之功效。

（四）针药并用

吕海江教授认为，针灸是中医学的一大瑰宝，法简效宏，针药并用在临床上往往取得事半功倍的效果。针灸在治疗老年性黄斑变性方面疗效卓著。主穴选睛明、鱼腰、阳白、太阳、四白、风池、光明。脾虚湿盛者加丰隆、阴陵泉、足三里；瘀血阻络者加血海、气海、膈俞；肝肾亏虚者加肝俞、肾俞、三阴交、足三里；阴虚火旺者加太溪、阴陵泉、太冲。

总之，老年黄斑变性发于人体年老、脏腑功能下降之时，其病变本质是因虚致实，病机关键是痰瘀同病，属于本虚标实证，故在临床辨证论治时要全面考虑，才能达到预期的治疗效果。本病是临床常见病、多发病，治疗较为棘手。病变早期患者治疗效果较为理想，而病情缠绵难愈，黄斑部反复出血者治疗效果不佳，故本病要 早发现、早治疗。

十一、活络散结汤治疗痰瘀互结型湿性老年黄斑变性28例临床观察

"通络散结汤"是吕海江教授治疗痰瘀互结型湿性老年性黄斑变性的经验方。现将临床上28例患者的治疗效果报告如下。

（一）临床资料

28例（39眼）门诊患者，随机分为治疗组和对照组。治疗组14例（18眼），其中男5例，女3例。年龄45～65岁，平均56.4岁，病程3周～5年，平均2.3年。对照组14（21眼）例，男4例，女4例。年龄46～63岁，平均53.8岁，病程2周～7年，平均2.1年。2组病例在年龄、病程、症状方面比较，差异无显著性意义（$P > 0.05$）。

1.诊断标准

中医辨证符合 1995 年由上海科学技术出版社出版、朱文锋主编的《中医诊断学》第六版及全国高等中医药院校规划中医专业教材《中医眼科学》。西医诊断符合 1986 年 8 月中华医学会眼科学会眼底病学组第二届全国眼底病学术会议专题讨论研究并制订的《老年性黄斑变性临床诊断标准》。

2.疗效指标

参照国家中医药管理局颁布的《中医病证诊断及疗效标准》及中国人民解放军原总后勤部、卫生部颁布的《临床疾病诊断依据治愈好转标准》制定。

显效：头身沉重、胸闷、纳呆、口唇紫暗，舌苔厚腻等中医症候 80% 以上消失，视力提高两行以上，眼底黄斑部玻璃膜疣明显减少，出血停止、吸收。

有效：中医证候 36～79% 消失，视力提高 1 行，黄斑部玻璃膜疣减少，出血、渗出部分吸收。

无效：中医证候 36%～79% 消失，视力无提高或减退，眼底症状无改变。

（二）治疗方法

治疗组：口服活络散结汤。药物：半夏、陈皮、茯苓、桃仁、水蛭、茺蔚子、三棱、莪术、防风，三七粉（冲）等组成（随症加减）。上述诸药加水 600mL，水煎 30 分钟，取汁 200mL。第二煎加水 400mL，取汁 200mL。二煎混合，分 2 次服用（同时冲服三七粉），每日 1 剂。每 4 周为 1 个疗程，1 个疗程后休息 3～5 天。

对照组：予维生素 E 丸 0.1g，每日 1 次；维生素 C 片 0.2g，每日 3 次；肌苷片 0.2g，每日 3 次，口服治疗。每 4 周为 1 个疗程，1 疗程后休息 3～5 天。

（三）结果

治疗组：显效（8例10眼），有效（4例5眼），无效（2例3眼），有效率57.1%。对照组：显效（3例5眼），有效（5例7眼），无效（6例9眼），有效率21.4%。

（四）讨论

老年性黄斑变性与年龄呈正相关，年龄越大，发病率也越高，随着我国人口结构的老龄化，发病率也随之提高，已成为我国老年人主要致盲眼病之一。吕海江教授根据历代眼科经典理论和治疗原则同时结合自己长期临床观察和对本病的研究，认为湿性老年性黄斑性变性的发生主要与肝、脾、肾的功能失调有关，年老体衰是本病的发病的关键。在发病初期由于脾肾功能衰退，气血不足和水湿不化两方面的病理表现往往同时出现。气虚推动无力，血行不畅，可因虚致瘀；气虚水湿不化，可致痰浊内生，痰瘀相兼，共同为病。而瘀血内阻，久必生痰，痰浊内生，久则生瘀，最终痰瘀互结，胶结难解。因此，在治疗该病时以活络通瘀、祛湿化痰药为主。方中半夏、陈皮、茯苓三味药为二陈汤基础方，三者合用，共奏祛湿化痰消瘀之功。三七粉主活血化瘀止血，桃仁活血祛瘀，润肠通便，为治疗多种瘀血阻滞证的常用药。水蛭能入血分，可破血逐瘀，三棱、莪术破血行气，消积止痛，再配以茺蔚子顺气活血明目，防风上走头目，祛湿通窍，载药上行。诸药合用共奏活络通瘀、化痰散结、通窍明目之功效。活络散结汤治疗湿性老年性黄斑变性已运用多年，临床观察显示，活络散结汤能够有效的促进视网膜下层间水肿的吸收、渗出的减少，并促进眼底出血的吸收，提高视功能，有进一步研究开发的价值。

十二、吕海江教授治疗前部缺血性视神经病变经验

缺血性视神经病变（ischemic optic neuropathy，ION）系视神经的营养血管发生急性循环障碍所致。ION 是 50 岁以上患者最常见的视神经病变，根据病因可分为非动脉炎性和动脉炎性，临床上以前者为多。前部缺血性视神经病变以视力突然减退、扇形视野缺损和视盘水肿为临床特征，如不及时治疗，可致视神经纤维发生变性和坏死，最终导致视神经萎缩，给患者的视功能造成严重损害。前部缺血性视神经病变属中医"目系暴盲"或"视瞻昏渺"范畴。笔者有幸侍诊于吕海江教授，获益良多，现将其治疗前部缺血性视神经病变的经验简介如下。

（一）析病机，明标本

前部缺血性视神经病变属中医"目系暴盲""视瞻昏渺"范畴，其具有"目内外别无证候，但自视昏渺蒙昧不清也"之特征。《审视瑶函·暴盲症》曰："病于阳伤者，缘忿怒暴悖，恣酒嗜辣，好燥腻，及久患热病痰火人得之。由于过食肥甘厚味、油腻酒酪等饮食，伤及脾胃，脾运不及，聚湿生痰，痰阻窍道而发为本病。"本病又与肝经之气血关系密切。肝气郁结，肝脏疏泄功能失调，目系失养则视物精明的功能不能正常发挥而视昏，血溢于脉外而出血。《灵枢·脉度》指出："通于目，肝和则目能辨五色矣。"而《审视瑶函》也指出："真血者，即肝中升运滋目经络之血也。"目为肝之窍，肝藏血，性喜条达，恶抑郁。肝气调达，肝血旺盛则目得其养而视物精明，由此可见目与肝经之气血关系密切。若平素情志抑郁，肝气郁结，肝脏疏泄功能失调，则脏腑精气不能上荣于目，另外也直接影响气机的条畅。气血郁滞，玄府闭塞，目系失养则视物精明的功能不能正常发挥而视昏，血溢于脉外而出血。"血不利则为水"而致水肿，血阻脉络，新血不生则缺血而产生视野特征性改变。

（二）重病本，巧施治，标本兼顾

吕老师认为：脾为后天之本，气血生化之源，脾健则气血生化有源，五脏六腑、四肢百骸皆得其养。目为清窍，需要后天之气的滋养。脾虚则失其运化之职，水反为湿，谷反为滞，湿浊、痰瘀、积滞无不由生。脾主升清，胃主降浊。脾的功能正常，脾能将后天之气源源不断供给目窍，气机升降正常则目络通畅，反之，升降异常则目络瘀阻，气血不能上注于目，目系失养而发病。郁者，闭结、凝滞、瘀蓄、抑遏，血脉瘀蓄，津液凝滞之总称。因此，健脾助运，有利于痰湿膏浊的消退和气血的化生。肝主疏泄，肝之疏泄功能正常，则气机调畅，血行通利，脾可健运，不致痰癖膏浊积滞内停。肝气通于目，肝气条达，肝血旺盛则目得其养而视物精明。现代医学研究发现，前部缺血性视神经病变是由于营养视神经的小血管发生循环障碍，后睫状动脉循环障碍，急性缺血、缺氧导致的视神经功能损害。吕海江教授认为本病的病机根本在于脉络瘀阻，目窍失养，主要是由于肝脾肾功能失调，气机不畅，最终导致瘀阻脉络，目失濡养而发为本病。

吕海江教授针对前部缺血性视神经病变痰湿瘀血内阻，脾失健运，肝失疏泄的主要病机，确立了健脾利湿、活血化瘀、疏肝解郁的治法，自拟化浊祛瘀明目方：陈皮、法半夏、茯苓、白术、车前子、川芎、桃仁、茺蔚子、三七、柴胡、防风。方中半夏具有燥湿化痰、降逆止呕、消痞散结作用。《药性论》记载："消痰涎，开胃健脾。"白术能健脾益气，燥湿利水。《医学启源》记载："除湿益燥，和中益气，温中，去脾胃中湿，除胃热，强脾胃，进饮食，安胎。"二者共为君药。茯苓能利水渗湿、健脾、宁心。《本草正》中记载：能利窍去湿，利窍则开心益智，导浊生津；去湿则逐水燥脾，补中健胃。祛惊痫，厚肠脏，治痰之本、助药之降。车前子能利水、清热、明目、祛痰，与桃仁、三七、川芎活血化瘀之药共为臣药；柴胡疏肝解郁，茺蔚子凉血活血、明目，陈皮理气调中，防风载药上行共为佐使。全方配伍，共奏健脾利湿、活血化瘀、疏肝解郁明目之功效，从而达到祛痰湿、化瘀血以治其标，健脾胃、强脾气，和肝气以治其本，标本兼顾。

（三）病案举例

王某，女，63岁。初诊时间2014年5月23日。

主诉：左眼视力锐减3周余。

现病史：2014年4月30日，患者左眼视力突然下降，于5月1日去当地某医院诊治，当时左眼视力0.08，右眼视力0.5。视野左眼有与生理盲点相连的鼻上方扇形缺损，右眼视野正常。诊断为"左眼前部缺血性视乳头病变"。具体用药方案不详。至5月7日患者视力进一步下降，左眼视力0.05。5月15日左眼视力为0.03，于2014年5月15日住院治疗，视力下降为手动/眼前光感20cm，光定位鼻上方看不见，5月22日治疗无效要求出院。来我院就诊。

既往史：患高血压病25年，糖尿病27年，服用降压及降糖药治疗，病情稳定。

眼部检查：左眼视力手动/15cm，右眼视力0.5。左眼睑球结膜无充血，角膜透明，前房深浅正常，房水（－），Tyndall征（－）。瞳孔等大等圆，直接对光反应迟钝，晶状体轻混，眼底检查：左眼视乳头下缘色淡，边界不清，轻度水肿，颞下方可见暗红色条状出血，视网膜动脉变细，静脉充盈迂曲，A/V=1：3，黄斑部中心凹反光未见；右眼睑球结膜无充血，角膜透明，瞳孔圆，晶体轻混，眼底视乳头形色正常，动脉细，A/V=1：2，可见动静脉交叉压迹，黄斑中心凹反光可见。动态视野：左眼和生理盲点相连的象限性缺损，右眼视野正常。

症状：乏力，头身困重，食少纳呆，兼见情志抑郁，胸胁胀痛，脉细弦，苔白腻，舌质暗红伴齿痕。

西医诊断：左眼前部缺血性视乳头病变。

中医诊断：左眼视瞻昏渺（痰湿内蕴，脉络阻塞证）。

方药：化浊祛瘀明目方。

法半夏 12g，白术 15g，茯苓 20g，川芎 10g，车前子 30g（布包），柴胡 15g，桃仁 10g，茺蔚子 12g，陈皮 12g，防风 6g，三七 4g。15 剂水煎服，日 1 剂，早晚各 1 次。

二诊：2014 年 6 月 9 日。患者自觉左眼视力好转。右眼视力 0.6，左眼视力 0.1，左眼底视乳头旁出血稍有吸收，水肿明显减轻。前方加黄芪 30g，以助气活血，化瘀消肿。加鸡内金 15g，山楂 15g，以消日久不吸收的出血。20 剂，日 1 剂，早晚温服。

三诊：2014 年 6 月 30 日。患者乏力，头身困重，食少纳呆，胸胁胀痛症状明显缓解。左眼视力 0.2，右眼同前。左眼底视乳头旁出血减少，视盘水肿消失。在上方基础上稍稍进行加减，继服 2 个月后，左眼视力 0.4，右眼视力 0.6，患者自觉视野扩大，全身不适症状消失。视野：左眼周边视野均较前扩大，眼底左眼视乳头颜色轻度变淡，动脉较细已与右眼动脉粗细一致。复诊 1 年，患者左视力稳定，右眼视力稍有提高。

按语：现代中药研究证实，化浊祛瘀明目方中的药物能降低胆固醇，改善微循环，增加神经纤维和神经细胞的营养及耐缺氧能力。该方治疗前部缺血性视神经病变，可以明显改善营养神经血管的循环，减轻视神经组织水肿，加速视力的恢复。该方具有现实意义，值得今后进一步研究。

十二、吕海江教授从郁论治前部缺血性视神经病变

前部缺血性视神经病变（anterior ischemic optic neuropathy，AION），是一种致盲性眼科急症，多发于中老年人，常双眼发病。主要以视力骤降、视神经乳头水肿及与生理盲点相连的特征性视野缺损为特点的一组综合征，病因复杂，发病机制尚不明确。诊断上除了无痛性视力下降、视乳头水肿外，还需凭借荧光素眼底血管造影、视觉诱发电位、视野、头颅计算机断层扫描成像或磁共振等检查以排除其他病变导致。因此，AION 需早诊断，及时、

正确、合理治疗，才能有效挽救视功能。如不及时治疗，易致视神经纤维变性、坏死，最终视神经萎缩，严重危害视功能。多数学者将 AION 归属于中医"视瞻昏渺""暴盲"等范畴，因病位在视神经乳头，系视神经乳头筛板前区、筛板区的睫状后血管急性循环障碍所致。现代认为其系目系脉络不畅、失于濡养所致，又称为目系暴盲。吕海江教授在 AION 中医辨治方面见解深刻，现将其对 AION 的病因病机认识、临证思路及经验初步总结如下。

（一）对病因病机认识

吕海江教授认为 AION 病位在目系，与五脏六腑关系密切，尤其与心、肝、肾关系最为密切。心主全身血脉，脉中血液受心气推动，循环全身，上输于目，目受血养才能维持视觉。目为肝窍，肝藏血，肝血旺盛，真血上荣，目得其养则视物精明。肝脉连目系，是气血津液精上行达目系之通路。"气不利则血瘀""血不利则水停"，肝气郁滞，气滞血瘀，营卫不和，目络瘀阻，气化失职，则水湿内生，目系肿胀则视物不明。肾肝精血同源，母子相生上行涵目，目系得于荣养，神光远达。AION 多发于中老年人，人年过五十，阴气自半，脏腑功能衰退，肝肾精血亏虚，阴不制阳，肝阳亢逆，气血成浊，容易壅塞玄府，导致目系脉络郁闭，脏腑精微难以上行涵目，清窍蒙闭，神光被抑而发病。吕海江教授经 40 多年临床研究，认为 AION 病机与郁、虚密切相关，也可相兼为患。"郁者，滞而不通"，"郁者，闭结、凝滞、瘀蓄、抑遏，血脉瘀蓄，津液凝滞之总称"。目病多郁，良由情志不畅，气机郁滞引起。肝气条达，气机调畅，肝气通于目，肝脉连目系，肝血旺盛则目得其养而视物精明；肝失疏泄，气郁血滞，血瘀气滞，目络瘀阻。或气机逆乱，壅滞玄府，清窍蒙闭；或肝气犯脾或饮食不节。脾失健运，痰湿膏浊内生，痰火上壅，或气血化生不足，血行不畅，脉络郁滞，经气不和，目系脉道瘀滞，目系失于濡养。因郁致滞则为目病实证；因郁致虚则为目病虚证，虚郁则以气血阴阳涩滞为主。AION 病机以气、血、阴、阳不足为本，目系脉络亏虚或瘀滞为标，属本虚标实、虚实夹杂之证，其病因具体不外乎以下几个方面：

因情志不畅、气郁血滞、血瘀气滞；或气郁化火、气火上攻、目系脉络瘀阻；或嗜食肥甘辛辣，痰热内生，上壅目窍；或年老久病，肝肾精血不足，虚火上扰，血脉不畅；或阴亏阳亢，冲逆为害，络损脉阻；或因手术、创伤、失血、气血亏虚、脉络失充，目系失于荣养。总之，以上因素均能最终造成目络不畅，目系玄府郁闭、目系失荣失用，神光受抑，日久目系萎缩，神光衰微不明或湮灭而致盲。

（二）临证思路

吕海江教授将 AION 分为水肿期和萎缩期。水肿期即急性期，病程多在 2 个月以内，以目系脉络郁阻、目系失于荣养、神光受抑为主要病机，临床以视神经乳头水肿、视网膜动脉细、静脉扩张迂曲为主要表现。吕老认为，AION 急性期的治疗是挽救患者视功能的关键。抓住急性期治疗，缩短视神经乳头水肿时间，对患者视力的康复尤为重要。萎缩期病程多在 2 个月以上，以目系脉络闭阻、目系失于荣养、神光衰微或湮灭为主要病机，临床以视神经乳头灰白色或蜡黄色萎缩、视网膜血管闭阻伴血管鞘为主要表现。AION 一旦发展至萎缩期，患眼视功能改善就较为困难。

纵观 AION 的发生发展，目系脉络不畅、玄府郁闭、目系失养失用、神光不得发越的基本病机伴随整个过程。根据中医"络以通为用"的治疗原则，AION 治疗应以开郁导滞、通窍明目为总治则，同时还应据不同发展阶段分期辨证论治。吕海江教授还认为，目系乃肾精所化生。髓海、目系与肾关系密切，但其营养需要靠真精、真气、真血来滋养，神光才能得以正常发越，目视精明。《审视瑶函·目为至宝论》曰："真精者，乃先后二天元气所化之精汁。""真气者，即目经络中入来生用之气，乃先天真一发生之元阳也。""真血者，即肝中升运于目，轻清之血，乃滋目经络之血也。"肝肾精血互生，在 AION 治疗中应以开郁导滞、通窍明目为基础，兼顾调理肾气，尤其萎缩期更需增强补益肝肾之精血之力。

（三）临证经验

1. 开郁导滞法

吕海江教授擅长运用开郁导滞法治疗 AION。开郁导滞法最早源于《审视瑶函》。朱丹溪在《赤水玄珠·郁证门》提道："大抵诸病多兼郁，故凡病必兼郁治。"河南名医张望之教授认为内障眼病多因久病生郁、久郁生病所致，因此提出了开郁导滞法治疗内障眼病的思想，并自拟内障病主方治疗，意在疏达肝经气血，开郁导滞，通窍明目。吕教授继承了张望之教授开郁导滞法治疗内障眼病的学术思想，遵《黄帝内经》"木郁达之""火郁发之"的中医理论，认为郁热、气、火、痰、血、湿、食诸郁之治，莫不以调肝为要，顺气为先，故提出善治目病者，必先解郁，首治多从肝入手，采取疏肝解郁、理气通络之法。吕教授并进一步将开郁导滞法解释为发散、开结、疏泄、渗利、活血、通经、活络等多种方法的综合运用，从而解除眼部邪气郁滞，治愈眼内障诸疾。

2. 名方活用

体现开郁导滞治法的内障病主方出自张望之教授的《眼科探骊》，由生黄芪、当归、茺蔚子、香附、川芎、甘草、桃仁、地黄等药物组成，功在疏达肝经气血、开郁导滞、通窍明目。吕海江教授擅用此方加减治疗急性期 AION，常在此方基础上增加地龙、泽兰、水蛭、楮实子等以活血通络、清肝利水之力。若肝火旺，增加青葙子、决明子、车前子、菊花等以清肝明目；若有痰瘀互结之征，酌情加陈皮、制半夏、茯苓、竹茹、山楂等以理气健脾化痰；若伴气不足者，增加黄芪用量，添加党参、白术、茯苓、薏苡仁等益气健脾之功；肝肾不足甚者，施以枸杞子、女贞子、菟丝子、桑椹子、石决明等以补肾清肝明目。对于萎缩期治疗，吕教授认为久病多郁、多虚，AION由急性期进入萎缩期，目系玄府郁闭、脉络不通、气血不达、目系失荣失用萎缩、神光乏源衰微湮灭，病机上既要考虑到郁，又要考虑到病久所致的虚，因此治疗上在开郁导滞、通络通窍基础上应加强补肝肾、益精血之力。吕海江教授常将内障病主方与《银海精微》驻景丸两方合用，在药物选择上，常用香附、川芎、柴胡、桃仁、丹参、当归等以行气活血、开郁导滞；应用生黄芪、党参、当归、地黄等药物以补益气血；采用枸杞子、菟丝子、女贞子、沙苑子、桑椹等药物以滋补肝肾、益精明目；应用楮实子、车前子、茺蔚子、决明子、青葙子、菊花等药物以补肾凉血、清肝明目。吕教授还喜欢用虫类药物如水蛭、全蝎、蜈蚣、地龙等以增强通络开窍之力。纵观 AION 不同时期的治疗，开郁导滞、清肝补肾、通窍明目贯穿整个疾病治疗过程。

（四）小结

AION 为中医眼科五轮中的水轮瞳神疾病，属"目系暴盲"范畴，该病虚实夹杂，以实为主。目为肝窍，为病多郁，AION 多因久病多郁、久郁生病所致。针对 AION 气血壅滞玄府，目系脉络郁闭，清窍蒙闭，目失荣养，神光被抑的主要病机，确立了以开郁导滞、通窍明目为大法，施以内障病主方加减治疗，意在疏达肝经气血，开郁导滞，通窍明目，从而有效提升 AION 患者中心及周边视力，改善患者视觉质量。对于 AION 的治疗，应分期进行辨证论治，急性期应以开郁导滞、通窍明目为大法，萎缩期则以开郁导滞与补肾明目并重，临床常能收获疗效。

十三、吕海江针药治疗视神经萎缩心得

视神经萎缩是临床上常见的致盲因素之一，是指任何疾病引起视网膜节细胞及其轴突发生的病变，一般为发生于视网膜至外侧膝状体之间的神经节细胞轴突变性，主要危害视传导功能，临床表现为视力下降、视野缺损和视盘呈灰白色或苍白。中医学称其为青盲。该病严重影响患者的工作、学习和日常生活。西医学认为视神经无再生可能，完全萎缩后视功能无望恢复，治疗棘手、预后差。但视神经纤维有 100 万～ 120 万根，大部分视神经萎缩主要是亚急性或慢性病理过程，若能早期发现并积极采用各种措施，挽救正在

病理损害中或暂时未被损害的视神经纤维，有可能维持或恢复一定视功能。针对该病的传统治疗方法包括使用营养神经药、激素类药物和血管扩张药等。而在临床中，吕海江教授采用针药联合治疗比单纯的传统疗法疗效要好。具体经验介绍如下。

（一）病因病机

西医认为本病是由于炎症、退变、缺血、压迫、外伤、中毒、脱髓鞘及遗传性疾病等引起。吕海江教授认为是由于肝肾两亏、情志抑郁、头眼外伤等引起的。正如《证治准绳·杂病·七窍门》曰："玄府幽邃之源郁遏，不得发此灵明耳。其因有二：一曰神失，二曰胆涩。须询其为病之始。若伤于七情则伤于神，若伤于精血则损于胆。"

（二）中药治疗

吕海江教授认为视神经萎缩无外乎肝气郁结型、气血瘀滞型、气血不足型及肝肾阴虚型。吕教授常用丹栀逍遥丸加减治疗肝气郁结型；用通窍活血汤加减治疗气血瘀滞型；用芎归补血汤加减治疗气血不足型；用六味地黄丸加减治疗肝肾阴虚型，视神经萎缩患者到后期多是此型，持续时间较长，多配用羊肝丸。

（三）穴位注射

太阳穴注射复方樟柳碱注射液。太阳穴位于眉梢与目外眦连线的中点后方约1寸的凹陷处，属经外奇穴，是针刺治疗眼病的主要穴位之一。该穴位的血供非常丰富，针刺该穴可活血通络，调和阴阳，从而达到提高视力和扩大视野的作用。复方樟柳碱注射液主要成分是氢溴酸樟柳碱，其次是盐酸普鲁卡因，樟柳碱是茄科植物唐左特山莨菪分离的一种生物碱，有缓解平滑肌痉挛、抑制唾液分泌等抗胆碱作用。其治疗原理是通过颞前动脉旁皮下的自主神经末梢调整眼缺血区域的自主神经功能活动，缓解眼血管痉挛。在太阳穴处注射复方樟柳碱注射液，药物在穴位处存留的时间较长，故可增强与延长穴位的治疗效能，并使之沿经络循行以疏通经气，直达相应的病理组织器官，充分发挥穴位和药物的共同治疗作用。

（四）针刺穴位

在穴位注射结束后，可加用针刺穴位，常用穴为，主穴：睛明、攒竹、鱼腰、丝竹空、四白、足三里、光明等。次穴：手三里、合谷、三阴交、血海、曲池、阳陵泉、阴陵泉等。主穴、次穴配合应用。眼周穴位针刺方法：患者取坐位或卧位，穴位局部常规消毒后针刺方向与皮肤呈15°角进针。体针针刺方法：患者取坐位或卧位，穴位局部常规消毒后垂直进针，气血瘀滞和肝气郁结型采用泻法；气血不足型则采用补法；肝肾阴虚型则采用平补平泻法，提插捻转至"得气"。另该型可配合应用灸法，灸关元、涌泉、阴陵泉、阳陵泉，起补肾作用。通过针刺治疗，可活血通络，疏通眼区经气，改善眼局部血液循环，增强视神经、视网膜、脉络膜组织的新陈代谢，有利于视神经细胞功能恢复，视力提高，视野扩大。

（五）典型病例

患者甲某，12岁，两年前因为高烧时间较长，引起双眼视力下降，检查后诊断为双眼视神经萎缩。右眼视力0.1，左眼视力0.08（矫正）。裂隙灯检查：无明显异常。眼底检查：双眼视盘颜色苍白，边界清晰，动静脉走行正常，动脉变细，动静脉比为1：3，黄斑区中心凹光反射消失。曾口服复方血栓通胶囊、丹参片、甲钴胺片等，效不佳。现患者饮食、睡眠佳，二便调。舌质淡，苔薄白，脉沉细。给予生熟地黄30g，黄芪20g，天冬15g，川芎10g，白芍15g，炙甘草10g，白术12g，当归10g，茺蔚子15g，菟丝子15g，醋鳖甲12g，醋龟甲12g，防风6g。10剂，水煎服，每日1剂。配合每天在双侧太阳穴注射复方樟柳碱注射液，每侧每次1mL，针刺穴位选用睛明、攒竹、四白、合谷、血海、足三里，采用补法。10天后调药方，去天冬、炙甘草，加全蝎4g，续服15剂，穴位注射方案不变。后查视力，右眼

0.1，左眼 0.15（双眼矫正不能提高），眼底无明显变化。原方不变，续服 15
剂。查患者舌质边尖红，苔少，脉细。给予调方：黑羊肝 30g，熟地黄 30g，
山萸肉 12g，山药 20g，牡丹皮 6g，泽泻 10g，茯苓 12g，石菖蒲 12g，枸杞
子 15g，菟丝子 20g，女贞子 30g，楮实子 20g，五味子 10g，车前子 15g，覆
盆子 10g，沙苑子 12g，茺蔚子 10g，醋柴胡 12g，制香附 12g，防风 6g，桑
椹子 15g，桑寄生 15g，决明子 12g，醋鳖甲 12g，醋龟甲 12g，沉香 2g（包），
三七粉 3g（包），琥珀粉 3g（包），炮穿山甲 6g，全蝎 5g，蜈蚣 4g，煅磁石
15g，除煅磁石外，其他药物研细粉，用煅磁石水制成丸，口服。两个月后查
视力，右眼 0.15，左眼 0.15。

十四、张望之老中医治疗角膜病经验

先师张望之老中医（1905—1985），临证 50 年，学验俱丰，疗效卓著，
屡起沉病顽疾。笔者有幸侍师诊习，现将其治疗角膜病经验作一简介。

病机的认识：角膜，古称黑睛，虽然病种较多，病机复杂，但正如《灵
枢·大惑论》明确指出："筋之精为黑眼。"肝主筋，又主风，黑睛内应于肝，
故称为风轮。张师指出肝以血为体，以气为用，开窍于目，上濡空窍，奉养
黑睛。血宜冲和，气宜条达，若情志不舒则郁而化火。上扰清窍，疏泄太过，
则肝气横逆而见面红目赤、窍道瘀滞、六淫之邪外浸，皆可化火上袭。黑睛
居外，首当其冲，上攻风轮则生疮疡，是为黑睛病变之主症，诸如混浊、浸
润、碧膜、赤脉、隆起或凹陷，形似点、片或条状，自觉涩磨疼痛、畏光流
泪、眵多色黄，视力下降，此乃火毒潘灼黑睛。热腐筋精而为脓，邪壅风轮
而成疮，甚者伴见黄液上冲（即前房积脓），酿为急重症，如花翳白陷、凝脂
翳等。总之黑睛病的成因，主要责之于风、火、热、毒。

关于治疗，张老指出，针对其主因立法，应以清热解毒、活血凉血为要
则，自拟风轮主方，统而驭之，随症加减，灵活变通。方药组成为：黑玄参

40～60g，金银花、茺蔚子各 15～30g，黄柏 10g，生甘草 3g，三七粉 3g（分次冲服），水煎服。聚星障加桑叶、牡丹皮、白蒺藜；混睛障加野菊花、蒲公英、牡丹皮；花翳白陷加当归、白芷、羌活、连翘；凝脂翳加羚羊角粉、大黄、穿山甲、白蒺藜；黄液上冲加生石膏、生薏苡仁、大黄。若黑睛上出现凹陷，已溃成脓，不论大小，均宜酌加扶助正气之参、芪、归、芍之品；若虚寒证明显，应将主方中金银花、黄柏去掉，加制附子、白芷、羌活、防风；角膜云翳者，加蝉蜕、木贼、谷精草、决明子等。

张师认为，对本轮疾病的治疗，除内服中药以外，也可用中药煎汤熏洗患眼。或用鲜鹅不食草、花生叶捣烂敷于两手寸口处；或针刺睛明、太阳、合谷、风池等穴；或针刺内上迎香穴放血疗血。对角膜溃疡之重症，也赞同配以西药外滴扩瞳剂，预防粘连。

案例 1：病毒性角膜炎

王某，男，49 岁，干部。自诉右眼患病毒性角膜炎已 8 年，每年春夏季节必然复发，屡经治疗，只能缓解而不能根除，每发作一次则视力下降一次，甚为痛苦，慕名特求张老诊治。右眼视力 0.08，左眼视力 1.2。右眼角膜中央区有片状灰白色混浊，边缘不整，荧光素染色呈阳性（++），抱轮红，畏光流泪，涩磨疼痛，舌质红，边有瘀点，苔薄黄，脉象弦数，诊断为聚星障（右）。予以风轮主方治之：金银花 30g，玄参 50g，茺蔚子 24g，牡丹皮 24g，黄柏 10g，龙胆草 10g，蝉蜕 10g，白蒺藜 15g，甘草 6g，三七粉 3g（分 2 次冲服）。水煎 3 次，前 2 次滤汁内服，第 3 煎乘热熏眼，凉时再加温，守上方加减，连服 32 剂，诸证似愈，视力提高，检查升至 0.8^{-1}，眼痛畏光流泪皆消。查见角膜中央仍有小点状混浊，嘱其继服知柏地黄丸，外点八宝拨云散以善其后，并禁忌烟酒及辛辣食物。翌年又复诊二次，均未再发作，且视力又升到 1.0，甚为满意。

案例 2：角膜溃疡

董某，男，43 岁，工人。初诊时间 1981 年 2 月 21 日。患者平素体健，1 个月前打球时被手碰伤左眼，在厂卫生所用药治疗好转。春节期间，因烟酒过度，辛辣频频，休息欠少，致左眼红肿疼痛，彻夜不眠在市某院眼科诊断为"角膜溃疡"（左）。用西药治疗3天，症状不轻，视昏加剧，遂求治于张老。刻诊：左眼胞睑红肿，白睛混赤，黑睛不清，其上有一约4mm×5mm的凝脂，色微黄，略隆起，在风轮后黄仁前有一半月形脓液蕴积，伴左侧头痛、烦躁、口渴思饮水，舌质红，苔干黄，脉洪数。证属凝脂重症，急宜泻火解毒，凉血散瘀，排脓化腐，予风轮主方加味：大玄参60g，生石膏10g（先煎），夏枯草20g，龙胆草15g，野菊花15g，金银花15g，牡丹皮20g，茺蔚子20g，黄柏10g，大黄15g，三七粉5g（分3次冲服）。水煎内服，第3次煎后取汁，冲入朴硝15g乘热熏眼，待温时洗胞睑，1日2～3次，每次15～20分钟，并配以1%阿托品液点眼，以防止粘连。3剂后头眼疼痛均大轻，前房积脓已减少，大便溏泄日3～5次。遂将大黄、黄柏、生石膏量减半，加土茯苓30g利湿解毒。前后治疗5次，内服风轮主方26剂，诸证皆除，前房积脓与角膜溃疡均愈，视力上升至0.6。后以本方研粉，每日2～3次，每次10g，轻煎内服，2月后复查，视力升至1.2。且未遗留云翳。

按：张老认为，风轮疾患多由风热毒邪外侵或内有郁热蕴积所致，病名无论分为多少种，病情无论多么复杂，关键在于识别主要证候和病因，针对其因有的放矢。针对主症，掌握药量之大小，方虽同，而量之变，则效果也不一样。鉴于角膜病的成因乃是风热火毒，故以清热泻火解毒为法。角膜病与结膜病亦有一定关系，故选金银花疏散风热，解毒凉血，清肺平肝。风轮病之本在于肝，而肝肾同源，水火相济，当重用玄参以下滋肾阴、润肝之燥而凉血，上清肺热以制心火，引邪下行。茺蔚子性微寒，擅能活血通络、凉肝而明目；黄柏主目热赤痛，泻火解毒，有清肝明目之功；三七参通瘀滞、消肿痛，解血中之毒，行目中之滞；甘草主五脏之寒热邪气，降火止痛。诸药相合，是为风轮之主方，临证化裁，适于风轮各病，与辨证论治并不相悖。主方为纲，执简驭繁，有规可循。同时张老还指出，西医的扩瞳就是中医的凉血解毒，如茺蔚子、大黄、牡丹皮、川芎之属皆有散瞳之功，验之临床，诚如斯言。

附一 追忆先师张望之先生

吕海江教授师从于河南中医眼科名家张望之先生，在求学以及以后的工作中深受张教授的影响。张望之先生1905年出生，1985年仙逝，在以后的30余年间，张教授的为人处世及学术思想深深地影响着后人。现将张望之先师的生平及学术思想作用简要介绍以示纪念。

一、张望之先师生平及学术思想

张望之（1905—1985），字慎言，河南省清丰县人，著名中医眼科专家。行医50年，治病济世，治学严谨，无论从事教学或临床工作均成就斐然，尤其在眼科方面，技术精湛，见解独到，是河南省中医眼科学术界之泰斗。

（一）生平著作

张老出身于农民家庭，自幼读书，1923年考入河北大名第七师范学校，毕业后返乡任教，其间拜师学医，攻读《伤寒论》《黄帝内经》《神农本草经》等医学名著，学而有成，遂弃教从医。1942年投入抗日救亡运动，曾任清丰县抗日民主政府司法科代理科长。1952年参加联合诊所，任清丰县二区（六塔）卫生协会主任，1955年赴当年河南省的省会开封深造，结业后到郑州市纺织管理局医院工作。1958年河南中医学院（现河南中医药大学）成立时调入该院，任伤寒温病教研室首届主任，1961年调任眼耳鼻喉科教研室主任，兼第一附属医院眼科主任十多年。1978年晋升为主任医师、副教授。1982年当选为河南省中医眼科学会第一届主任委员。

他为人谦恭，行医严谨，学术上既善于继承，又勇于创新。他在深研《黄帝内经》、温病理论的基础上，继承了朱丹溪、戴思恭、傅仁宇诸家之说，创"眼病多郁"学说。"非大虚莫补，即补亦当次之"，是张老治病格言，临床治疗主张"开郁导滞"为主。他还总结出治疗眼病的五轮主方，按轮治病，一轮一方，简明精练，解决了眼病临床方多杂而无序、无从择用的难题，对临床工作者来说，可执简驭繁，不致无轨可循。其五轮主方组方合理，结构严密，临证加减，灵活运用，效若桴鼓，解决了许多疑难眼病，使许多久治不愈的眼病患者，重见光明。对临床一些眼科急症、实证，他创针刺迎香穴的方法，配合药物治疗，大大缩短了疗程。

为确立眼病理论及治疗规范，避免方杂误投，张老遵《易经》"易则易知，简则易从"之说，历五十年，悉心研究，汇集平生医疗经验著成《眼科探骊》一书，内容简明，效验实用，无论是理论还是临床，均独具一格，给后学者以启迪。当时的河南中医学院校长，之后的首届国医大师李振华先生曾为该书作序，赞道"内容精彩扼要，醒豁透辟，理、法、方、药均能申以卓见，参以名言"。

（二）学术思想

1. 眼病多兼郁邪，论治善用解郁

以往眼科文献虽有郁邪可致目病的记载，然尚无从郁论治眼病，更缺解郁方药的论述，使后学者无法将该学说应用于眼科临床。张老继承朱丹溪弟子戴思恭"大抵诸病多兼郁，故凡病必参郁治""人身诸病多生于郁，而眼病亦然"的主张，开眼病从郁论治之先河。肌肤、脏腑、经络郁（瘀）而不散，及各种原因导致的气血不和均称为郁。目为肝窍，肝主疏泄，性升发，喜条达，恶抑郁，故目病兼郁者居多，鉴于此，张老常谓："气血冲和则神魂安静，阴平阳秘；不但腠理固密，外邪不侵，而且内风不起，痰火不生，目窍不病。一有怫郁，目病生焉。"

张老善于应用解郁之法论治眼病。所谓解郁，即遵《黄帝内经》"木郁达

之、火郁发之"的理论，将发散、开结、疏泄、渗利、补益、通经、活络等治法应用于眼科以解除眼部邪气郁滞的治疗方法。他指出"目为肝窍，为病多郁，而五轮诸病之治法尤须注意于斯"。胞睑属脾胃，脾恶湿而胃恶燥，脾易为湿困，湿郁可化火；燥为阳邪易伤阴，阴亏则滞结，故肉轮病以湿热郁滞、燥结壅塞为多见，当以清利湿热郁滞、润燥散结为治法。两眦属心，心属火，主血脉，故血轮病以心经郁火或兼风热稽留而致经络郁阻、血流不畅而发病者居多，当取"火郁发之"之理，上清心经郁火，兼以宣发实热郁结。白睛属肺，肺主宣发肃降，肺病则宣降失职，郁而化热，或肺素有郁火，兼感外邪，故循经而发气轮之病，治法当用宣散肺经郁热于上、通导浊阴湿热于下而收效。黑睛属肝，肝以血为体，以气为用，开窍于目，血宜冲和，气宜条畅。若忿忧暴怒、情志抑郁，则血不冲和，气失条畅，郁结而化火；肝经火盛，或兼受风热毒邪侵袭，邪气滞留于黑睛而发风轮诸疾，故风轮之病应以清郁热、解毒邪、开郁散滞为法而治之。瞳仁属肾，其为水轮，水轮病属内障眼病。他赞同《审视瑶函》中的论断："内障眼病，多因久病生郁、久郁生病。""倘正气虚而邪气有余，必先开郁祛邪，而后气血双补，或攻补兼施，始无助邪害正之弊。"说明水轮疾病以气、血、痰、火等邪气郁滞者多见，故以开郁导滞、通窍明目为水轮病的主要治法。

　　基于以上观点，张老强调眼病勿滥施补药，而这正是他最突出的学术特色。他形象地指出，人之两目，如日月在天，其普照万物、明察秋毫之能事，乃五脏精华由脉络上奉所使然，故有"非水不明，非火无睹，非血不养，非气不能上奉"之说。然此为目之生理，非谓眼之病理，目无邪不病，并引《审视瑶函》"如执定以为肝肾之虚，余思再无甚于劳瘵者，人虽将危，亦能辨察秋毫"。因此他说，目疾"非大虚莫补"。补药不可滥施，临证须辨虚实，治法要分主次，或先攻后补、或攻补兼施，切莫概用补药投之，以犯实实之戒。故在治疗眼疾时，大都首先开郁祛邪，必至目窠无邪时，而后方言补。

2. 创制五轮主方，按症变通化裁

张老以五轮病来分类统括临床常见目疾，阐明五轮主症，然后创制五轮

主方，按病化裁，辨治五轮病证，应用起来执简驭繁，有轨可循，且疗法丰富，用于临床效果颇佳，从理论到临床在眼科界均独树一帜。

以肉轮病为例，包括土疳、胞生痰核、胞肿如桃、眼皮外翻、风赤疮痍、椒粟疮、睑弦赤烂、倒睫卷毛、眼睑结石、胞虚如球、上胞下垂、胞轮振跳和眼皮红肿，之所以这样划分，张老分析道，眼之上睑属脾，下睑属胃，脾喜燥，以升为健，胃喜润，以阴为用，脾胃升降平衡，燥湿协调，则肉轮无疾，反之则睑病作矣。"湿胜则肿，热胜则腐""燥胜则干"，兼风则痒，兼火则痛，兼毒则生疮，故生"痰核""椒粟疮"。湿热互结则红肿热痛，导致倒睫、眼睑外翻等，若燥邪伤阴则易形成睑结石。脾胃乃气血生化之源，土弱则易受风邪，出现胞轮振跳。另一方面又化湿无权，渍于肉轮，胞虚如球，阳气被遏，不能升举，上睑下垂。故张老认为，上睑病多虚多湿，下睑病多实多热。

肉轮主方为茯苓、黄连、黄芩、川芎、牡丹皮、滑石、薄荷，该方以健脾和胃、清热燥湿为功用。同时他指出前九种病型，内服主方即可，唯后四种病型，须要随症变通。若病胞虚如球者，宜主方去黄芩、黄连、牡丹皮，加桂枝、羌活、生姜等；属上睑下垂者，主方去黄芩、黄连、牡丹皮、滑石、薄荷，加黄芪、白术、柴胡、升麻等。还强调，其加减法是个大致原则，处方尚须灵活变通。对于气轮病、血轮病和风轮病也都同样做了细致独到的临证分析，提出主方及加减原则。而对水轮病，张老将之归为内障范围，除自制内障方作为水轮主方外，临床又根据内障病的复杂性酌情应用，决不拘泥。若圆翳内障初期，则与养阴清肺汤合用；急性绿风内障可合芍芷石膏汤或承气汤加减；病见萤星满目，可加坎离丸壮水制阳；病属高风雀目则合右归饮以益火制阴；水湿内聚型暴盲则先用附子理中丸健脾化湿，继服八珍汤充盈气血，恢复视力；若眼内出血，用自制眼内出血主方。可以看出，张老创制五轮主方，既提纲挈领，又紧密围绕临床应用，这与他深厚的理论基础与丰富的临症经验是分不开的。

3. 辨证辨病相参，不囿一方一法

由于眼科疾病局部症状的特异性，张老在各种眼病的治疗中通常采用辨病与辨证相结合的方法。对于前来就诊的患者，首先确定患者所患为何种眼病，之后根据患者眼局部及全身症状表现，分别辨明其虚实寒热之所属，最后确定处方原则和方药。比如高风雀目、胬肉攀睛、黄液上冲、绿风内障等都是先确诊病名，然后根据五轮归属确定主方，舌诊、脉象、全身情况作为化裁处方的依据，以兹参考。

以云雾移睛为例，该病类似西医学之玻璃体混浊，临床极常见，病因复杂，有时见"飞蚊症"，张老认为总体上属水轮病，因此仍以内障主方为基础进行加减。属脾胃虚弱、湿浊上泛者，去当归、川芎，加茯苓、白术、陈皮、佩兰等；属湿邪化热者，酌加竹茹、郁金、枳实、陈皮等；属阴虚阳亢，去升麻、防风，加女贞子、熟地黄、怀牛膝、白芍；因忧思恼怒、肝失条达等引起者，属实证，去黄芪、升麻，加栀子、牡丹皮、柴胡等；若因其他病（眼内出血、视网膜脱离、前葡萄膜炎等）所导致，则以治疗原发病为主。

那些不宜归属五轮或有特殊原因造成的眼病，也多以辨病为先，并总结出相应成方。比如见风流泪，用四物汤加减；惊振后目不合，用惊振镇肝汤加减。小儿常见之痘疹攻目、疳积上目、眨巴眼、通睛、小儿青盲，妇科所见之产后目痛、眼皮赤烂、妊娠失明、经期目痛昏等，均是在辨病基础上进行施治。

而他在具体诊治患者过程中也同样不忽视辨证，即利用病因分析和四诊所获资料对病情做出更合理细致的判断。张老凭借数十年的行医经验，对眼科疾病的病因认识非常透彻独到，指出无论内因、外因，在病理方面，主要是一个"过"字。外因中以风、火为多见，且多致外障实证，而由于情志内伤引发的眼病则更常见，或恼怒暴急，或忧思久虑，导致肝脾肾功能失常，易发内障，为病多虚。除此之外，饮食不洁，如食蛔虫卵、钩虫卵，就可引起肠寄生虫，使眼胞频眨造成眼疲劳症；服苍耳子中毒，则可致白衣发黄与眼胞赤红等。在诊法方面，强调以问诊和望诊为主，切诊及闻诊为辅。其中

问诊是询问患者的自觉症状，包括眼痛、眼痒、流泪、眼眵、视力等局部症状和头痛、耳鸣、口味、睡眠等全身症状，这是洞察病情、鉴别眼病属性的关键。

辨病与辨证相互参考，重视临证，实事求是，治疗不拘一法，这是张老的一贯主张。例如他治眼病虽强调祛邪解郁，但绝不拘执此法，他曾治一男性患者，49岁，目昏羞明年余，伴腰膝冷痛，滑精，困倦，舌淡，脉沉无力，辨证为肾阳虚弱，封藏不固，精不上荣，导致视瞻昏渺证，选用天雄散补肾壮阳，服20剂取效。

（三）临床经验

1. 内外合治

张老在40余年的临床生涯中，不但精于辨证，善用内科方剂，同时对眼科的外治疗法颇有研究，创制了不少有效方法，应用于临床综合治疗眼疾，疗效显著。

在外用眼膏方面，他创制的张氏白内障眼膏（石菖蒲、透骨草、白芥子等）外点患眼可治疗未成熟期圆翳内障；自制的涂睑膏（紫荆皮、蒲公英、胆南星等）对麦粒肿、霰粒肿有较好疗效；消肿膏（紫草、黄连、升麻等）和外障效验膏（薄荷、菊花、白芷等）均具有祛风清热、泻火解毒的功效，内点外敷可治疗外障红肿疮疡诸疾。在点眼水剂的研究方面，化铁丹眼药水（乌梅、铜绿、胆矾等）治疗沙眼、黄连素眼药水（黄连、桑叶、菊花）治疗火眼、外障眼药水（黄连、风化硝、红花、硼砂等）治疗电光性眼炎均有较佳疗效，烧伤眼药水（虎杖、功劳叶、地榆等）治疗眼烧灼伤。

在眼科外用洗剂方面，有自制沙眼洗剂（透骨草、地骨皮、秦皮等）主治沙眼及角、结膜干燥症。外用散剂有炉硝散，涂于胬肉表面可使翳状胬肉逐渐消退，自制的拨云散用于云翳。这些外用制剂是张老对眼科外治疗法的丰富和发展。

张老在临床上除应用方药祛疾以外，亦擅长于将药物与其他治疗手段结合运用，如针刺、挑治、熏法、推拿、放血疗法等。尤其是创针刺内上迎香穴之手法，推陈出新，疗法独特，对于血轮、肉轮中的许多外障眼病，都能起到缩短病程、立竿见影的效果。

2. 未病先治，注重预防

在眼病预防方面，他秉承《黄帝内经》"不治已病治未病"和《审视瑶函》"目之害者起于微，睛之损者由于渐，欲无其患，防制其微"的思想，重视未病先防和早期治疗。提倡平时不仅要注意饮食有节，起居有常，还要重视用眼卫生，"灯光勿太过，黑暗勿劳视，昼勿直视太阳，业余时间时而远望树木，时而近视掌纹""洗面时，水宜清洁热凉适可"，不适当的用眼，可耗血伤精，损害身心视觉。同时他更强调节制七情，因为悲伤哭泣、忿怒暴喜、愁思忧虑最易伤目，许多目疾由此而发，应当慎之。在视力保健方面，创日常用的养目洗面法，配合保健推拿和药膳食疗，先生自用之，80岁高龄目不昏花，乃眼科预防学中之瑰宝。

对于一些多发性眼病，他分别提出预防办法。如暴发火眼期间，要多饮霜桑叶水或清茶；为防沙眼，可使用少量川黄连、石菖蒲、茵陈、川羌活，布包水煎、去渣，加少许温开水，未病外洗，已病内服。鉴于青光眼给患者带来的巨大痛苦，张老对该病的预防尤为重视，共提出详细的防治方案数条，包括早期检查、早期药物防治（内服草药和点槟榔眼药水）、饮食起居（睡眠时枕头要垫高、一次饮水量不要太大等），以上均体现了他在眼病预防问题上的深刻体会与丰富经验。

（四）医德医风

张老一生为中医眼科事业做出了杰出的贡献，在其多年的教学与临床中，治学严谨，诲人谆谆；诊察病候，纤毫勿失；处判方药，恰切精当；运斤成风，效若桴鼓。张老一生律己以严，待人以宽，学而不厌，诲人不倦，锲而不舍。诊病疗疾，不问贵贱，普同一等，皆如至亲。积40余年临床经验，撰成《眼科探骊》，创制五轮主方，按病化裁，统治五轮病证。定黄睛之名于内障，针内上迎香穴以疗目，开从郁论治眼病之先河，倡导目无郁滞而不病之说。遣药处方，常选轻清甘润之品以开郁，不投辛燥呆补之药而留滞。张老为人处世，宗忠信仁义之道。淡泊名利，不诱于誉，不恐于诽，率道而行，端然正己，不为物倾侧，且一生节俭，不兢权势，为人端庄正派，技艺博大精深，堪称一代师表。

（五）张望之先生经验集《眼科探骊》节选

《眼科探骊》是张望之先生毕生诊治眼病经验的总结，他的学术思想，理法方药等均在该书中得到了充分的体现。研读此书，对于深入理解中医眼科理论，体会张望之先生"开郁导滞"学术思想，以及"五轮病主方"在临床中灵活应用等方面有着重要的作用。作为张望之先生的嫡传弟子，特摘录《眼科探骊》部分内容，希望能和同道分享、交流。

1.眼病的职责首先要分清内障和外障。外障多以祛除"六淫"为主，内障以调整脏腑、经络、气血、阴阳，使之相对平衡为药。但不论内障和外障均当结合眼之局部与整体，辨证与辨病，在五轮学说理论指导下，以溯本求源去进行治疗。

2.肉轮疾患，当以清理脾胃或补益中气为主；血轮疾患，以清心泻火或补心血为主；气轮疾患，以养阴清肺或泻肺火为主；风轮疾患，以泻肝、平肝或养肝、疏肝为主；水轮疾患，以"壮水之主，以制阳光"或"益火之源，以消阴翳"为主，总以培其不足，伐其有余。

3.目乃肝窍，为病多郁，而五轮诸病之治法尤须注意于斯。

4.四方有高低，四季有非时之气，百步内晴雨不同。故在治疗原则上又必须因人、因地、因时制宜，方可左右逢源，面面俱到而奏效。

5.眼之上睑属脾，下睑属胃。脾性本湿而喜燥，以阳为用，以升为健；胃性本燥而喜润，以阴未用，以降为和。二者一湿一燥，相反相成，相对统一，则脾健胃和，升降平衡，湿燥协调，始能维持新陈代谢，活动正常，肉轮无疾。

6. 上睑病多虚（本）多湿（标），下睑病多实热。虽症有十三种而致病因素多由湿热为患，其症状略有相殊者，乃同源异流也。

7. 自制肉轮病主方：云苓 30g，黄连、黄芩、川芎各 10g，牡丹皮 24g，西滑石 24g，薄荷 10g。

8. 大眦属心，心属火（动），主血脉，赖肾水（静）以上济。心肾相交，动静结合则血轮无病。

9. 血轮四种类型均系心经火邪、情志抑郁或兼风热所形成。宜用一主方分别虚实、灵活加减通治之。

10. 自制血轮病主方：淡竹叶 30g，山栀子 10g，荆芥穗 12g，牡丹皮 24g，陈皮 10g，茺蔚子 18g。

11. 要依据自觉症状（痛苦），分析病因，弄清病例，不必拘泥于病名，否则欲明而反晦。

12. 白睛属肺，肺外合皮毛，主一身之表。内主清肃而恶燥，与大肠相表里，经气互为贯通。若嗜食辛辣，阳明燥热偏盛，致使肺有积热，郁而不宣；或肺素有伏火，兼受外邪侵袭，内外合攻，致成气轮之病。

13. 各脏腑之火邪，皆能循经上冲于肺而致病于白睛。

14. 余历经实践，该气轮症不论火热燥胜，或是风寒外闭，总之皆属肺热所形成。常用一方而统治之。

15. 自制气轮主方：生石膏 30g，西滑石、桑白皮、茺蔚子各 12g，山栀子 10g，霜桑叶 30g，牡丹皮 24g。

16. 眼红原系气轮疾，主方（自制气轮主方）不动最相宜。

17. 余历经实践验证：疮疡（角膜炎之类）是本轮（风轮）的一个主要症状，其他症均系主症演变形成。

18. 风轮生疮，病本在肝。肝以血为体，以气为用，开窍于目。血宜冲和，气宜调畅，若忿忧暴怒，情志抑郁，则血不冲和，气失调达，瘀（郁）结而化火。火盛则血热，上攻于目则生疮（角膜炎），羞明涩磨疼痛，且肝主风，内居相火，其性善动，复受外界风热侵袭，故疮迹或聚或散成为聚星障。

大眦属心，心主血脉，心火激动肝血，则眦生赤脉；白珠属肺，肝火犯之则发红而流泪；若肝胆风火过盛，肺经燥热蕴结，加之风热毒邪外侵（包括外伤后细菌或病毒感染），三者燔灼，便"热盛则肉腐，肉腐则为脓"，酿成风轮病之重症，每多恶化，变症蜂起，演化不一。

19.风轮疮的形成，不外风、火、热、毒四字，但亦有少数由寒所致者。因寒为阴邪，其性收引，抑阳而凝血，血凝日久则为疮，虽然为数不多，而亦当注意于斯。

20.自制风轮主方：玄参40g，黄柏10g，金银花30g，茺蔚子15g，三七参1.5g（外包，冲服），生甘草3g。

21.内障眼病多因久病生郁、久郁生病，切莫拘执一偏之论，唯言肝肾之虚，概用补药投之。须知肝肾无邪，目决无病，必究其肝肾果无邪而虚者，方可以补剂投之。倘正气虚而邪气有余，必先开郁祛邪，而后气血双补，或攻补兼施，始无助邪害正之弊。否则愈补愈塞，而不致失明者极稀。

22."非大虚莫补"。得其要者，言而终；失此要领，贻害无穷。

23.据朱丹溪"气血冲和，百病不生，一有怫郁，诸病生焉"，郑守谦"郁非一病之专名，乃百病之所起也"，叶天士倡导通络、王清任主张活血化瘀、唐容川憎恶横行滋补等诸家学说，以及吾师赵华龙教导说"人身诸病，多生于郁，而眼病亦然"，余即于眼科领域内探求本源，洞悉目病亦多系气滞血瘀影响眼部新陈代谢，导致荣养失调所形成。

24.余在数十年前，通过临证实验，总结了一个治疗内障症开瘀导滞的方剂，命名为自制内障症主方。

25.自制内障症主方：黄芪12g，当归30g，川芎10g，茺蔚子15g，香附12g，桃仁10g，生甘草3g。

26.水轮中的神水是体内津液所化生的精微（虹膜后面睫状体分泌的无色透明液体），含有丰富的营养物质。在正常的情况下，由肝气升发，肺气宣散，脾气升清，肾阳的熏蒸，结合三焦气化，将津液中之清者（精微）上注于目，以供给眼内组织的营养（以上这是脏腑向上升发，"清阳出上窍"的功能）。同时复有肝气疏泄，肺气肃降，脾气运化，肾气的分清降浊，把眼内代谢的产物（津液中之浊者），通过三焦下输膀胱，由小便排出（亦有从汗或下排出者）体外（脏腑向下输降，即"浊阴出下窍"的功能）。如此升降，代谢循环，像泉水一样川流不息，以调解神水的产生量和排出量相对平衡，而保持眼压正常。

27. 神水等的潴留与否与四脏（肝、肺、脾、肾）的输降功能均有关系，而其中之最主要者，为肝肾两脏。因肾乃水火（命门）之脏，肺气之根，为一身阳气之源，主宰水轮。肝主疏泄，助脾运化，通畅决渎，开窍于目。故神水的潴留与否主要责之于肝肾。

28. 肾乃先天之本，元阴元阳之根，为人体发育之源，上通于目结于水轮。元阴为滋养水轮中神水的物质基础，元阳为神水升腾循环的原动力，两者相辅相成，相互为用，则肾之开阖正常，而维持神水代谢平衡的主要器官。但元阴元阳，相互为根，存则共存，衰则俱衰，一有所损，则功能失常。

29. 患者自视眼前白圈闪动者，多系肾阳大虚、肾水上泛，当用真武汤加减主治。

30.（眼内出血）在诊断上，除依据眼之局部病情外，必须结合全身证候，再参以近代科学仪器的检查，以了解眼底具体情况，方可进行施治，否则预后多不良。

31. 不可以一见出血，即单纯以炭药去止血，更不可能一见出血即予苦寒以凉血，且活血忌用辛燥，祛瘀不宜猛峻。应以微寒清热行气之品，寓于止血、活血之中，使凉而不凝，止而不瘀，以活血而止血，以行血而逐瘀为治疗大法。宜统用自制眼内出血主方加减治之。

32. 自制眼内出血主方：茜草、桑叶各30g，牡丹皮24g，生石膏15g，茺蔚子、香附各12g，枳实6g，甘草、三七参（外包，冲服）各3g，血余炭9g。

33. 出血开始吸收（视力也已增加）宜改为自制眼内止血明目方：霜桑叶、菟丝子各30g，生荷叶、生茜草各15g，石菖蒲18g，当归12g，淡竹叶、绿升麻、青防风各 3g，三七参粉 1.5g（冲）。

34.气血暗耗，不能上行贯养于目，目系（视神经、视路等）失却营养。

35.病情迁延日久，阴精损耗愈甚，肝肾大虚，则目系便精脱而枯萎（萎缩）。终则导致视物不清或看不清四周（视野小），或仅有光感及视物变形等，脉沉细无力，此乃由视瞻昏渺证而发展到较重的青盲内障证。

36.（青盲）治法：开瘀导滞，补益气血。方药：自制内障症主方加减：党参、当归各 15g，川芎 10g，茺蔚子 20g，香附 15g，牡丹皮 20g，女贞子、桑叶各 30g，生甘草 3g。

37.本病（青盲）病本在于气血亏虚……病标乃系虚火灼阴，脉络瘀滞而目系枯萎。

38.脾胃虚弱，湿浊之气上泛，阻塞目内脉络，则清阳不能升举，则视如云雾漂浮。湿为阴（静），故幻象只能随眼转动而飘荡。若湿郁化热，或阴虚阳亢，上腾目窍，则眼前似蚊蝇飞舞（飞蚊症）。因热为阳邪（动），即眼球不动，幻象有时亦可或上或下，自行飘荡。

39.幻象只上行而不下降，此为阳邪，属实证。

40.视衣中心部（黄斑）名谓"黄精"，是人眼中心视力的发源区，乃脾脏的精华所形成。

41.初发期（中浆类）治宜散瘀滞，清湿热。方药：内障症主方合温胆汤加减。茺蔚子、香附、川贝母各 15g，金银花、牡丹皮各 20g，竹茹、西滑石各 10g，枳实 6g，生甘草 3g。

42.后期（陈旧中浆类）治宜健脾益气滋补肝肾，佐以软坚。方药：内障症主方合八珍汤加减。党参 10g，熟地黄 24g，山药 15g，当归 12g，白茯苓、菟丝子各 30g，川芎 10g，茺蔚子 15g，海藻、昆布各 10g。

43.热极伤阴，火热壅盛，阴液不能荣养黄仁，则黄仁肿胀，瞳神紧小。

44.（瞳神紧小）治法：清热散瘀，益阴明目。方药：内障病主方合银翘散加减：茺蔚子、香附各 15g，牡丹皮、金银花各 20g，连翘 24g，桑叶、寸冬各 30g，川贝母 15g，生甘草 3g。方解：方中茺蔚子、香附、牡丹皮散瘀凉血；金银花、连翘清热解毒；川贝母、寸冬肺气养肺阴；桑叶疏肝解郁，配金银花轻清上浮，宣散风热，下行滋润肝胆；甘草和中，以防苦寒伤胃。

45. 阳虚偏盛者，上视较清（上为阳）。若患者肾阴素亏，阳虚日久复涉及阴，使阴更虚，则下视较清（下为阴）。这种上下明晦之不同，系素体虚弱受外界阴阳之气补助所使然。总之，该症乃阳虚所致，故向上看较清楚者居多，而又有兼肝虚生风致成者，故名谓"高风内障"。治法：益火之源，以消其阴。方药：熟地黄、菟丝子各30g，黄芪20g，枸杞子15g，桂枝6g，制附片3～10g，香附12g，茺蔚子、炙甘草各10g。方解：熟地黄、菟丝子、杞子滋补肝肾；桂枝振奋心阳，同制附子温经散寒，峻补元阳。用黄芪补气，以助茺蔚子、香附散瘀行滞，使诸药温通升发之力以达病灶，并炙甘草和诸药而健脾益气，促使阴阳协调，则无夜盲之疾苦。加减：上视较清亮，兼有便溏、膝冷、脉沉弱者，宜去茺蔚子加巴戟天、补骨脂、党参、煨肉豆蔻等。若下视较为清亮，兼有涩痒而脉沉弦细者加制首乌、桑椹子、女贞子，并去桂枝。

46. 耽酒嗜燥、劳竭伤肾，虚阳上浮，或郁而化火，熏蒸津液，煎熬为痰，痰火上升，阻塞目络，导致神光散乱而成此证。治法："壮水之主，以制阳光"。方药：内障症主方合坎离丸加减。熟地黄、当归、菊花各30g，香附、茺蔚子、川贝母各15g，生牡蛎、枸杞子各12g，知母、黄柏各9g。

47. 西医认为人眼的中心视力是眼底之黄斑发生的。而按中医的五脏所主，"中央黄色入通于脾"，黄斑亦属脾脏的精华所形成。两者之说很相吻合。

48. 吾认为西医所称的黄斑，与中医所说的眼内"中央黄色"实属眼内同一范围，均系脾脏的结晶。今为了有益于中医临床辨证兹特将眼内"中央黄色"拟名为"黄睛"（黄斑）。在中医学说的眼内组织上，再填"黄睛"一名，作为中医眼科术语，以补前贤命名之不足，而便今后中西医结合之参考。

49. 脾虚不运，聚湿成痰、痰结成核、随气活动，上升目窍，则视觉缭乱、视物易行、怪症百出。本症（视物变形）虽亦有其他成因，但其中多系痰湿所致，故有"怪症多属痰"之说。

50. 本病（视直为曲）与湿痰瘀滞及肝脏病变均有关系。但在诊治时，务必着眼于痰湿。治法：健脾化痰，祛瘀散滞。方药四君子汤和内障症主方加减。黄芪、白术各15g，茯苓30g，香附、苏子、白芥子各12g，制附子4.5g，生姜3g。

51. 经前目痛昏，多因血热结于冲任，或寒湿客于胞宫，而气血不能通畅下行所导致。故属于血热者，多兼腹痛，口干心烦，脉沉实，舌质红或有瘀点。属于寒湿者，多兼少腹冷痛，苔白润，脉沉紧。

52. 产后目病，《审视瑶函》称之"产症"。发病原因多由于分娩时的创伤和出血，以致气血亏虚所形成。《医宗金鉴》和《审视瑶函》虽云有思、哭、劳、瞻、嗜食厚味、外感时邪等因之说，而总属气血虚弱，正不胜邪所导致。

53. 诊断（产后目病）时要详查虚中夹实，注意腹痛与否以辨有无瘀血，详问大便是否通畅，以识津液盛衰，再结合乳汁行与不行及饮食多少，以了解胃气之盛衰。

54. （产后目病）治疗大法应本着产后以补虚为主，而又不可呆板拘泥于产后。在用药上开郁勿过耗散，消食务兼扶脾，热多不宜过用寒凉，寒多不宜过用辛燥，这样始能面面俱到，而无顾此失彼之患。

55. 肝主泪液，内藏相火，开窍于目，"体阴而用阳"。火（阳）衰则液寒，见风（风为阳邪，性疏泄）而冷泪出；火盛而液热，风火相击则热泪出。治法：调和阴阳，祛风止泪。方药：四物汤加减。当归15g，川芎10g，菟丝子15g，菊花30g，防风10g，生甘草3g，茺蔚子12g，白蒺藜30g。

56. 目赖血养，得血而能视，气血冲和，畅行无阻，视力无恙。一有瘀滞，便不能及时供血荣目，而视力失常。

57. 竭视劳瞻，导致气血虚弱而瘀滞，故久视目涩痛而昏，休息须臾复即可视，而用目片刻，则目之涩痛又做。治法：滋补肝肾，佐以化瘀。方药：自制内障症主方加减。黄芪12g，熟地黄24g，当归30g，川芎10g，茺蔚子20g，香附12g，桃仁10g，防风3g，甘草3g。

58. 太阴经素有痰湿，复感风邪，痰随风动上冲眉骨，风痰阻塞经脉，导致气血不能畅行，故眉棱骨处作痛。

59.肾阳旺则水邪自伏，心阳通则雾气消散。

60.活血解毒汤：土茯苓 30 ～ 90g，金银花、玄参各 30g，牡丹皮、当归各 15 ～ 80g，川芎 6g，升麻、防风各 3g，三七参粉 2 ～ 3g（冲）。体弱者加参、芪。

附二　吕海江教授学术传承谱系

　　吕海江教授是河南中医药大学教授，主任医师，硕士研究生导师，河南省名中医，张仲景国医大学兼职教授。他师承于河南中医学院（现河南中医药大学）建院元老之一，伤寒大家，中医眼科专家张望之教授。从2002年起吕海江教授开始招收硕士研究生，2012年6月经国家人事部、卫生部、国家中医药管理局批准成为第五批全国老中医药专家学术经验继承工作指导老师。吕海江教授在从事临床、教学、科研的50余年里，共培养硕士、师带徒20人。其中，获得博士学位5人，大多数学生已成为全国及各个工作单位中的眼科骨干。2010年吕海江教授退休后仍兼任河南中医药大学第三临床医学院教学督导组组长及河南中医药大学教学督导团副团长，河南中医眼科学会名誉主任委员等职务，为河南中医眼科及河南中医药大学的教育事业做出贡献。吕海江教授学术传承谱系如下：

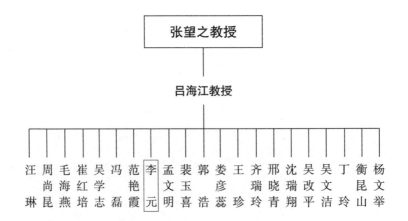